沈不安 著

《金匮要略》学术思想阐释

甘肃文化出版社

甘肃·兰州

图书在版编目（CIP）数据

《金匮要略》学术思想阐释 / 沈丕安著. -- 兰州：
甘肃文化出版社，2024.6
ISBN 978-7-5490-2913-6

Ⅰ. ①金… Ⅱ. ①沈… Ⅲ. ①《金匮要略方论》—研
究 Ⅳ. ①R222.39

中国国家版本馆CIP数据核字(2024)第072984号

《金匮要略》学术思想阐释
《JINKUI YAOLUE》XUESHU SIXIANG CHANSHI

沈丕安｜著

责任编辑｜周桂珍
封面设计｜史春燕

出版发行｜甘肃文化出版社
网　　址｜http://www.gswenhua.cn
投稿邮箱｜gswenhuapress@163.com
地　　址｜兰州市城关区曹家巷1号｜730030(邮编)

营销中心｜贾　莉　王　俊
电　　话｜0931-2131306

印　　刷｜甘肃浩天印刷有限公司
开　　本｜710毫米×1092毫米　1/16
字　　数｜326千
印　　张｜21.25
版　　次｜2024年6月第1版
印　　次｜2024年6月第1次
书　　号｜ISBN 978-7-5490-2913-6
定　　价｜98.00元

序

  《金匮要略》共有25篇,主要内容为内科病,涉及五脏六腑各系统的部分病,以及血液血管系统、风湿免疫系统、脑血管神经系统、内分泌系统、物理性疾病、肿瘤,个别的传染性疾病和寄生虫疾病,少量的外科、皮肤科及妇产科病,《金匮要略》总称其为杂病。它的内容还涉及忌口、食疗药膳、中毒及其解毒方法等。其中许多病有发热症状,既有外感六淫发热,又有内伤病邪发热。

  张仲景传承了《黄帝内经》的学术思想,并传承了《黄帝内经》中的病名。《金匮要略》中大多数病名《黄帝内经》中已有记载,但也有少量仲景独创的病名。仲景还创建了一系列的治疗原则和治疗方法。《黄帝内经》的治疗方法以针灸为主,仅有14张中药方剂、10多味中药。《金匮要略》的治疗方法以中药方剂为主。《金匮要略》为中医内科学奠定了学术理论和中医中药方剂治疗的基础。

  心脏系统有心悸、心痛和胸痹病。肝胆系统有黄疸病。脾胃系统有呕吐、哕、下利病。肺支气管系统有咳嗽上气、痰饮、气喘、肺痈、肺痿病。肾脏膀胱系统有水气病、小便利和淋病。血液血管系统有衄血、下血、血痹和瘀血病。风湿免疫系统有百合病、狐惑病、阴阳毒病、风湿病和历节病。内分泌系统有消渴与瘿气病。脑血管系统有中风,相当于脑梗死。寄生虫病有蛔虫证。传染病有疟疾、痢疾。营养缺乏病有趺蹶、手指臂肿与转筋病,相当于维生素 B_1 缺乏症。物理性疾病有中暑和湿阻。肿瘤系统有癥瘕积聚。皮肤病有浸淫疮,相当于湿疹或痈疽。外科有肠痈与疝气。妇产科有妇人杂病、妊娠及产后风等。

  《金匮要略》每一篇的标题为某某病脉证并治,如痰饮病脉证并治,水气病脉证并治等,说明辨病论治、辨证论治以及辨脉论治的观点都是张仲景提出来的,而且三者必须结合起来,这与《伤寒论》是一致的。有少数中医专家认为辨证论治属中医,辨病论治属西医,这一观点显然不符合《伤寒论》和《金匮要略》之意,不符合中医的传统理论。疾、病、证、状的概念都是《黄帝内经》提出来的,状包含症状和检查,指的是临床表现。在《金匮要略》中已经将病、证和状分为三个层次。检查所得西医称为体征,中医没有体征的概念,体征包含中医的望诊、闻诊、切诊,是检查所得,《金匮要略》中是有记载的。例如痰饮病为病名,这是辨病,属于第一层次。痰饮病分为痰饮证、悬饮证、溢饮证与支饮证四个证,这是辨证,属于第二层次。咳嗽、痰多或气喘,这是症状,面色黑、脉数是体征,这些症状和体征是临床表现,属于第三层次。因此,治疗也分为三个层次。温药和之是治疗痰饮病的总则,使用苓桂术甘汤和肾气丸,这是辨病论治,属于第一层次。四个证所使用的方剂,如悬饮证使用十枣汤、支饮证使用小青龙汤等,这是辨证论治,属于第二层次。对症治疗,如痰多使用葶苈泻肺汤化痰,属于第三层次。

《黄帝内经》提出脉学理论,共有二十八脉。张仲景非常重视脉象,每一篇都是根据脉象分析病情,依据脉象辨病、辨证,因而大部分标题都是病脉证并治。

《黄帝内经》全书没有论及舌苔。《金匮要略》第一次在湿病篇提及舌苔,湿病的舌苔如苔藓那样滑腻。在感染性发热时,舌苔和舌质的变化较大,可反映伤津脱液的情况。除了感染和消化系统疾病有一些舌苔变化之外,大多数内科慢性病,舌苔与舌质变化都不大,因此没有引起张仲景的重视。现在,绝大多数风湿病、免疫病患者在看中医前都先看了西医,都服用了皮质激素,舌苔普遍增厚,舌质红也很普遍,这是激素引起的病理现象。如果辨证施治,就要化湿,可化湿药不但去不了厚苔,而且还会导致患者更加口干,这种情况查看舌苔变化就失去了临床意义。

《金匮要略》全书25篇,共有论点40个,脉证148条,属于第一层次独立的病共有42个。全书方剂248张,药食200多味,每一张方子都有炮制加工方法、煎煮方法以及服用方法等,已经有了丸散膏丹、汤汁饮末等剂型。《金匮要略》所记载的这些治病方法,已经传承了将近两千年。当代在这些剂型的基础上,又创制了浓缩颗粒剂型,并逐渐走向国际,与西药的药片、胶囊、注射剂等剂型并驾齐驱,服务于人类。

张仲景被尊为医圣,他创建了伤寒学说。后世将《伤寒论》和《金匮要略》上的方剂称为经方,将主要使用经方的医家称为经方学派。直至明末清初,以叶天士为代表的一代名医,创建了温病学说和时方学派,中医学从此出现两大学说和两大学派。

两大学说和两大学派的内容都需要传承并创新,以适应现代疾病治疗的需要。比如免疫理论和免疫性疾病,传统中医书中没有详细记载,在临床实践中,中医不能视而不见,听而不闻,必须在传承经方的基础上进行创新,并提出相关的中医中药的治疗方法,尽全力去治愈那些难度很大的、西医没有办法治疗的一些疾病。

前　言

　　自古至今已有四十余部著作对《金匮要略》进行了注解和阐释。笔者为什么还要阐释呢？时代在发展，人类疾病谱也在变化。各个时代对于疾病的认识不同，各家的临床经验不同，阐释的内容和临床用药体会就不同。有些病种发病增多了，有些病种国内发达地区已经消灭了，但在贫困地区，以及第三世界国家还是存在的，而且现代还新发现了一些疾病病种。有些疾病已经能够治愈，有些疾病能够缓解症状，有些疾病能够减少死亡率。上海有支援全国各地和国际多地区的医疗任务，临床医生必须广泛掌握医疗知识，并不断地提高医疗技能。

　　怎么样阐释《金匮要略》呢？笔者在写作的过程中，反复思考，不断修改，才确定了现在的体例。主要原则是必须要符合《金匮要略》的原意，决不能将《金匮要略》的内容与历代各家的观点以及自己的理解混合在一起，决不可名为结合，实为混合，而应将这三者分开论述。谁要是混合在一起论述，这是各家的写作自由，仁者见仁，智者见智，无可非议。下面是本书各节的写作体例，在此做一说明。

　　一、概述。《金匮要略》中大多数有，部分没有的，本书依据《金匮要略》的原意，用一两句话对该病进行简要介绍。

　　二、病因病机。《金匮要略》中有的，本书抄录其中的原话进行阐释。《金匮要略》中没有的，参照历朝历代的主要著作，如《诸病源候论》及《丹溪心法》等加以补充，这些书也是依据《黄帝内经》和《金匮要略》的原意著述的。

　　三、临床表现。全部用《金匮要略》的原话进行阐释。如果《金匮要略》中的内容太少，才会补充一些后世的内容。

　　四、类证鉴别。《金匮要略》中部分有类证鉴别；对于没有鉴别内容的，本书有的做了补充，有的没做补充。类证鉴别是《金匮要略》最先提出来的，西医有鉴别诊断，与此是一致的。类证鉴别常被近代中医忽视，笔者认为有必要进行阐释，帮助临床工作者更好地辨证施治。

五、治疗。《金匮要略》中部分疾病有治疗法则。《金匮要略》的治疗方法主要采用汤头方药,以复方为主,也有少量单方。书中论述了药物剂量、剂型、加工方法、服法等,并有汤头和丸散膏丹之分,书中也有针灸治疗,因而老一代中医常常是中药治疗和针灸治疗并举。中草药的剂量,古今如何换算?据《温病条辨》记载,现在的用量要在古方基础上打六折,即《金匮要略》的一两(30克),现今换算为六钱(18克)。吴鞠通说他是根据李东垣的记载变换的,李东垣是金元时期的著名医家,较吴鞠通早七八百年。

六、转归和预后。《金匮要略》中大部分篇目论述了疾病的转归和预后,部分没有的,笔者根据后世论著做了补充。转归和预后的意思大致相同。转归多指病情好转或痊愈,预后是对病情今后变化的预测,可能治愈,可能恶化或死亡。中医称为转归,西医称为预后。实际上转归和预后都是中医提出来的。

七、临床体会。一是根据《黄帝内经》的论述,二是根据后世的阐述,主要是《丹溪心法》《景岳全书》《临证指南医案》以及《温病条辨》等历代重要著作的阐述,三是结合笔者的临床经验,阐述了现代疾病如何应用《金匮要略》的方剂治疗。

笔者读书时曾系统地学习过《伤寒论》和《金匮要略》。1962年工作后,当时的医疗环境提倡一专多能,分科较粗,笔者曾在内科、针灸科、伤科及外科轮转,在门诊看过风湿病、免疫病、肿瘤、妇科、儿科、外科病和皮肤病等。在病房中也看过一些危重病人和发热待查的病人,如果是传染病,诊断明确后就转诊到相关医院隔离。这样的临床医疗经验为笔者拓宽了知识面,对于各科疾病都有了一定的了解,从而为阐释经典著作打下了坚实的基础。

《金匮要略》是否还有临床意义?许多临床中医师说他们一辈子没有翻阅过《金匮要略》,照样给人看病,而且效果很好。笔者晚年重读《金匮要略》,发现用了一辈子的一些方剂,《金匮要略》都有阐释,从而对中医理论和疾病治疗有了新的认识、新的体会。《金匮要略》的写作时代距今将近两千年,虽然它代表了那个时代的最高水平,但现代决不可停留在这个水平上。我们必须在传承的基础上,有所发展,有所创新,为新时代的临床医学做出贡献,这才是阐释《金匮要略》的目的所在。

目　录

卷　上

卷　下

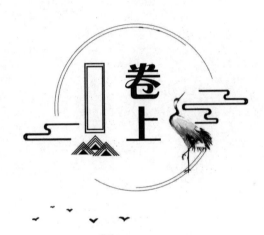

卷上

第一节 脏腑经络先后病脉证

论十三首 脉证两条

这是《金匮要略》的第一篇,可看作总论。原文以问答的方式进行讲解,笔者按照原文排列顺序一段一段地进行阐释。所谓脏腑经络先后病,是传承《黄帝内经》(以下简称《内经》)络病、经病、腑病、脏病由表传里,先后得病,逐渐加重的意思。

各论的每一篇的目录都是某某病脉证并治,《伤寒论》三阳病三阴病每一篇的目录都有一辨字,如辨太阳病脉证并治、辨太阴病脉证并治。《金匮要略》少了个辨字,但其内容的病脉证并治与《伤寒论》是一致的。说明辨病论治、辨脉论治与辨证论治都是张仲景提出来的。现在有的中医老师强调中医是辨证论治,忽略了辨病论治与辨脉论治,这种认识是片面性的。

一、《金匮要略》阐释了什么是上工治未病

上工治未病的观点是《内经》提出来的。《灵枢·天年》:"上工治未病,不治已病。"

(一)《内经》的阐述

1.《内经》治未病的观点

《内经》的意思不是让人无病去治疗,而是提出上工救其萌芽,病变在萌芽状态,病情轻微的时候就进行医治。这不属于治已病的范畴,这是预防疾病发生或预防疾病加重的阶段,是防病和及时治疗的意思。

《素问·八正神明论》:"上工救其萌芽……下工救其已成,救其已败。"

2.《内经》提出传变理论

《内经》受《易经》五行学说的指导,五行之气相传相乘,相胜相侮。相传有顺传和逆传。在相传的过程中病情会发生变化,称之为传变、传化。

《素问·玉机真藏论》:"肝受气于心,传之于脾,气舍于肾,至肺而死。心受气于脾,传之于肺,气舍于肝,至肾而死……此皆逆死也。"

(二)《金匮要略》的阐述

张仲景传承了《内经》的理论,用疾病的传变来阐释上工治未病的观点。

问曰:上工治未病,何也?

师曰:夫治未病者,见肝之病,知肝传脾,当先实脾,四季脾王不受邪,即勿补之。中工不晓相传,见肝之病,不解实脾,惟治肝也。夫肝之病,补用酸,助用焦苦,益用甘味之药调之。酸入肝,焦苦入心,甘入脾,脾能伤肾,肾气微弱,则水不行,水不行,则心火气盛,则伤肺;肺被伤,则金气不行,则肝气盛,则肝自愈。此治肝补脾之要妙也。肝虚则用此法,实则不在用之。经曰:虚虚实实,补不足,损有余,是其义也,余藏准此。(《金匮要略》)

1.治肝病先实脾的观点

《金匮要略》提出肝病传脾,当先实脾的观点。这是由于肝病传脾,木强克土的缘故。肝病传入脾后,肝病仍然存在,并非完全传入,肝脾都需要治疗。小柴胡汤和后世的逍遥散都是疏肝健脾、肝脾同治的代表方剂。

古方实脾散(白术、厚朴、茯苓、草果、附子、木香等十味药)是温阳健脾、理气燥湿之方,治疗脾虚湿滞,并非肝病传脾,而是实脾以治疗肝病之方。

2.四季脾王不受邪的观点

《内经》提出脾土王于四时,位居中央,为四脏之长。"王"为旺盛之意,脾主散精,吸收营养,营养丰富的人则气盛。脾主卫,卫气旺盛,则不易受邪。

张仲景传承了《内经》的理论,《金匮要略》改成了"四季脾王不受邪"的观点,这一观点则更加明确,成为后世脾胃理论补中益气的重要依据。

《素问·刺志论》:"谷盛气盛,谷虚气虚,此其常也,反之者病。"

3.即勿补之的观点

《金匮要略》提出"即勿补之"的观点。勿补肝还是勿补脾?肝病宜疏不宜补。脾气已实，也不宜补。脾气不足，当以健脾实脾。

4.补用酸，助用焦苦的观点

酸为肝之味，酸味药如五味子、乌梅、木瓜等，为酸味收涩药，是治疗肝病的常用药。苦为心之味，苦味药如黄连、黄芩等，为金匮泻心汤的主药，是治疗心病的常用药，也是治疗脾胃病和肝病的常用药。

5.肝实则不用此法

《金匮要略》提出治肝补脾之法，肝虚脾虚则用此法。肝虚使用酸味药以补肝，肝实则不用此法，是指不用补脾之法。后世提出治肝以疏肝为第一治法。但是现代的临床报道中，居然有的中医专家不分虚实，治疗肝炎使用参、芪、灵芝、虫草等补药，转氨酶长期降不下来。他们说这是《金匮要略》提出的治肝健脾之法。他们理解错了，这是断章取义，《金匮要略》中还有一句，"实则不在用之"。

二、《金匮要略》提出的病因和治法

夫人禀五常，因风气而生长，风气虽能生万物，亦能害万物，如水能浮舟，亦能覆舟。若五脏元真通畅，人即安和。客气邪风，中人多死。千般疢难，不越三条：一者，经络受邪，入脏腑，为内所因也；二者，四肢九窍，血脉相传，壅塞不通，为外皮肤所中也；三者，房室、金刃、虫兽所伤。以凡详之，病由都尽。若人能养慎，不令邪风干忤经络；适中经络，未流传腑脏，即医治之；四肢才觉重滞，即导引、吐纳、针灸、膏摩，勿令九窍闭塞；更能无犯王法、禽兽灾伤；房室勿令竭乏，服食节其冷热苦酸辛甘，不遗形体有衰，病则无由入其腠理。腠者，是三焦通会元真之处，为血气所注；理者，是皮肤脏腑之文理也。（《金匮要略》）

（一）原文一些文字解释

1.五常

五常，有多义。仁、义、礼、智、信为人之行为五德之常，简称"五常"。金、木、水、火、土五行为天地之常，运用于人成为人之五行，也称为"五德五常"，包含五脏、五官、五志等，为人之五常。

2.元贞

元贞,来源于《周易·乾》:"乾,元亨利贞。"乾为第一卦;元为元始、开始之意;亨为通达、顺利之意;利为有利、顺利之意;贞为正确、正常之意。因此,五脏元贞可诠释为五脏元气正常通畅的意思。

3.千般疢难

指许多病难。千般,许多之意。疢(chèn)为病和火病、热病之意。

(二)病因和治疗方法

1.病因有三个方面

《金匮要略》提出千般疢难有三因:一是经络感受六淫之邪,再入脏腑;二是外邪为皮肤所中,从四肢九窍、血脉相传,壅塞不通;三是房室过度,刀枪虫兽所伤。外感病邪、气血不能流通、外伤和虫类所伤,这三因是传承了《内经》的理论,至今仍是重要的致病因素。古人对于房事之因非常重视,可能与当时的贵族多妻制有关。贵族多病,古代医生就将病因与房事过度联系了起来。

现代蚊子、苍蝇和寄生虫相关的疾病我国已经很少见了,但国外发病仍然很多,不过我国昆虫的致敏性疾病还是很多的。

2.提出治疗方法

《金匮要略》提出的治疗方法有导引、吐纳、针灸、按摩、膏药和敷贴。经络血脉流通,五味调和,冷热适宜,形体健全,人体才有可能不会患病。血脉是否流通,至今仍是血管梗塞和免疫病血管炎的重要影响因素。这些治疗方法,现今大多还在使用。

三、望闻问切

四诊是《内经》提出的理论,《内经》系统地论述了望闻问切。张仲景结合临床,对望闻问切有一定程度的发展。

《素问·阴阳应象大论》:"善诊者,察色按脉,先别阴阳;审清浊,而知部分;视喘息,听音声,而知所苦;观权衡规矩,而知病所主;按尺寸、观浮沉滑涩,而知病所生。以治无过,以诊则不失矣。"

（一）望诊

问曰：病人有气色见于面部，愿闻其说。

师曰：鼻头色青，腹中痛，苦冷者死。一云：腹中冷，苦痛者死。鼻头色微黑者，有水气；色黄者，胸上有寒；色白者，亡血也，设微赤非时者，死；其目正圆者，痉，不治。又色青为痛，色黑为劳，色赤为风，色黄者便难，色鲜明者有留饮。（《金匮要略》）

1.《金匮要略》提出望病人五色以诊病

察看五色以诊病，是《内经》提出的观点。《灵枢·五色》："雷公曰：官五色奈何？黄帝曰：青黑为痛，黄赤为热，白为寒，是谓五官。"

《金匮要略》提出观察鼻头的颜色变化以诊病。鼻头色青为腹中痛。鼻头色微黑者为有水气；色黄者为胸上有寒；色白者为亡血。色青为痛，色黑为劳，色赤为风，色黄者便难，色鲜明者有留饮。这是张仲景的发展，是他从临床观察得来的结论，其中也有一些是推理而来，如鼻头鲜明者有留饮。

2.望病人呼吸

师曰：息摇肩者，心中坚；息引胸中上气者，咳；息张口短气者，肺痿唾沫。"（《金匮要略》）

正常人的呼吸自己没有感觉，医生也没有看到。《金匮要略》提出病人张口，摇肩抬肩，呼吸困难，上气短气，气喘吁吁，并有咳嗽唾沫之人，为肺痿。痿是肺功能痿弱不用，呼吸功能衰退、衰竭之意，并非肺脏萎缩。古代没有摄片，不可能会了解肺不张或肺萎缩的疾病。肺功能衰退，临床有气急的表现。

3.望病人呼吸困难的轻重

师曰：吸而微数，其病在中焦，实也，当下之即愈，虚者不治。在上焦者，其吸促；在下焦者，其吸远，此皆难治。呼吸动摇振振者，不治。（《金匮要略》）

《金匮要略》提出呼吸功能改变，吸气稍快一些，其病在中焦，中焦为脾胃所在，胃家实有喘满、便结之证，因而使用下法，下之可愈。如果是虚证喘满，则不治，病在上焦，心肺功能减退，呼吸急促。病在下焦，肾虚气促，吸气深，吸气长，呼气短,为肺气肿的表现,这些皆为难治之证。呼吸困难,身体振振动摇者,为不治。端坐呼吸,是严重的肾虚气喘的表现。

(二)提出闻语声以诊病

1.《内经》提出闻诊

医生听到的病人声音、嗅到的病人气味,都属于闻诊,这要求医生的嗅觉和听觉必须正常。病人声音异常当有疾病。病人听到木音而惊,以及病人"弃衣而走,登高而歌",这属于望诊和闻诊的范畴。

《素问·阳明脉解篇》:"闻木音而惊者,土恶木也。"

2.《内经》五臭五音配五脏

《内经》论述五臭配五脏为肝臭臊,心臭焦,脾臭香,肺臭腥,肾臭腐。五音配五脏为肝音角,心音徵,脾音宫,肺音商,肾音羽。这是正常的音乐之声。

《素问·金匮真言论》:"藏精于肝,其病发惊骇,其音角……其臭臊。""藏精于心,故病在五脏,其音徵……其臭焦。""藏精于脾,故病在舌本,其音宫……其臭香。""藏精于肺,故病在背,其音商……其臭腥。""藏精于肾,故病在溪,其音羽……其臭腐。"

3.《金匮要略》总论提出的听语声

师曰:病人语声寂然,喜惊呼者,骨节间病。语声喑喑然不彻者,心膈间病。语声啾啾然细而长者,头中病。(《金匮要略》)

按:喑(yīn),不能发音说话。啾啾(jiū),动物细小的声音。《金匮要略》提出病人没有语声,突然惊呼者,说明这是骨节间感到疼痛。病人语声非常轻微,说明这是心膈间的病,常为精气不足发出的声音。语声细小而长者,呻吟之声,说明这是头上的病。

(三)提出切脉以诊病

1.张仲景传承《内经》脉学理论

脉学理论是《内经》提出来的,共有二十八脉,以应天上二十八星宿。切脉的部位为三部九候,主要是寸口的寸、关、尺。切脉是古人诊断疾病的重要方法,反映了古代中医的智慧。张仲景传承了《内经》脉学理论,在《金匮要略》每一篇中都提出切脉以诊病。切脉的部位基本上是寸口,有时为足背跌阳脉,其他部位没有记载。

2.辨色脉

师曰:寸口脉动者,因其王时而动,假令肝王色青,四时各随其色。肝色青而反色白,非其时色脉,皆当病。(《金匮要略》)

寸口脉搏动,与五脏之气旺时而搏动有关。例如,肝脏气旺,其面色青。四时各随其色,青为春天肝木之色。如果肝色反而白,这不是肝脏之色脉,当有病。

肝之色青是《内经》提出来的,这是受五行理论的指导,现今不能将此绝对化。肝硬化病人面色青黄、青暗,这不是正常人的面色。

《素问•阴阳应象大论》:"在脏为肝,其色为苍。"

3.有关冬日阳气的变化

问曰:有未至而至,有至而不至,有至而不去,有至而太过,何谓也?

师曰:冬至之后甲子夜半少阳起,少阳之时阳始生,天得温和。以未得甲子,天因温和,此为未至而至也;以得甲子而天未温和,此为至而不至也;以得甲子而天大寒不解,此为至而不去也;以得甲子而天温和如盛夏五六月时,此为至而太过也。(《金匮要略》)

冬至一阳生,日渐长,阳始生;夏至一阴生,日渐短,阴始生。《金匮要略》提出冬至之后甲子日,夜半少阳起,少阳之时阳始生,天得温和。如果未到甲子,天得温和,此为阳气提前而至。如果到了甲子而天未温和,此为到时而阳气不至。到了甲子而天大寒不解,此为到时而阴寒不去。如果到了甲子,而天温和如盛夏五六月时,此为阳气太过。

甲子日为天干地支的第一天,可能是农历立春之日。立春是一年中第一个节气,立春之日(阳历二月四日或五日)常在新年前后七天左右。立春后江南常有天气温和如春之日,也有寒冷下雪之日。立春后天气日趋暖和,但气温也会有反常的情况。

《内经》中的甲子为年份。现今在传统戏曲中年份和时辰仍有这种表达,如甲子年某日午时三刻,但日期一般某月某日,不用天干地支来记述。

《素问·六微旨大论》："天气始于甲,地气始于子,子甲相合,命曰岁立,谨候其时,气可与期。"

《类经·二十四卷》："甲子岁,六十年之首也。初之气,六气之首……故甲子岁初之气,始于首日寅时初初刻,终于六十日后子时初四刻,至子之正初刻,则属春分节而交于二之气矣。"

4.《金匮要略》的脉浮

师曰:病人脉浮者在前,其病在表;浮者在后,其病在里。腰痛背强不能行,必短气而极也。(《金匮要略》)

病人脉浮其病在表,即外感风寒,在太阳经,称为表证,一般刚患病几天。如果几天后仍然脉浮,出现腰痛背强不能行的症状,虽然风寒尚在太阳经,但其病邪已经由表传里而入肺,必然发生短气,使气数次被夺。

《素问·四气调神大论》："去寒就温,无泄皮肤,使气亟夺。"按:极的繁体字为極,"亟"和"極"为通假字。王冰注:"亟,数也。"数次之意。

5.厥阳是什么意思?

问曰:经云厥阳独行何谓也?

师曰:此为有阳无阴,故称厥阳。(《金匮要略》)

《内经》提出三阴三阳理论,《伤寒论》提出三阴病和三阳病的辨证论治理论。三阴病中最后为厥阴病,厥为将尽之意。厥阴为阴气最少、将尽的意思。张仲景又提出厥阳的概念,《金匮要略》说:"独阳无阴为厥阳。"

《内经》有阴阳并存与无阴无阳之说,意思是没有阴,阳就不存在。厥阳与厥阴相似,是阳气将尽的意思。《金匮要略》没有进一步阐述,各论中也没有再提及厥阳。

6.脉沉及望病人唇口和扪身

问曰:寸脉沉大而滑,沉则为实,滑则为气。实气相搏,血气入脏即死,入腑即愈,此为卒厥。何谓也?

师曰:唇口青,身冷,为入脏即死;如身和,汗自出,为入腑即愈。

(《金匮要略》)

《金匮要略》提出寸口脉沉大而滑，脉沉为实，应为实邪实证。脉滑为气，应为气滞气结。实邪与气滞相搏，血气入脏，望之唇口青，扪之身冷，为卒厥之证，这当为心血管之重病。在当时的条件下，入脏即死。这符合《内经》提出的邪气入脏，皆有死期的观点。如果身和，汗自出，为邪气入腑，入腑者病情较轻，能够治愈。

《灵枢·病传》："黄帝曰：大气入脏，奈何？岐伯曰：……诸病以次相传，如是者，皆有死期。"

7.《金匮要略》之脉脱

问曰：脉脱入脏即死，入腑即愈，何谓也？

师曰：非为一病，百病皆然。譬如浸淫疮，从口起流向四肢者，可治；从四肢流来入口者，不可治；病在外者可治；入里者即死。（《金匮要略》）

《金匮要略》提出脉脱。《内经》二十八脉中没有脱脉，后世脉学著作中也没有脱脉。这是张仲景提出来的。病有脱证，说明脉搏所反映的病情是脱证，为"入脏即死"的重病。如果邪气入腑，为轻证，可愈。《金匮要略》提出譬如浸淫疮，从口起病流向四肢者，可治；从四肢起病流来入口者，不可治；病在外者，可治；入里者，即死。但是浸淫疮为皮肤病，即使是全身性的，病灶在外，可以治愈，如果湿邪入口就难治，入口再进入体内，可能会中毒而死亡。这并非一个病如此，百病都是这样。

四、辨阳病、阴病

（一）阳病、阴病各有十八病

1.阳病十八与阴病十八

问曰：阳病十八，何谓也？

师曰：头痛、项、腰、脊、臂、脚挛痛。

问曰：阴病十八，何谓也？

师曰：咳、上气、喘、哕、咽、肠鸣、胀满，心痛、拘急。（《金匮要略》）

《金匮要略》提出什么是阳病十八？为头痛、项、腰、脊、臂、脚挛痛。这些都是三阳经的病。什么是阴病十八？为咳、上气、喘、哕、咽、肠鸣、胀满，心痛、拘急。这些都是三阴经的病。

2.九十病与一百八病

五脏病各有十八,合为九十病;人又有六微,微有十八病,合为一百八病。五劳、七伤、六极、妇人三十六病,不在其中。(《金匮要略》)

《金匮要略》提出什么是九十病? 为五脏病各有十八,合计为九十病。人又有六腑,六腑之病较为轻微,故称为六微,六腑病各有十八,合计为一百八病。至于五劳、七伤、六极和妇人三十六病,不在其中。

(二)辨上下表里之邪

1.提出五邪中人,各有所伤

清邪居上,浊邪居下;大邪中表,小邪中里,糵饦之邪,从口入者,宿食也。五邪中人,各有法度,风中于前,寒中于暮,湿伤于下,雾伤于上,风令脉浮,寒令脉急,雾伤皮腠,湿流关节,食伤脾胃,极寒伤经,极热伤络。(《金匮要略》)

糵(gǔ),同"穀","穀"的简体字为"谷"。

饦:餺(bó)饦(tuō),古代的一种面食。糵饦之邪,意为宿食成邪而致病。《金匮要略》提出清邪居上,浊邪居下。风为阳邪清邪,上先受之;湿为阴邪浊邪,下先受之。这符合《内经》的理论。《金匮要略》又提出大邪中表,小邪中里,大邪、小邪《金匮要略》没有明确,中表多为风邪与寒邪,并常有发热恶寒症状;中里多为湿邪或火邪,并常有发热腹泻症状。谷食面食从口入,宿食为邪,损伤胃肠。此五邪中人,各有法度,风寒湿雾,所伤部位不同,脉象也不同。风令脉浮,寒令脉急,雾伤皮腠,湿流关节,食伤脾胃,极寒伤经,极热伤络。

《素问·太阴阳明论》:"故伤于风者,上先受之;伤于湿者,下先受之。"

2.救里与救表者

问曰:病有急当救里救表者,何谓也? 师曰:病,医下之,续得下利清谷不止,身体疼痛者,急当救里。后身体疼痛,清便自调者,急当救表也。(《金匮要略》)

《金匮要略》提出患病后,医生使用下法,发生了水泻不止,并且尚有身体疼痛的表证,急当救里,先治疗水泻。水泻停止后,然后救表,治疗身体疼痛。

3.痼疾与卒病

　　夫病痼疾,加以卒病,当先治其卒病,后乃治其痼疾也。(《金匮要略》)

卒病为突然发生的急性病,痼疾为原本有的慢性病。痼疾同时有卒病,当先治疗卒病,然后治疗痼疾。后世称为急则治其标,缓则治其本。

(三)五脏病喜恶和治疗

1.五脏病各有喜恶

　　师曰:五脏病各有所得者愈;五脏病各有所恶,各随其所不喜者为病。病者素不应食,而反暴思之,必发热也。(《金匮要略》)

《金匮要略》提出五脏病者得到相应的饮食与治疗而痊愈。五脏病各有所恶,各有所喜,各随其所不喜者而患病。这是传承了《内经》所论述的五脏病所宜所禁的理论。《金匮要略》提出如果病人原本不应食的,反而突然想吃,必定会发热。发热当天口味会发生变化,这种情况临床上是有的。但发热数天后,绝大多数病人会食欲不振。

《灵枢·五味》:"五味各走其所喜。""五禁,肝病禁辛,心病禁咸,脾病禁酸,肾病禁甘,肺病禁苦。肝色青,宜食甘……心色赤,宜食酸……脾色黄,宜食咸……肺色白,宜食苦……肾色黑,宜食辛……"

2.提出使用攻法

　　夫诸病在藏欲攻之,当随其所得而攻之,如渴者,与猪苓汤,余皆仿此。(《金匮要略》)

《金匮要略》提出诸病在脏意欲使用攻法,当随其所得之病而攻之。张仲景的攻法包含清热、利水、通便、泻下、祛瘀及化湿等攻邪治病的方法。例如,《金匮要略》提出由于中焦、下焦水湿积滞,津不上润而口渴者,使用猪苓汤以利水化湿,其余皆仿此。

第二节　痉湿暍病脉证论一首

脉证十二条　方十一首

《金匮要略》共25篇,其中23篇都是病脉证并治,只有第一篇没有"并治"两字,第二篇没有"并"字,但对于整篇的内容并没有影响。

本篇标题含痉病、湿病、暍病三个病,其内容湿有两个病,一为湿病,另一为风湿病,本篇共有四个病。其致病因素都属于六气范畴,并都有证型、脉象、症状、治疗、方药、剂量、炮制和服用方法等完整内容。由于是第一篇,因而对于每一篇每一张方剂的中药都完整地抄录了下来,以便参考。

痉　病

一、概述

《金匮要略》提出痉病的病名和概念,痉病为外感风寒邪气所致的病,有发热,背部强直表现者为痉病。

太阳病,发热脉沉而细者,名曰痉,为难治。(《金匮要略》)

二、病因病机

《金匮要略》提出痉病的病因病机为:一是太阳病,发汗太多;二是风病下之则痉,再次发汗必拘急;三是疮家汗出则痉,在《伤寒论》上也有疮家汗出则痉的记载,这些都是诱发和加重痉病的因素。

太阳病,发汗太多,因致痉。夫风病下之则痉。复发汗,必拘急。

疮家虽身疼痛,不可发汗,汗出则痉。(《金匮要略》)

《伤寒论》85条:"疮家虽身疼痛,不可发汗,汗出则痉。"

《伤寒论》131条:"病发于阳,而反下之,热入,因作结胸。病发于阴,而反下之,因作痞也。所以成结胸者,以下之太早故也。结胸者,项亦强,如柔痉状,下之则和,宜大陷胸丸。"

三、临床表现

1.痉病的症状

《金匮要略》提出病人有发热,时有头热,面赤目赤,恶寒,足寒,颈项强急,头动摇,突然口噤,背反张,这是痉病。

> 病者,身热足寒,颈项强急,恶寒,时头热,面赤目赤,独头动摇,卒口噤,背反张者,痉病也。(《金匮要略》)

按:独为语气词,不宜理解为单独头动摇。卒为突然之意。

2.刚痉和柔痉

《金匮要略》将痉病分为刚痉和柔痉二证,都有发热和颈项强急的症状。刚痉为无汗、恶寒;柔痉为汗出,不恶寒。柔痉为有汗出,而不恶寒。

> 太阳病,发热无汗、反恶寒者,名曰刚痉(一作痉,余同)。太阳病,发热汗出,而不恶寒,名曰柔痉。(《金匮要略》)

3.痉病的脉象

《金匮要略》提出痉病的脉象为弦紧,直上直下。

> 夫痉脉,按之紧如弦,直上下行。(一作:筑筑而弦。《脉经》云:"痉家其脉伏坚,直上下。)(《金匮要略》)

4.脉象如蛇为欲缓解

《金匮要略》提出如果发了汗,寒湿相得,其表更虚,恶寒加重,发汗后病情已缓,其脉如蛇,弯软而滑,突然腹胀大者,为欲缓解。这时如果脉象反而弦紧者,为痉病未解。为什么"暴腹胀大者为欲解"?《金匮要略》没有解释,可能是邪气入腹而气胀,寒湿转移了部位,因而颈项强直反而缓解了。

> 若发其汗者,寒湿相得,其表益虚,即恶寒甚,发其汗已,其脉如蛇(一云其脉浛),暴腹胀大者,为欲解,脉如故,反伏弦者,痉。(《金匮要略》)

按:浛,水大之意。

《内经》二十八脉中有如弦如钩如浮如营之脉,但没有如蛇之脉。蛇弯软而滑,蛇脉可能为濡滑脉。

四、类证鉴别

项背强几几:伤寒太阳病之项背强几几,恶风,无汗或有汗,为感受风寒后项背活动时感到僵硬板滞,这是外感表证,张仲景称为太阳病,而不称为痉病。

《伤寒论》:"太阳病,项背强几几,无汗恶风者,葛根汤主之。太阳病,项背强几几,而汗出恶风者,桂枝加葛根汤主之。"

按:"几"不是"幾"的简体字。几几:形容项背肌肉僵硬而有牵扯的感觉,以前读书时老师曾说"几"应该念shū,不念jǐ,但没有找到古书的依据。《伤寒来苏集》:"几几,项背牵动之象,动中见有强意。"

五、治疗

1.栝蒌桂枝汤,清热解表

《金匮要略》提出痉病身体强,几几然,脉反沉迟,而不是弦紧,使用栝蒌桂枝汤治疗。这是痉病的轻症,仅仅有"身体强,几几然"的症状。桂枝汤解表,祛除风寒。张仲景栝蒌桂枝汤治疗痉病,栝蒌有清热化痰除湿的功效。

太阳病,其证备,身体强,几几然,脉反沉迟,此为痉,栝蒌桂枝汤主之。

栝蒌桂枝汤方:栝蒌二两,桂枝三两,芍药三两,甘草二两,生姜三两,大枣十二枚。

上六味,以水九升,煮取三升,分温三服,取微汗。汗不出,食顷,啜热粥发之。(《金匮要略》)

2.葛根汤,以清热解肌

《金匮要略》提出外感风寒,无汗,小便反少,气上冲胸,口噤不得语,将要发作为刚痉,使用葛根汤治疗,以清热解肌。这与《伤寒论》治疗太阳病,项背强几几是一致的。

太阳病,无汗而小便反少,气上冲胸,口噤不得语,欲作刚痉,葛根汤主之。

葛根汤方:葛根四两,麻黄三两,去节,桂二两、去皮,芍药二两,甘草二两,炙,生姜三两,大枣十二枚。

上七味,㕮咀,以水一斗,先煎麻黄葛根减二升,去沫,内诸药,煮取三升,去滓,温服一升,复取微似汗。不须啜粥。余如桂枝汤法将息及禁忌。(《金匮要略》)

3.大承气汤,攻下泻下

《金匮要略》提出痉病有胸满口噤,不能平卧,脚挛急,磨牙者,使用大承气汤治疗,并且必须得以泻下才停止服用。

痉为病,胸满口噤,卧不着席,脚挛急,必龇齿,可与大承气汤。

大承气汤方:大黄四两,酒洗,厚朴半斤,炙,去皮,枳实五枚、炙,芒硝二合。

上四味,以水一斗,先煮二物取五升,去滓,内大黄煮取二升,去滓,内芒硝,更上火微一二沸,分温再服,得下止服。(《金匮要略》)

按:合为容器,一升为十合,不是盒子的意思。

六、转归和预后

《金匮要略》提出痉病为一难治之病,痉病如有灸疮者难治。灸疮是使用灸法感染而并发溃烂的疾病。对于没有发热的项背僵硬板滞证,现今中医医院和民间仍在使用针灸治疗,效果很好。灸法一般不会引起感染,即使在夏天偶然发生轻微的感染,也都能及时治愈。灸疮这种情况现今已不可能发生。

太阳病,发热脉沉而细者,名曰痉,为难治。痉病有灸疮,难治。

(《金匮要略》)

七、临床体会

(一)《内经》和《伤寒论》提出柔痉的概念

1.痓字的解释

痓(chì)在《金匮要略》原著上有小字标明"一作痉"。《伤寒论》上也有痓病,但没有标明"一作痉"。

由于"痓"字难懂,后世早已用"痉"字取代了"痓"字。"痉"是"痙"的简体字。

"痓"与"痉"二字的字形相近,但意思不同,因而必须加以说明。

张景岳解释,痓字音翅,为骨强直之意,肺肾皆热,真阴日消,则为痓病。痉则为痉挛之意。

《类经·十五卷》:"柔,筋软无力也。痓,骨强直也。肺主气,肾主骨,肺肾皆热,则故传为柔痓……此又以无汗有汗分刚柔,但皆兼强直为言也。痓音翅。"

2.《内经》提出柔痓

《内经》最先提出柔痓的概念,为筋软无力,强直不随的病。

《素问·气厥论》:"肺移热于肾,传为柔痓。"据王冰、张景岳诠释,柔为筋软无力,痓为强直不随。王冰注:"柔,谓筋柔而无力,痓,谓骨痓而不随。气骨皆然,髓不内充,故骨痓强而不举,筋柔缓而无力也。"

3.《伤寒论》提出痉和柔痉

《伤寒论》85条记载了太阳病"汗出则痉"。131条记载了结胸"项亦强,如柔痉状",在《伤寒论》和《金匮要略》中,张仲景明确提出痉和柔痉,而不是痓。

《伤寒论》85条:"疮家虽身疼痛,不可发汗,汗出则痉。"131条:"病发于阳,而反下之,热入因作结胸。病发于阴,而反下之,因作痞也。所以成结胸者,以下之太早故也。结胸者项亦强,如柔痉状,下之则和,宜大陷胸丸。"

(二)《金匮要略》提出的痉病是什么病?

《金匮要略》提出痉病,从古至今,有中医书将痉病改成了痓病。但是张景岳否定了这种以痓代痉的改变,提出痉病与痓病是不同的两个病。痉和痓二字字形相似而不相同,不能将它们混为一病。

项背部的强直板滞很常见,《金匮要略》提出项背强直并有发热症状的称为痉病,痉病的病名明朝起就已经不用了,但这些症状是客观存在的,可称为痉病综合征,或称为项背肌肉强直综合征。

1.病因病机

痉病的病因病机与外感风邪和湿邪有关,风邪和湿邪侵害了项背部太阳经,引起颈项背部的强直板滞,类似于风湿病,但并非风湿病,较风湿病严重,并且也不是单纯的内伤之风邪和湿邪。

痉病的病因病机是由于外风或内风引起筋脉拘急,并且与气血不足,血不养筋而痉挛有关,其疾病范围广。

2.临床表现

痉病主要表现为项背部肌肉的强直、僵硬、板滞,与上呼吸道感染有关。痉病还有发热恶寒、项强反张、头摇口噤等表现。这些表现较上呼吸道感染重,已经出现了神经系统的反应。说明痉病为上呼吸道感染并发中枢神经中毒,或病毒性感染传变为轻症中枢神经中毒,不是感染性脑病。

3.痉病不属于风湿病

项背肌肉劳损、颈项病、反应性关节炎、风湿性多肌痛、强直性脊柱炎等,这些都是风湿类疾病,都有项背部的强直、板滞症状,但都没有反张、口噤等中枢性表现。类风湿关节炎损害四肢关节,没有项强的表现。落枕是睡眠姿势引起的很轻的颈项强直、板滞的疾病。因此痉病不属于风湿病。

4.痉病与痓病

痓病比痉病严重得多,不仅仅有项背强直,还有四肢筋脉拘急,痉挛抽搐,严重者并发昏迷,有角弓反张的中枢症状。病变部位在中枢神经,多为各种中枢神经性脑病、血管性脑病和感染性脑炎。

系统性红斑狼疮晚期也有中枢神经损害,那是中枢神经弥漫性栓塞性血管炎所致的免疫性病变,与外邪所致的痓病不同,与痉病也不同。

5.治疗方药

《金匮要略》治疗痉病有三法三方:祛风解肌,使用葛根汤;清热解肌,使用栝蒌桂枝汤;攻下泻下,使用大承气汤。

根据笔者经验,用这三方治疗痓病很难见效,痓病当使用清热解毒、平肝息风的方法。

6.转归和预后

《金匮要略》提出痉病有灸疮者难治,全篇没有说死亡率,说明其预后较好。痓病为一严重性疾病,《内经》和《诸病源候论》都说会死亡。严重性脑炎至今仍然有死亡率。

(三)痉病发生的三个原因

1.三种失治引起痉病

《金匮要略》记载,并发痉病由太阳病三种失治引起。(1)发汗失治:对于感染性发热,发汗是失治,发汗不可能有效,病情必然会加重,甚至并发中毒性中枢症状。(2)风病失治:风病范围较广,原有风病者下之和发汗都会并发痉病,动风而拘急抽搐。(3)疮家失治:疮家为细菌性感染,疮家失治并发毒血症,中枢神经损害的可能性很大,俗称疔疮走黄。

张仲景处于汉末战乱时期,张仲景的医疗水平在当时是最高的,大多数医生的水平较低,并且如《内经》所记载的那样,都是以针灸治疗为主,失治、误治必然会发生,因而引起的痉病较多。

2.关于原发性痉病

是否有原发性痉病?即并非失治所引起。《金匮要略》指出,痉病是太阳病的并发症,当然有原发性痉病。其轻症为上呼吸道感染发热时,有颈项僵硬板滞的症状;其重症为上呼吸道感染并发中毒性中枢症状。因而《丹溪心法》认为痉是一种独立的疾病。

(四)类证鉴别

1.非痉病之项背僵硬

《伤寒论》太阳病有项背强几几的临床表现,张仲景并不称之为痉病。人受了风寒以后,发热,恶风恶寒,项背僵硬,或者有身体疼痛,诊断为上呼吸道感染,或并发变应性关节炎,这是秋冬季节病毒感染的常见病,现代都能够得到及时治疗,极少会出现角弓反张、口噤等中毒性中枢并发症。

部分风湿类疾病也会有项背肩臂疼痛、板滞的症状,自己感到僵硬,但扶托颈项是软的,没有抵抗,也不发热,这些都与痉病或痉病无关。落枕更与痉病无关。

冬春季节发生流行性感冒时,常见儿童高热抽搐,这是儿童神经系统尚未发育完善的缘故,其症状似乎符合痉病的表现,但《金匮要略》论述的是成人疾病,并非儿童。

2.刚痉与柔痉如何区别

《金匮要略》提出以有汗无汗,恶寒不恶寒来区分刚痉与柔痉。古人早已提出痉病为强直之证,柔痉与刚痉不关有汗无汗,这是正确的。柔痉虽有项背僵硬板滞的症状,但颈项柔软,扶托颈项无抵抗,并发上呼吸道感染会有发热,但非关中枢,也非关脊柱,当为项背部肌肉病,为一轻症。刚痉之颈项强直,扶托颈项可能会有较轻的抵抗,并且有高热,严重者还有面红目赤,头动摇,卒然口噤,项背反张的表现,当为感染性中毒性中枢并发症。

(五)痉病

痉为痉挛,痉厥。痉病是《内经》提出来的概念,是由于湿邪、风邪和热邪所致的项强、强直、腰背反折、瘛疭、牙齿咬紧的病,有湿痉、风痉和热痉之分,为一有死亡率的重病。

《素问·至真要大论》:"诸痉项强,皆属于湿。""诸暴强直,皆属于风。"

《灵枢·热病》:"热而痉者,死。腰折瘛疭,齿噤齘也。"齘(xiè):牙齿不齐相磨。齘齿,现称为磨牙。

1.《诸病源候论》之痉病

《诸病源候论》提出风痉者,口噤不开,背强而直,如发癫痫之状。严重者,耳中有音策策,并疼痛,身体卒然痉直者,会死。

《诸病源候论·风痉候》:"风痉者,口噤不开,背强而直,如发痫之状。其重者,耳中策策痛;卒然身体痉直者,死也。"

2.痉病与角弓反张的区别

《诸病源候论》认为痉病与角弓反张是两个不同的证候。角弓反张是痉病的一种表现,痉病尚有颈项强直、口噤不开、腰背反折、瘛疭等表现。这些都是筋脉拘急所引起,为神经系统的病变。

《诸病源候论·风角弓反张候》:"风邪伤人,令腰背反折,不能俯仰,似角弓者,由邪入诸阳经故也。"

3.背反张与角弓反张的区别

痉病可能会发生"卒口噤,背反张"的表现。背反张较轻,为腰背肌肉强直牵扯的表现,与风寒有关。角弓反张较重,腰背如弓那样的弯曲,与筋脉拘急有关,即与神经系统病变有关。二者是有区别的。热病、温病、癫痫等都有可能出现角弓反张的证候。

4.朱丹溪的解释和治法

朱丹溪提出阳痉曰刚,无汗;阴痉曰柔,有汗。因风为阳邪,湿为阴邪。朱丹溪是根据《内经》的记载而阐述,认为项强为太阳伤于湿,强直为伤于风,是阳明内郁。他提出"风痉曰痉"的观点,但他又说"兼化者虚象,实非风也"。意思是这是一种虚象,而不是风。

朱丹溪提出痉病切不可作风治疗,兼用风药。他又说治疗痉病大概与治疗痫病相似,多是气虚有火兼痰,宜用人参、竹沥之类。笔者认为使用人参、竹沥之类治疗痫病是相宜的,但治疗痉病似不相宜。

《丹溪心法·痉》:"古方,风痉曰痉也。经云:诸痉项强,皆属于湿土。是太阳伤湿也。又云:诸暴强直,皆属于风。是阳明内郁而阴行于外。又曰阳痉曰刚,无汗;阴痉曰柔,有汗。亢则害,承乃制。故湿过极反兼风化制之,然兼化者虚象,实非风也。"

《丹溪心法·痉》:"痉,切不可作风治,兼用风药。大率与痫病相似,比痫为甚为虚,宜带补,多是气虚有火,兼痰,宜用人参、竹沥之类。"

5.张景岳的观点

张景岳提出以痉作痉,为后人传写之误。痉病有发热恶寒、脊背反张、项强拘急、头摇口噤等表现。痉病就是强直反张病,其病在筋脉拘急,与血液枯燥有关。痉病和痉病的病因病机和临床表现都是不同的。

《景岳全书·痉证》:"以痉作痉,盖传写之误耳。其证则脊背反张,头摇口噤,戴眼项强,四肢拘急,或见身热足寒,恶寒面赤之类皆是也。""愚谓痉之为病,强直反张病也。其病在筋脉,筋脉拘急,所以反张。其病在血液,血液枯燥,所以筋挛。"

(六)治疗方法

1.祛风解表,清热解肌

由于痉病属于外感风邪的太阳病,因而祛风解表、清热解肌为主要的治疗方法。《金匮要略》提出使用栝蒌桂枝汤和葛根汤。对于外感所致的项背肌肉僵硬，临床上两方同用可能会有效。但对于痉挛抽搐的中枢神经症状，不会有效。

2.主药分析

葛根：有清热解肌的功效，古方有柴葛解肌汤。解肌为疏解因受风寒而致的肌肉酸痛僵硬。现代药理研究证实，葛根具有扩张周围血管和脑血管的作用，并对肌肉具有解痉作用，因而临床用于风寒所致的项背肌肉僵硬、痉挛。

栝蒌："味苦寒，治消渴，身热烦满，大热，补虚安中。"(《神农本草经》)古代的栝蒌就是现代用的瓜蒌，张仲景用它来治疗胸痹、胸背痛。《金匮要略》的土瓜根又名王瓜根，即现代用的瓜蒌根。药理研究证实，瓜蒌具有扩张冠状动脉、抗心肌缺血的作用。

桂枝：现代药理研究证实，桂枝具有扩张周围微小血管、促进血流的作用，还有抗痉挛、痉厥的作用，因而栝蒌桂枝汤和葛根汤能够缓解项背肌肉僵硬、痉挛。

3.关于攻下的方法

痉病，张仲景使用大承气汤攻下的方法治疗。攻下法适用于什么证？其一，《金匮要略》没有说是太阳病，不是表证。其二，《金匮要略》记载临床表现有胸腹满闷，口噤磨牙齿，不能平卧，脚挛急，可能为急腹症并发了中毒性中枢症状，痉挛抽搐，因而用大承气汤泻下。泻下后排出了毒素，病情有可能会好转。

磨牙齿，有人是习惯性的睡觉磨牙，有人是蛔虫病磨牙，也有半昏迷者磨牙。

湿 病

一、概述

《金匮要略》提出湿病和湿家病的概念。湿家病就是患湿病的人。湿为六淫之一，湿气侵害人体，致病后称为湿邪、湿淫，湿邪所致病称为湿病。

二、病因病机

《金匮要略》提出湿家病，身色如熏黄，小便不利，舌上如苔，以丹田有热，胸上有寒,为下热上寒,因有湿气阻滞,上下之气不相通,从而发生口燥而不能饮、心烦躁的症状。丹田在脐下气海、关元部位,属于下焦;胸上有膻中,为上气海、上丹田部位,属于上焦。

> 小便不利,舌上如胎者,以丹田有热,胸上有寒,渴欲得饮而不能饮,则口燥烦也。(《金匮要略》)

三、临床表现

《金匮要略》描述湿病的症状有全身疼痛,发热,身如熏黄,面黄而喘,头痛鼻塞,只有头汗出,心烦,胸满,小便不利,背强,喜盖被向火取暖,口燥渴而不欲饮水,以及烦躁等。《金匮要略》称为湿病、湿家病。后世中医称为湿滞、湿阻、湿证、湿热证或寒湿证。

> 湿家之为病,一身尽疼,发热,身色如熏黄也。湿家,其人但头汗出,背强,欲得被覆向火。若下之早则哕,或胸满,小便不利,舌上如胎者,以丹田有热,胸上有寒,渴欲得饮而不能饮,则口燥烦也。

> 湿家病,身疼,发热,面黄而喘,头痛鼻塞而烦,其脉大,自能饮食,腹中和无病,病在头中寒湿,故鼻塞,内药鼻中则愈。(《金匮要略》)

四、类证鉴别

1.湿痹

湿痹又名着痹,是《素问·痹论》上的病名,"湿气胜者为着痹也"。湿痹为关节酸痛、重着为主的一类病,属于痹病的范畴。

《金匮要略》与《内经》的理论是一脉相承的,提出湿痹为太阳病外感风寒,关节疼痛而烦,脉沉细。

> 太阳病,关节疼痛而烦,脉沉而细者,此名湿痹。湿痹之候,小便不利,大便反快,但当利其小便。(《金匮要略》)

2.面黄、身黄

《金匮要略》提出湿家病有面黄,身色如熏黄,这是湿家病之黄,而不是黄疸。

五、治疗方法

（一）治疗方药

1.麻黄加术汤,发汗治湿

湿病采用麻黄加术汤发汗化湿,治疗发热、身疼、面黄而喘、头痛、鼻塞而烦等症状。这病可能是感染性疾病,书中提出的麻黄加术汤虽能发汗化湿,感冒发热轻症有可能会退热,但稍重一些的,退热的可能性很小。后世用白虎加苍术汤,清热燥湿结合使用。

湿家身烦疼,可与麻黄加术汤发其汗为宜,慎不可以火攻之。

麻黄加术汤:麻黄三两,桂枝二两,甘草一两,炙,杏仁七十个,去皮尖,白术四两。

上五味,以水九升,先煮麻黄,减二升,去上沫,内诸药,煮取二升半,去滓,温服八合,覆取微似汗。(《金匮要略》)

2.纳药鼻中

《金匮要略》提出头中寒湿,故而鼻塞。鼻塞一般为风寒引起,寒湿也可引起。"内药鼻中则愈"。"内"同"纳",纳什么药? 文中没有记载。可能是把瓜蒂散放入鼻中,治疗鼻塞,同时还可以退黄。

病在头中寒湿,故鼻塞,内药鼻中则愈。(《金匮要略》)

在《金匮要略》暍病中有一物瓜蒂汤,治疗太阳中暍。《伤寒论》有瓜蒂散治疗寒结胸中,以瓜蒂吐之。《千金翼方》有瓜丁散:"瓜丁,细末,内鼻中,令病人深深吸入,鼻中黄水出,治疗黄疸。"瓜丁即瓜蒂。

（二）护理方法

《金匮要略》提出寒湿者,背强,要向火取暖。现代人肩背酸疼、强直,双臂伸展不利,晚上被子盖得暖和一些、向火取暖会舒服一些,尤其是北方的冬天。即使南方的梅雨季节,肩背酸疼,也必须保暖去湿才会舒服。

湿家,其人但头汗出,背强,欲得被覆向火。(《金匮要略》)

（三）禁忌

《金匮要略》提出寒湿者有两种治疗方法不能使用。一是泻下法,泻下并出汗,微喘,小便利者死;下利不止者亦死。这是泻药引起了滑肠水泻,病人脱水衰竭而死亡。现今腹泻和出汗,几乎不可能会引起死亡。二是不能火攻,这种方法早已经淘汰,火攻不是灸法。

湿家下之,额上汗出,微喘,小便利(一云不利)者,死;若下利不止者,亦死……慎不可以火攻之。(《金匮要略》)

六、转归和预后

《金匮要略》提出湿病使用泻下法治疗,可能会导致病人死亡。这是古代的误治,现代已不可能会发生。

七、临床体会

(一)湿的性质

1.天地之湿为自然现象

天地之湿为水分之潮湿,是自然现象、六气之一,称为湿气、外湿。湿与六气相合,成为复合之气。

2.《内经》提出湿为阴邪下受

《内经》提出风为阳邪,湿为阴邪。伤于风者,上先受之;伤于湿者,下先受之,这是指外邪之湿,人体往往受到湿邪侵害而致病。

《素问·太阴阳明论》:"故伤于风者,上先受之;伤于湿者,下先受之。""故阳受风气,阴受湿气。"

3.湿性阴寒

江南初春二三月份,春寒多雨,又冷又湿,天气湿冷,天地之气阴寒潮湿,因而湿性阴寒,人体很容易得寒湿之病。因而湿滞、湿阻和湿病主要是寒湿之邪。

4.转化为湿热

初夏梅雨季节空气湿度最大,又湿又热,寒湿转化为湿热。暑天更是又湿又热,称为暑热暑湿。天地湿热之气令人难受,最容易得湿热之病。感染发炎的病灶部位容易充血、水肿、渗出。

5.形成风湿病

湿气与风气相合,成为风湿之气。风、寒、湿三气相合,人体受之,形成风湿痹证的风湿病,《金匮要略》将它列为独立的疾病。

6.脾虚、肾虚,内湿成病

内湿是体内自己产生的湿气,体内有水液、津液、血液,这些液体是维持人体生命活动所必需的物质。脾主湿土,肾主水,脾虚、肾虚,水液过多则失于运化,水湿排泄不畅而积聚,就会成为内湿,湿郁则成病。

(二)《内经》提出六气化邪,受邪而致病

《内经》论述六气之间有胜有复会致病,六气发生变化,成为有毒有害的六种致病邪气,称为六邪。《内经》还提出五气受邪——风木受邪、金燥受邪、火热受邪、寒水受邪、土湿受邪,风、寒、湿、燥、热五气受到邪气的毒害,因而五脏病生。其意思是,六气之中还另有致病的邪气存在,从而使六气的性质发生了变化,而并非六气自身直接致病。古人的这种假设,现代研究已证实,六气之中确实另有邪气,这邪气便是致病的微生物,包括细菌和病毒等有毒有害物质,是六气之中所含有的致病因素。

《素问·至真要大论》:"帝曰:六气之胜,何以候之? 岐伯曰:乘其至也。清气大来,燥之胜也,风木受邪,肝病生焉。热气大来,火之胜也,金燥受邪,肺病生焉。寒气大来,水之胜也,火热受邪,心病生焉。湿气大来,土之胜也,寒水受邪,肾病生焉。风气大来,木之胜也,土湿受邪,脾病生焉。所谓感邪而生病也。"

(三)《金匮要略》提出湿病

1.湿病之黄

《内经》六气之湿属于脾土,黄色。中国人正常的皮肤颜色是米黄色,白中带黄,并有光泽。《金匮要略》提出湿病、湿家病的病名。张仲景从临床出发,不提风与湿上受下受、先受后受。湿病的症状有身黄,身色如熏黄,小便不利,这是内湿引起的全身性的表现,较正常人的米黄色肤色要深一些,并且失去了光泽。

笔者认为面黄、身黄可能是病人发热时营养不良和贫血的表现,俗称饿得面黄肌瘦,并同时有湿滞内阻。病程短、饮食好、没有湿滞的病人,一般不会面黄肌瘦。

2.黄疸与湿滞有关

湿家病的面黄、身黄,是否为黄疸? 湿病身黄和黄疸病都与湿滞有关,但两者有很大的区别。

《内经》早已提出黄疸有目黄。《内经》《伤寒论》《金匮要略》将黄疸简称为疸、五疸、疸病;《金匮要略》本篇文中只说面黄、身黄,并且如熏黄,没有说眼黄、目黄,也没有说身似橘子的黄色。《金匮要略》黄疸病另有专篇论述,因而本篇文中之黄应该不是黄疸。黄疸多为湿热瘀滞。湿病之黄,由于不是黄疸,因而治疗不用清退黄疸。

3.关于舌苔

> 舌上如胎者,以丹田有热,胸上有寒。(《金匮要略》)

《内经》全书没有论及舌苔。《金匮要略》在第一篇中第一次提出"舌胎"。后世改称为"舌苔"。张仲景重视脉象,《伤寒论》和《金匮要略》每篇标题都提出病脉证并治,都有脉象分析,但记载舌苔的篇目较少。《伤寒论》全书没有关于舌苔的记载。系统性地论述舌苔和舌质见于明末清初的温病著作。

4.关于腻苔

诊治湿病,舌苔是非常重要的依据。湿病的舌苔为腻、薄腻、厚腻或滑腻。寒湿为白腻,湿热为黄腻。但是服用皮质激素的病人,舌苔都是薄腻、白腻状,也有薄黄腻、淡黄腻的,但舌质都是红的。这是激素所致的假象,不能作为辨证湿滞的依据。这类病人的体质都是阴虚内热,养阴药生地、麦冬可以用,而且可以大剂量用,不会引起湿重的表现。大便稀薄一些,这类病人反而会感到舒畅。

(四)温病的论述

湿性重浊黏腻,这是叶天士及其温病学派提出来的观点。这一观点较《内经》和《金匮要略》对于湿的性质的认识更为明确,对于后世临床治疗有指导意义。

《临证指南医案·湿》徐案:"盖湿邪重着,汗之不却。"华岫云评述:"湿为重浊有质之邪。"

《温病条辨·卷一湿温》四三诠释:"湿为阴邪,自长夏而来,其来有渐,且其性黏腻,非若寒邪之一汗而解,温热之一凉则退,故难速已。"

(五)湿邪引起的疾病——湿病综合征

1.关于湿阻

湿病湿证的临床表现有困倦乏力,身重肿胀,胸脘满闷,腰背酸软,口淡乏味,口渴不欲饮水,舌苔白、白腻或厚腻,江南地区的梅雨季节,湿病湿证常有这些症状。夏天的疰夏、暑湿和暑热为夏季的常见病,尤其是体质较差的人,有的人查不出有什么疾病,有的人可以查出疾病,中医笼统称为湿滞湿阻证。

2.关于湿的疾病

发生湿滞症状的疾病较多,以感染性疾病和消化系统疾病为多。感染性疾病可有上呼吸道和肺支气管感染、上下消化道感染、肝胆胰腺感染、尿道感染等,都有湿的表现,而且大多为湿热,这是炎症过程中炎性分泌物过多所致。急性慢性消化系统疾病也常有舌苔腻、白腻或黄腻的表现,黄腻为湿热,白腻为寒湿。

笔者提出将湿阻、湿滞、湿证及湿病总称为湿病综合征。

3.关于湿病的舌苔变化

急性感染患者多为黄腻苔,表明湿热内蕴。慢性感染患者多表现为白腻苔,或上面覆有淡黄苔,为湿滞、寒湿或湿热寒湿错杂。急性、慢性胃肠肝胆胰腺疾病大多有舌苔变化,薄白腻、白腻、薄黄腻和黄腻都有。慢性消化功能减退患者,舌苔白腻为多,便稀者白苔为多,便秘者黄苔为多,这些临床表现都是非特异性的,笔者称其为湿病综合征。

(六)湿病的治疗方法

1.湿病的各种治法

中医中药治湿病有许多方法,清热化湿,如黄连、黄柏;苦寒燥湿,如龙胆草、苦参;温化寒湿,如桂枝、附子;健脾化湿,如白术、茯苓;健脾燥湿,如苍术、茅术;利水化湿,如猪苓、泽泻;祛痰化湿,如半夏、南星;蠲饮化湿,如白芥子、葶苈子;祛风除湿,如羌活、独活;退黄化湿,如茵陈、金钱草;理气化湿,如木香、砂仁;破气化湿,如厚朴、枳实;和胃化湿,如陈皮、紫苏;芳香化湿,如藿香、白豆蔻;清暑化湿,如香薷、荷叶,等等。

2.湿阻的治疗

江南地区湿阻和疰夏很常见,但西医没有这种疾病,也没有治疗方法。对于湿阻,中医使用健脾燥湿的平胃散加减,应用苍术、厚朴等中药治疗胸脘满闷、口淡乏味、舌苔白腻的效果是非常好的。对于疰夏,使用清暑化湿药治疗困倦乏力、口淡乏味、食欲不振的症状,藿香正气散加减的效果也是非常好的。两方可以同用。同类的方剂还有一些,各地区都有一些很好的方药,这是中医中药的强项。

3.伤阴伤津不可使用燥湿中药

对于舌质红、光剥、没有舌苔的病人,这是阴虚伤阴伤津的表现,宜使用养阴生津的治法,养阴药以生地、麦冬最佳,生津药以石斛、芦根最佳,许多养阴生津的中药都兼有清热功效。阴虚兼有湿滞的病人,养阴可与化湿同用,但伤阴伤津病人不可使用燥湿中药,否则口咽干渴,难以忍受。《伤寒论》和《金匮要略》都没有舌质方面的记载,这是后世温病学派的发展。

风湿病

一、概述

《金匮要略》提出,全身性关节疼痛伴有发热、下午加重的一类疾病,称为风湿病。这是张仲景传承了《内经》的学术思想,将风湿病作为一种独立的疾病来论述。

病者一身尽疼,发热,日晡所剧者,名风湿。(《金匮要略》)

二、病因病机

《金匮要略》提出风湿病的病因病机,与汗出当风,受到寒冷以及外感后八九日风湿相搏有关,因而出现全身关节疼痛。这与《内经》提出的风、寒、湿三气合而为痹的观点是一致的。

此病伤于汗出当风,或久伤取冷所致也。

伤寒八九日,风湿相搏,身体疼烦。(《金匮要略》)

三、临床表现

1.一身尽疼,身体骨节疼烦

《金匮要略》提出,风湿病有全身性疼痛的表现,疼痛时不能自己转侧,并可能有心绪不宁、不耐烦等情绪问题,这在变应性关节炎、风湿热、类风湿关节炎以及早期狼疮性关节炎等相关疾病中是常见的症状。外感风寒或感冒感染是常见的诱发因素。但心情烦恼并非风湿病的必然症状,患病时病人普遍心情不佳。

> 伤寒八九日,风湿相搏,身体疼烦,不能自转侧,不呕不渴,脉浮虚而涩者。(《金匮要略》)

2.关节疼痛,不能屈伸

《金匮要略》提出,风湿相搏,关节疼痛,而且掣痛不得屈伸,不能接触,触之则痛剧。并有疼得使人烦恼、汗出短气、小便不利、恶风不欲去衣或身微肿等全身性的症状表现。这些是类风湿关节炎、骨关节炎、脊柱关节炎以及银屑病关节炎的临床表现。

> 风湿相搏,骨节疼烦,掣痛不得屈伸,近之则痛剧,汗出短气,小便不利,恶风不欲去衣,或身微肿者。(《金匮要略》)

3.肿胀

关节肿胀是关节炎的常见症状,大多数病人同时伴有疼痛,也有少数病人关节肿胀而不痛。其中全身性肿胀病人比较少见,蠲饮利水可以消肿。

4.发热,日晡所剧

风湿病几乎都有发热表现,其中许多风湿病一般下午至傍晚热度最高,后半夜至上午热退。张仲景"日晡所剧"观察得很仔细。现代风湿热已经非常少见了。许多免疫性关节炎有发热表现,尤其是系统性红斑狼疮和成人斯蒂尔病较为多见。

四、类证鉴别

《金匮要略》在痉湿暍病篇和水气病篇各有一段内容大致相同的条文,仅为风湿与风水一字之差,因风湿病与水湿病都有肿胀身重的症状,使用同一个方剂防己黄芪汤,都能够治疗两病,但该方的药物只治疗肿胀身重,并不治疗疼痛。

湿和水的成分都是水,湿是弥漫性、分散性的,而水是聚积在一起的。风湿病有疼痛肿胀的症状,既有水湿弥漫,也有水湿积聚,并有关节疼痛。《金匮要略》的水气病、水湿病,后世名水肿病。但水湿病、水肿病没有关节疼痛的症状,这是风湿病和水湿病的鉴别要点。

风湿,脉浮,身重,汗出恶风者,黄芪防己汤主之。

风水,脉浮,身重,汗出恶风者,黄芪防己汤主之。(《金匮要略》)

五、治疗方法

(一)治疗法则

《金匮要略》治疗风湿病的法则主要是温通以发汗,并提出发汗仅仅只能去风,而不能去湿,必须温通以微微出汗,才能既去风又去湿。中医有发汗药,但要掌握微微出汗这个分寸,临床上是很难做到的。实际上发汗后,风湿之邪随汗外出,立即会感到一身轻松,疼痛减轻。

风湿相搏,一身尽疼痛,法当汗出而解。

但微微似欲出汗者,风湿俱去也。(《金匮要略》)

(二)方药

《金匮要略》治疗风湿病共有五方。

1.麻黄杏仁薏苡甘草汤

《金匮要略》提出风湿病全身疼痛,发热,可服麻黄杏仁薏苡甘草汤。该方是治疗上呼吸道感染后的风湿性关节炎(现为变应性关节炎)的有效方药。

病者,一身尽疼,发热,日晡所剧者,名风湿。此病伤于汗出当风,或久伤取冷所致也。可与麻黄杏仁薏苡甘草汤。

麻黄杏仁薏苡甘草汤:麻黄去节,半两,汤泡,甘草一两,炙,薏苡仁半两,杏仁十个,去皮尖,炒。

上挫麻豆大,每服四钱,水一盏半,煮八分,去滓,温服,有微汗,避风。(《金匮要略》)

2.防己黄芪汤

《金匮要略》提出风湿病,身重汗出恶风者,使用防己黄芪汤治疗。但并未提出治疗疼痛。身重是由于体内有水湿。

风湿,脉浮身重,汗出恶风者,防己黄芪汤主之。

防己黄芪汤:防己一两,甘草半两,炒白术七钱半,黄芪一两一分,去芦。

上挫麻豆大,每炒五钱七,生姜四片,大枣一枚。水盏半,煎八分,去滓,温服,良久再服。喘者,加麻黄半两;胃中不和者,加芍药三分;气上冲者,加桂枝三分;下有陈寒者,加细辛三分。服后当如虫行皮中,从腰下如冰,后坐被上,又以一被绕腰以下,温令微汗,痊。(《金匮要略》)

3.桂枝附子汤

《金匮要略》治疗外感后的身体疼烦,不能自己转侧的急性风湿病,临床宜使用桂枝附子汤。

伤寒八九日,风湿相搏,身体疼烦,不能自转侧,不呕不渴,脉浮虚而涩者,桂枝附子汤主之。若大便坚,小便自利者,去桂加白术汤主之。

桂枝附子汤:桂枝四两,去皮,生姜三两,切,附子三枚,炮,去皮,破八片,甘草二两,炙,大枣十二枚,擘。

上五味,以水六升,煮取二升,去滓,分温三服。(《金匮要略》)

4.白术附子汤

《金匮要略》提出如果大便坚硬,小便自利者,使用白术附子汤治疗,即上述的去桂加白术汤。

白术附子汤:白术二两,附子一枚半,炮,去皮,甘草一两,炙,生姜一两半,切,大枣六枚。

上五味,以水三升,煮取一升,去滓,分温三服。一服觉身痹,半日许再服,三服都尽,其人如冒状,勿怪,即是术附并走皮中逐水气,未得除故耳。(《金匮要略》)

5.甘草附子汤

《金匮要略》提出风湿病骨节疼烦,掣痛不得屈伸,不能近触,身体微肿者,使用甘草附子汤治疗。

风湿相搏,骨节疼烦,掣痛不得屈伸,近之则痛剧,汗出短气,小便不利,恶风不欲去衣,或身微肿者,甘草附子汤主之。

甘草附子汤:甘草二两,附子一枚,炮,去皮,白术二两,桂枝四两,去皮。

上四味,以水六升,煮取三升,去滓,温服一升,日三服。初服得微汗则解。能食,汗出复烦者,服五合,恐一升多者,服六七合为妙。(《金匮要略》)

六、转归和预后

《金匮要略》提出风湿病发汗后,仍然不愈,这是由于出了大汗,仅仅是去除了风气,湿气仍在,只需要微微出汗,风湿俱去除。

值天阴雨不止,医云,此可发汗。汗之病不愈者,何也?盖发其汗若治风湿者,发其汗,汗大出者,但风气去,湿气在,是故不愈,何?但微微似欲出汗者,风湿俱去也。(《金匮要略》)

七、临床体会

(一)《内经》提出痹与风湿病的概念

1.提出痹的概念

《内经》有痹论,专题论述关节疼痛一类疾病,并有行痹、着痹、痛痹、热痹和血痹,皮肌脉筋骨之五体痹,心肝脾肺肾之五脏痹,以及部分腑痹,如肠痹、膀胱痹和三焦痹等。

由于后世医家大多仍以《内经》之痹为主,称为痹、痹病、痹证、痹痛或风湿痹痛等,只有少量著作称为风湿病,古代没有统一过。笔者就读时,内科教科书中有痹证一节,尚未称为风湿病。

2.《内经》提出风湿病的概念

风湿作为病名,称为风湿病,这是《内经》最先提出来的。《素问·通评虚实论》:"跖跛寒风湿之病也。"笔者认为其意思是足跖跛行而寒冷,这是风湿病。因为《内经》提出的是风、寒、湿三气合而为痹,而不是寒、风、湿三气。而且单独的足跖跛行,并非都是风湿病。因此,笔者认为是《内经》最先提出风湿病的名称,并且将病因作为风湿病的病名。由于痹痛的影响大,风湿病的名称被后世医家忽略了。

(二)《内经》提出风湿病的病因

1.风、寒、湿是关节痛的病因

《内经》提出风、寒、湿三气杂至是关节痛的病因。

《素问·痹论》:"风寒湿三气杂至,合而为痹。其风气胜者为行痹,寒气胜者为痛痹,湿气胜者为着痹。"

《素问·痹论》:"所谓痹者,各以其时重感于风寒湿之气也。"

2.风、湿是关节痛的病因

《内经》提出风、湿二气相搏为关节病的病因,有筋络拘强,关节不利,身重筋痿的表现。说明并非风、寒、湿三气杂至才会致痹。一气、二气、三气侵袭都可以致痹,但以风、湿二气相搏为多。

《素问·六元正纪大论》:"风湿相搏,雨乃后,民病血溢,筋络拘强,关节不利,身重筋痿。"

3.关于内伤风湿发热

《内经》和《金匮要略》所论述的痹病发热和风湿病发热都是六淫外感发热。那么有没有内伤风湿发热呢?

风湿病、免疫病是慢性病,病程一长,病情就会发生变化,变得比较复杂,变得以内伤为主。因此,风湿病发热既有外感,又有内伤。慢性风湿病免疫病本质上应属于内伤实证发热。

后世还提出了燥痹和暑痹。但燥和暑并非致痹的病因,燥痹和暑痹都是证名。暑痹是暑天之痹。

4.热痹与痹热的区分

热痹为痹证的一种,是《内经》提出来的。《素问·四时刺逆从论》:"厥阴有余病阴痹,不足病生热痹。"

痹热——痹病发热也是《内经》提出来的。《素问·痹论》:"其热者,阳气多,阴气少,病气胜,阳遭阴,故为痹热。"其意思为痹病有发热症状。多种痹证都有发热的症状,如周痹、热痹、行痹及历节等。

刘完素《宣明论方》和《杂病证治准绳》都有热痹发热和痹病发热的描述。清初叶天士《临证指南医案》:"外寒里热,痛极发厥,此为周痹。""风湿发热,萃于经脉,肿痛游走,病名行痹,世俗呼为历节风是也。"这是明确记载痹证、痹病和历节有发热的症状。有些中医书上将《素问·痹论》中的痹热二字倒了过来,认为这就是热痹。显然这是个别中医概念上的混淆,阅读《内经》一知半解。这个观点笔者在1996年出版的《红斑狼疮中医临床研究》一书中已经提出来了,可是几十年过去了,有的书上和论文还是认为痹热就是热痹。

5.《内经》提出痹者邪在肾,入于阴

《内经》提出痹病之本为邪气在肾,干肾而入阴伤阴,损伤肾阴。现代总是有一些老中医认为痹证与脾虚有关,治疗总以健脾为主,说明他们没有认真读过中医经典著作。

《素问·宣明五气篇》:"邪入于阴则痹。"《灵枢·五邪》:"邪在肾则病骨痛阴痹。"《素问·至真要大论》:"阴痹者按之不得……病本干肾。"

(三)《金匮要略》明确提出风湿病的疾病名称

1.《金匮要略》将关节疼痛一类疾病称为风湿病

张仲景传承了《内经》的观点,将关节疼痛一类疾病称为风湿病。由于中医教科书上长期以来将关节疼痛一类疾病称为痹证,许多中医一直认为风湿病的病名是西医提出来的。实际上这是近代西医在翻译英文 RheumaticDiseases 时,将关节炎一类疾病,借用了《内经》和《金匮要略》风湿病的概念,风湿病就成了西医的病名。

2.现代中医风湿病学会恢复了风湿病的病名

30多年前中华中医药风湿病学会采纳了全国中医风湿病专家的意见,恢复了风湿病的病名,并将《痹病论治学》重新编写,改变了书名,称为《实用中医风湿病学》,有一百多万字,但中医教科书上仍然称为痹证。

（四）现代风湿病分为两大类

1.风湿病分为两大类

现代风湿病大致上可分为两大类：一类是免疫性风湿病，疑难而复杂，多由内科风湿病专家诊治；另一类是退行性风湿病，多由针推伤科专家诊治。

现代免疫病和结缔组织病已经成为常见病，其病理基础为弥漫性栓塞性血管炎、结缔组织炎和关节炎。急性发作时关节肿痛和发热是常见的表现。如系统性红斑狼疮、系统性硬皮病、皮肌炎、成人斯蒂尔病、多发性脂膜炎、儿童风湿病等。即使是类风湿关节炎、干燥综合征、白塞病等，也有少数病人发热。至于退行性关节炎，如骨质增生症、骨质疏松症，有关节痛，但没有发热症状。

痛风和痛风性关节炎，属于代谢性风湿病，此外，产后关节炎，西医书上没有这个病名，这两种风湿病由于病种少，难以分作哪一类。

2.笔者在风湿病领域的成就

免疫病和免疫性风湿病大多是近代新发现的疾病。只有少数几个疾病中医古书中有类似的记载。其中许多是罕见病，中医古书中没有记载。笔者从临床出发，将这一类疾病编入《现代中医免疫病学》，并被翻译为英文，2012年在伦敦出版。书中介绍了40个常见免疫病。笔者最近编写的《风湿病免疫病中医学术思想与临床》一书，提出100个疾病的中医观点和治疗方药，在十多年中先后被邀请去了美国、英国、德国等国家讲学，讲解中医对这类疾病的认识和中药治疗，得到国内和国际上风湿界同道的认可。

3.风湿病与水湿病的区别

《金匮要略》在本篇中指出，风湿病与水湿病都有肿胀、身重的表现，并且使用同一个方剂——防己黄芪汤治疗，但二病是有区别的。

风湿病主要是全身性关节疼痛，并且疼痛是持久性的，手指肿胀与关节肿胀没有凹陷。水气病则主要是全身性水肿，以下肢为主，水肿是持久性的，并有凹陷，也会发生关节疼痛，但只是短暂的。治疗方药都用黄芪防己汤，防己可治疗风湿和水湿，而黄芪主要治疗水肿病。至于用黄芪治疗风湿病，后世有争论，本书将进行专题探讨。

（五）《金匮要略》治疗风湿病

1.《金匮要略》之五方四类药

《金匮要略》提出温通和发汗是风湿病的治疗法则。五方的用药可分为四类。一是祛风发汗：麻黄、桂枝；二是温通祛湿：附子、生姜；三是利水利肺：防己、杏仁；四是化湿健脾与调和药：白术、黄芪、薏苡仁、甘草、大枣。所用的中药不多，治疗关节肿痛和发热可能有效。

2.五方四药为后世治疗风湿病奠定了基础

《金匮要略》的治法和五个方药至今仍是治疗风湿病关节肿痛的常用方药，并为后世温通发汗祛风湿治疗关节肿痛奠定了基础，羌活胜湿汤、九味羌活汤是笔者常用方，羌活是笔者治疗关节炎的重要中药。

3.关于附子

附子与乌头、天雄是同一株中草药的不同部位，药性和所含的成分是相同的。《神农本草经》上有天雄，张仲景未用，后世也极少使用。所不同的是，现在附子主要用于心脏病，乌头主要用于关节炎，这符合张仲景的本意。张仲景用乌头汤治疗历节病，用附子汤治疗少阴病手足寒，脉沉。附子也用于治疗关节痛，但乌头不用于治疗心脏病。

4.关于白附子

白附子，又名关白附，属毛茛科。药性温，有祛风功效。笔者临床上用它治疗各种风湿病关节肿痛，每次剂量9g～30g，镇痛消肿的效果非常显著，而且没有发现有毒性，除上火外，基本上没有不良反应。

《本草纲目》记载关白附小毒，明朝、清朝的许多本草著作都说无毒。毒理试验LD50的数据证实毒性很小，安全性高。现代将此归入剧毒药一类，笔者认为不妥。

5.关于剂量和炮制

《金匮要略》的每一个方剂都有剂量、炮制、煎煮方法和服用方法。从中可发现相同的中药，其剂量有大有小，配伍的药也不同。如治疗风湿相搏，身体疼烦的三方的主药都是附子。附子的剂量，桂枝附子汤为三枚，白术附子汤为一枚半，甘草附子汤为一枚。附子是三方散寒止痛的主要中药，也是唯一一味具有抗炎镇痛作用的中药,在三方中的剂量不同,可能是疼痛的程度不同,但《金匮要略》中没有明说,自己可以去体会。至于配伍的药不同,则是因为临床表现不同。散寒使用桂枝更佳。

暍 病

一、概述

《金匮要略》提出暍(yè)病,暍为伤暑之意。暍病为伤于暑之病,与中暑并不完全一致。

二、病因病机

《金匮要略》提出中热和中冷之暍病,中热之暍病是由于中了暑气之热,部位在全身的太阳经,病不太重。此太阳为手足太阳经脉,并非空中的太阳晒而中暑。中冷之暍病为夏月伤于冷水,水行皮中所致。

三、临床表现

《金匮要略》提出的暍病分为两类:中热的暍病与中冷的暍病。

1.中热的暍病

暍病中热的意思为伤于暑热,《金匮要略》提出有发热恶寒,身重而疼痛,口渴,汗出,手足逆冷,脉弦细芤迟。小便结束时汗毛耸起,小有劳动,身即热,口开前板齿干燥等症状。

> 太阳中暍,发热恶寒,身重而疼痛,其脉弦细芤迟。小便已,洒洒然
>
> 毛耸,手足逆冷;小有劳,身即热,口开前板齿燥。(《金匮要略》)

2.中冷的暍病

暍病中冷,《金匮要略》提出是由于夏天受了寒气,如伤于冷水,有身热疼重而脉微弱的表现,这似为夏天着凉所致的重感冒和感染。

> 太阳中暍,身热疼重而脉微弱。(《金匮要略》)

四、类证鉴别

《金匮要略》提出暍病的中热证和中冷证是不同的证型。暍病的中冷证应与

伤于寒气的伤寒相鉴别。中冷证是盛夏伤于暑气，又受到冷气而发热，脉象微弱，为虚证。《伤寒论》伤寒的脉象为"阴阳俱紧"与"脉数"，为实证。二者脉象之虚实完全不同。中暍发热与伤寒发热应相鉴别。现代理解一为物理性疾病，一为感染性疾病。

五、治疗方法

1. 白虎加人参汤

《金匮要略》提出暍病中热，汗出恶寒，身热而渴，使用白虎加人参汤治疗。

> 太阳中热者，暍是也。汗出恶寒，身热而渴，白虎加人参汤主之。
>
> 白虎加人参汤：知母六两，石膏一斤，碎甘草二两，粳米六合，人参三两。
>
> 上五味，以水一斗，煮米熟汤成，去滓，温服一升，日三服。（《金匮要略》）

2. 一物瓜蒂汤

《金匮要略》提出暍病身热疼重，而脉微弱，使用单方一物瓜蒂汤治疗。

> 太阳中暍……此以夏月伤冷水，水行皮中所致也，一物瓜蒂汤主之。
>
> 一物瓜蒂汤方：瓜蒂二十个。
>
> 上挫，以水一升，煮取五合，去滓，顿服。（《金匮要略》）

六、转归和预后

《金匮要略》提出暍病如果发汗，则恶寒加重，加温针则发热加重，用下法则小便淋沥。

> 若发其汗，则其恶寒甚，加温针则发热甚，数下之则淋甚。（《金匮要略》）

七．临床体会

（一）《内经》的暑理论

1. 暑是自然现象

《内经》所谓的暑为六气之一，六气为天之阴阳变化。一年四季中最热而且湿气最重的季节，称为"炎暑"或"溽暑"。王孟英在《温热经纬·外感温热篇》中提出："暑乃天之热气。"说明古人早已认识到暑气是自然现象。

《素问·天元纪大论》："寒暑燥湿风火，天之阴阳也。"

2.暑为六淫之一

《内经》又提出百病皆生于风寒暑湿燥火,六气发生变化,变成了有害有毒的六淫,而成为致病因素。

《素问·至真要大论》:"夫百病之生也,皆生于风寒暑湿燥火,以之化之变也。"

3.《内经》没有暑的病机

《内经》病机十九条六淫致病中,没有燥气和暑气的病机。在《内经》中,暑分暑热和暑湿两类,困倦乏力,食欲不振,这是生理性反应,可避暑以预防,并非疾病所引起,可用中药调理。即使不调理,秋凉后能够自行康复。因此,《内经》有关因暑而致病的内容非常少,十九条中没有暑的病机是有道理的。

4.《内经》有病暑伤暑,没有中暑的病名

《内经》有"病暑""伤暑"的概念,没有暍病,也没有中暑。暍病是张仲景提出来的。暍病是伤于暑的疾病,其概念较中暑略有不同。

(二)《金匮要略》论述的暍病

1.中热之暍病

这是由于中了暑气之热,部位在全身的太阳经,病不太重,应为轻证中暑,相当于中暑的热痉挛型。治疗方法是使用白虎加人参汤,清热益气。至今中暑高热,立即使用白虎汤,生石膏60g～90g,知母12g,薏米仁30g,甘草6g,水煎服,效果显著。老人可加入生晒参3g～9g。

笔者过去曾会诊过中暑高热40℃的病人,使用上方一帖药,体温即下降,两帖药用完,体温正常,再服用调理药。

2.关于白虎加人参汤的归经

手足太阳经上至头面,下至腹背手足,分布全身。中药有归经理论,白虎汤以清阳明经之热、清肺胃之热为主。人参大补元气,归五脏之经脉,不归入阳明经。因而张仲景称为白虎加人参汤,而不称为人参白虎汤,同样,《金匮要略》尚有白虎加桂枝汤,而不称为桂枝白虎汤。因桂枝归入太阳经。

对于急性全身性发热,张仲景都使用白虎汤,只是配伍之药不同。说明使用白虎汤生石膏和知母等退热,需要另用归经药以配伍。

3.中冷之暍病

张仲景提出夏月盛热之时,伤于冷水,发生身热疼重,这也是暍病,为中冷之暍病。气虚体弱之人盛热冲冷,外界的冷气将暑热关闭在体内,因而发热。现在空调的冷气直接吹向身上,一下子停止了出汗,当时是舒适了一些。但暑天必须有汗,无汗而体虚之人则容易中暑,随之就会发热,这种情况就称为中暍。相当于现代中暑的热痉挛型轻证,也可能发生了感染,白虎加桂枝汤能退热。《金匮要略》提出使用一物瓜蒂汤。瓜蒂为致吐药和保肝药,后世朱丹溪做出了解释。呕吐的治法现在已不用。

4.朱丹溪提出中暑病名

中暑的病名是朱丹溪提出来的,并分为冒暑、伤暑和中暑三证。冒暑较轻,相当于暑天感冒、腹泻;伤暑相当于《金匮要略》的中暍;中暑最重,"急治则可,迟则不救"。相当于现代的中暑。

由于暍字为冷僻字,自明朝以后就只有暑病、伤暑和中暑,没有中暍及暍病。

《丹溪心法·中暑》:"暑乃夏月炎暑也,盛热之气者,火也,有冒、有伤、有中,三者有轻重之分,虚实之辨。"

西医有中暑的病名,中暑为一物理性疾病,并有死亡率。

(三)历代的观点

1.朱丹溪的观点

朱丹溪提出中暍是阳证,中暑是阴证,将中暍与中暑以阴阳二气分类。《丹溪心法·中暑》:"中暍是阳证,中暑是阴证。"这与张仲景中热中冷的分类不同。中暍之中冷中热可分为阴阳,而中暑也可分为阴阳。

朱丹溪提出"暑气挟痰,挟火实者,可用吐法",解释了《金匮要略》使用一物瓜蒂汤的吐法。

2.张景岳的观点

张景岳提出暑分为阴暑和阳暑两类。阴暑为暑天因受寒而引起,即伤寒。阳暑为因受热而引起,即仲景之中暍。笔者认为阴暑为中冷之暍病,类似于暑天伤寒,但并不是伤寒。伤寒是秋冬季节受寒而引起的外感发热,相当于现今的上呼吸道支气管感染。中冷喝病与伤寒还是有所区别的。

《景岳全书》："阴暑者，因暑而受寒者也……即伤寒也""阳暑者，乃因暑而受热者也。仲景即谓之中喝。"

3.关于痋夏

"注夏"一证最先由朱丹溪提出，附在中暑篇中，是阴虚与元气不足之人所患的病。《丹溪心法·中暑》："注夏是阴虚，元气不足。"后世将"注夏"改称为"痋夏"。

江南地区梅雨湿热和夏天炎热常困扰人们，称为暑热和暑湿。部分体质虚弱的人，常会感到困倦乏力，精神不足，并常有低热，脉细数，舌质红，苔薄白腻的表现，检查并无什么新的疾病，中医称为"痋夏"。部分有慢性病的人更容易发生痋夏。

4.中医调理

即使没有患痋夏的人，夏天由于睡眠不足、食欲不振、消耗能量大，常会感到困倦乏力。人们为了健康，为了工作，想服药调理，这不是西医所长，而是中医所长。清暑化湿，从体内将暑热和暑湿清化。金银花、菊花、桑叶、黄芩、秦皮、藿香、紫苏、苍术、白术、茯苓、香薷、白豆蔻、木香、陈皮、半夏等，有阴药，有阳药，温凉并用。有的泡茶喝，有的煎汤喝，可以每天服用，能够开胃，增加食欲，提振精神。由于夏天进补较难，补不进去，只有少数人能够服用人参和膏滋药，因此药方内要有少量的养阴药与益气药，并与清暑化湿和胃的药同用。

5.现代盛夏还有中暑病人

现代防暑降温工作做得较好，很少见到中暑病人。2013年和2017年盛夏，上海高温达39℃～40℃，持续了30多天。据报道，个别缺少照顾的老人因中暑而死亡。暑天感冒、腹泻，民间称为热伤风，腹泻症状很多见，受冷而发热也很多见。这些病现代早已不再称为暑病、喝病了。

6.关于冬令进补

过去上海患痋夏的人较多，而且以中年女性为多。笔者曾让痋夏的病人每年在冬天服用生晒参或膏滋药，第二年就不发生痋夏了。她们每年冬天都服用，体质便逐渐增强了。笔者这也是传承了江南的老中医留下的宝贵经验。现今经济条件改善后，冬令进补已经从上海逐渐扩大到全国范围。

第三节 百合狐惑阴阳毒病脉证治

论一首 证三条 方十二首

《金匮要略》将百合病、狐惑病与阴阳毒病放在同一篇中,将三者归属于病邪侵犯经络血脉一类病,而且当时认为病邪不侵害五脏六腑。百合病相当于成人斯蒂尔病,狐惑病相当于白塞病(贝尔切特综合征),阴阳毒病相当于红斑狼疮。西医把这三个病都归属于同一类疾病,相当于现代的自身免疫性疾病。

百合病

一、概述

《金匮要略》最先提出百合病。百为百条经脉,百脉为全身的经脉。宗为总意,百脉一宗为百脉聚合为一总一病之意,病变侵害百脉合为一病,故名百合病。"论曰:百合病者,百脉一宗,悉致其病也。"

二、病因病机

《金匮要略》提出百合病是由于汗、吐、下之后引起的。为什么要使用汗、吐、下三法,因为病人可能患了外感发热之病。《千金方》提出百合病是由于伤寒虚劳大病,治疗后没有平复,变成这病。《千金方》说百合病没有经络的症,可作参考。

《千金方》载:"论曰:百合病者,谓无经络,百脉一宗,悉致病也。皆因伤寒虚劳大病,已后不平复,变成斯病。"

三、临床表现

《金匮要略》提出百合病的临床表现有欲食不能食,欲卧不能卧,欲行不能行,常默默无言,有时无寒或恶寒,有时无热或发热,饮食有时和美,有时不闻食臭,口苦,小便赤,诸药不能治疗,得药则很容易吐泻,好像有神灵那样,有时身形平和,脉象微数。

> 意欲食复不能食,常默然,欲卧不能卧,欲行不能行,饮食或有美时,或有不用闻食臭时,如寒无寒,如热无热,口苦,小便赤,诸药不能治,得药则剧吐利,如有神灵者,身形如和,其脉微数。(《金匮要略》)

四、类证鉴别

《金匮要略》原文中提出疾病多变,如有神灵上身,但身形平和,不是神灵所致。古代民间相信鬼神作怪是普遍现象,张仲景不信神灵是中医的传统。《内经》有"道无鬼神"之论。

五、治疗

(一)治疗原则

1.随证治之

《金匮要略》提出百合病随证治之的原则。其证可以未发病而预见,或四五日发病,或二十日或一月发病,表现有较重者,有轻微者。

> 其证或未病而预见,或病四五日而出,或病二十日或一月微见者,各随证治之。(《金匮要略》)

2.阴阳调和

《金匮要略》提出百合病出现阴证者,以阳法救之。出现阳证者,以阴法救之,以达到阴阳之气调和。

> 百合病见于阴者,以阳法救之;见于阳者,以阴法救之。(《金匮要略》)

3.汗下逆治

《金匮要略》提出阳证攻阴,再发其汗,此为逆治。阴证攻阳,再用下法,亦为逆治。见阳攻阴,见阴攻阳,本为顺治。但再以汗、下,伤其阴伤其阳,为逆治。《内经》有逆治的方法,使用得当,效果显著;使用不当,则为误治。

> 见阳攻阴,复发其汗,此为逆;见阴攻阳,乃复下之,此亦为逆。

> 大承气汤方:大黄四两,酒洗,厚朴半斤(八两),炙,枳实五枚(炙),

芒硝三合。

上四味,以水一斗,先煮二物取五升,去滓,内大黄煮取二升,去滓,内芒硝,更上火一两沸,分温再服。得下止服。(《金匮要略》)

(二)治疗方药

1.百合知母汤

《金匮要略》提出百合病发汗后,使用百合知母汤治疗。百合和知母养肺胃之阴,并清热。

百合病发汗后者,百合知母汤主之。

百合知母汤方:百合七枚,擘,知母三两,切。

上先水洗百合,渍一宿,当白沫出,去其水,更以泉水二升,煎取一升,去滓;别以泉水二升,煎知母,取一升,去滓;后合和煎,取一升五合,分温再服。(《金匮要略》)

2.滑石代赭汤

《金匮要略》提出百合病使用下法之后者,用滑石代赭汤治疗以清热。

百合病下之后者,滑石代赭汤主之。

滑石代赭汤方:百合七枚,擘,滑石三两,碎,绵裹,代赭石如弹丸大一枚,碎,绵裹。

上先以水洗百合,渍一宿,当白沫出,去其水,更以泉水二升,煎取一升,去滓。别以泉水二升煎滑石、代赭,取一升,去滓;后合和重煎,取一升五合,分温服。(《金匮要略》)

3.百合鸡子黄汤

《金匮要略》提出百合病吐之后者,使用百合鸡子黄汤治疗,这是病后通过和胃来调理。

百合病吐之后者,用后方主之。

百合鸡子汤方:百合七枚,擘,鸡子黄一枚。

上先以水洗百合,渍一宿,当白沫出,去其水,更以泉水二升,煎取一升,去滓,内鸡子黄,搅匀,煎五分,温服。(《金匮要略》)

4.百合地黄汤

《金匮要略》提出百合病不经吐、下、发汗,病形如初始者,使用百合地黄汤治疗。

百合病不经吐、下、发汗,病形如初者,百合地黄汤主之。

百合地黄汤方:百合七枚,擘,生地黄汁一升。

上以水洗,渍一宿,当白沫出,去其水,更以泉水二升,煎取一升,去滓,内地黄汁,煎取一升五合,分温再服。中病,勿更服。大便常如漆。(《金匮要略》)

按:大便如漆为生地黄汁的深色,并较稀薄。合为容器,一升为十合。

5.百合洗方

《金匮要略》提出百合病一月不缓解,变成渴者,使用百合洗方治疗。百合汤洗身,洗后食煮饼,有助于清热退热,并有助于胃气康复。此渴当为口渴,不是消渴,因消渴简称"消"。

百合病一月不解,变成渴者,百合洗方主之。

百合洗方。

百合一升,以水一斗,渍之一宿,以洗身。洗已,食煮饼,勿以盐豉也。(《金匮要略》)

6.栝蒌牡蛎散

《金匮要略》提出百合病口渴不好转,使用栝蒌牡蛎散治疗。栝蒌根现名天花粉,用以清热。

百合病渴不差者,栝蒌牡蛎散主之。

栝蒌牡蛎散方:栝蒌根、牡蛎,熬,等分。

上为细末,饮服方寸匕,日三服。(《金匮要略》)

7.百合滑石散

《金匮要略》提出百合病变发热者,使用百合滑石散治疗。匙中一方寸大小的散剂,服后稍有腹泻,则停止服用,发热则除。

百合病变发热者,百合滑石散主之。

百合滑石散方:百合一两,炙,滑石三两。

上为散,饮服方寸匕,日三服。当微利者,止服,热则除。(《金匮要略》)

六、转归和预后

病人排尿时头痛者,六十日愈;排尿时头不痛者,四十日愈;排尿快然,头眩者,二十日愈。说明该病预后较好,能够自愈,但时间较长。

每溺时头痛者,六十日乃愈;若溺时头不痛,淅然者,四十日愈;若溺快然,但头眩者,二十日愈。(《金匮要略》)

七、临床体会

1.百脉一宗的意思

《内经》有"肺朝百脉"之论,百脉为全身的经脉。《内经》有宗筋理论,据王冰注解,宗为总意。宗筋为百脉聚合之总筋。百脉一宗为百脉聚合为一总之意。百脉皆可有各种疾病,百脉合为一病,故名百合病。说明病变侵害的部位在百条经脉之中,而非侵害哪一条经脉,笼统地称为侵害百脉,非侵害五脏六腑。

《素问·经脉别论》:"脉气流经,经气归于肺,肺朝百脉,输精于皮毛。"

《类经·十七卷》:"宗筋者,前阴所聚之筋也,为诸筋之会。凡腰脊溪谷之筋,皆属于此,故束骨而利机关也。"

2.百合病与百合药

张仲景是临床大家,他的著作全部是从临床实践中总结出来的,他的学术思想和治疗方药指导中医临床将近两千年。百合病是百脉聚合之病。百合是百瓣叶片聚合之物,百合作为药物在《神农本草经》中已有记载,早于《金匮要略》的记载。《金匮要略》提出百合病使用百合治疗,二者可能是巧合。而且所使用药物不是百合一味,尚有地黄、滑石等八味之多。百合病使用药食两用的百合治疗,有人认为这是百合病名称的来历,似有"医者意也"附会之嫌。

3.百合病是症状归纳

据《金匮要略》描述,百合病的症状非常复杂,而且变化多端。其许多症状都是非特异性的,主要表现如寒无寒,如热无热,而变化时有发热,不能食,不能卧,不能行,一个月到两个月左右能够自愈而发热缓解,但又很容易复发。

病人由于出现了外感伤寒发热,使用汗、吐、下三法之后而发病,汗、吐、下三法是古代中医常用的治法。但《金匮要略》提出没有经过汗、吐、下三法的病人,也有部分原发性患者病形如初。

4.笔者提出百合病相当于成人斯蒂尔病

百合病相当于现代什么病?笔者认为这是自身免疫疾病,与成人斯蒂尔病类似,该病过去一度名为变应性亚急性败血症,简称"变应性亚败"。常常由感冒感染而诱发,长期持续性发热,可能会有关节痛,实验室化验白细胞增高,中性粒细胞增高,铁蛋白增高,RF阴性,ANA阴性,没有特异性抗体。该病一时难以诊断,既像这个病发热,又像那个病发热,而且不侵害五脏六腑。其临床表现大多是非特异性的,必须排除许多相关发热疾病后才能诊断。持续性的长期发热,有时可能会自行缓解,一般预后较好,是这个病的特点。只要没有继发感染,就没有死亡率。

由于成人斯蒂尔病非常见病,不从事风湿病免疫病的医生,大多不了解这个病。过去曾有中医专家提出百合病相当于神经官能症,但笔者认为不是这个疾病。因神经官能症不可能发热,也不可能一两个月就会自愈。

5.治疗方法

《金匮要略》的治疗方剂有百合知母汤、百合地黄汤、百合鸡子汤、滑石代赭汤、百合滑石散、栝蒌牡蛎散,以及百合洗方,共七方。药物共八味,有百合、知母、生地黄、滑石、代赭石、栝蒌根、牡蛎、鸡子黄。

各个方剂虽然名义上都是以百合为君药,百合的剂量是整只的七枚;知母三两、滑石三两、地黄汁一升,剂量都是很大的。百合含微量秋水仙碱,大剂量的百合对于调节免疫是有作用的,而且对于免疫病发热、间质性肺炎咳嗽都有效。

《金匮要略》提出对于没有使用过汗、吐、下三法的原发性百合病,则使用大剂量生地黄,并且是捣汁后再煎服,说明生地黄是治疗百合病的另一味主药。

笔者对于书中的部分方剂,抄录了剂量、加工方法、服法及剂型等相关内容,有的是煎汤,有的是捣汁再煎,有的是研末,而不是单一的煎服。不同的中药、不同的加工方法,服用两次或三次,中病即止,并且都是温服的,即使在夏天或服用散剂,也需要温开水送服,而不是冷汤冷水服用。这样不仅可以提高疗效,而且不容易伤胃。

6.笔者的经验

笔者在临床上常使用大剂量生地黄、知母、滑石、百合,以及大剂量生石膏,用以治疗免疫病及其发热症状,这些都是主要的中药。代赭石、煅牡蛎常用以克服生地黄、知母、滑石、生石膏等药引起的滑肠稀便反应,也可以使用炮姜炭、石榴皮、芡实、赤石脂等固涩药。

成人斯蒂尔病长期发热持续不退,绝大多数病人都是先看西医。大剂量皮质激素冲击疗法效果显著,体温很快降下来。但当激素逐渐减量后,许多病人体温会再一次上升。上次激素的不良反应尚未消退,再使用大剂量激素,医患双方都会有一些疑虑,许多病人此时就来找中医治疗。

笔者通常先给病人做检查,以了解病情,如血常规、血沉、类风湿因子、C反应蛋白、铁蛋白,以及 ANA、抗 ENA、抗 CCP 等,排除一些并发症。待确诊后,笔者就使用生地黄30g~90g,生石膏60g~120g,滑石30g,知母、寒水石等,一日服药2~4次。数天内就能够将体温降至正常水平,效果非常显著。病情缓解后继续服药,激素逐渐减量,直至停用,巩固治疗要半年以上。有些中医问,这么大的剂量会有不良反应吗? 这些中药都是无毒无害的,剂量大了可能会有一些胃肠道反应、食欲不振和稀便,这些是小问题,加一些和胃固肠药是很容易解决的。

狐惑病

一、概述

狐惑的病名,如狐狸迷惑人那样,难以捉摸,并有咽喉、阴部的侵蚀、溃疡和红眼。

二、病因病机

《诸病源候论》提出咽喉生疮是由于脾胃热,气上冲咽喉所致。

《诸病源候论·咽喉疮候》:"由脾胃热,其气上冲喉咽,所以生疮。"

三、临床表现

狐惑病,状如伤寒,其意可能会有发热。侵蚀于口腔咽喉为惑,侵蚀于肛门外阴为狐,其面目乍赤乍黑乍白。

狐惑之为病,状如伤寒,默默欲眠,目不得闭,卧起不安,蚀于喉为惑,蚀于阴为狐,不欲饮食,恶闻食臭,其面目乍赤、乍黑、乍白。(《金匮要略》)

四、类证鉴别

狐病、惑病合称狐惑病,这是一病二证的辨别,属于辨证。《金匮要略》没有提出与其他病进行鉴别。

五、治疗

1.甘草泻心汤

《金匮要略》提出蚀于上部则声喝,上部泛指头面部及其五官。头面部发生了溃蚀病变,使用甘草泻心汤治疗。声喝,吆喝一声。是谁惊呼?当然是旁人,乍一看到病人面部容貌的改变,因而吆喝了一声。病人乍一看到别人时自己呀的吆喝一声,把脸遮盖了,这种情况也有可能。但病人不可能老是吆喝。

蚀于上部则声喝,甘草泻心汤主之。

甘草泻心汤方:甘草四两,黄芩一两,黄连一两,人参三两,半夏半升,干姜三两,大枣十二枚。

上七味,水一斗,煮取六升,去滓,再煎,温服一升,日三服。(《金匮要略》)

2.苦参汤洗之

蚀于下部则咽干,苦参汤洗之。

苦参汤方:苦参一升。

以水一斗,煎取七升,去滓,熏洗,日三服。(《金匮要略》)

3.雄黄熏之

蚀于肛者,雄黄熏之。

雄黄

上一味为末,筒瓦二枚合之,烧,向肛熏之。(《金匮要略》)

4.当归赤小豆散

《金匮要略》提出狐惑病,起初有目赤如鸠眼的临床表现,使用当归赤小豆散治疗。七八日后二目四眼眦发黑,脓已成也。这是眼眶四周的毛囊炎,呈暗褐色,毛囊炎并不影响饮食。

病者脉数,无热,微烦,默默但欲卧,汗出,初得之三四日,目赤如鸠眼;七八日,目四眦黑。若能食者,脓已成也,赤小豆当归散主之。

赤小豆当归散方:赤小豆三升,浸令芽出,曝干,当归三两。

上二味,杵为散,浆水服方寸匕,日三服。(《金匮要略》)

六、预后

《金匮要略》并未提出狐惑病预后。

七、临床体会

1.关于狐惑病

狐惑病,状如伤寒,可能会有发热,一般无发热。有红眼如斑鸠,咽喉、肛门、外阴有溃蚀。溃疡,《内经》称为疡溃,《景岳全书》称为溃疡,现中医、西医都称为溃疡。

《金匮要略》提出蚀于喉为惑,蚀于阴为狐,合称为狐惑病,而没有单独的狐病和惑病。《金匮要略》提出狐惑病有目赤如鸠眼的表现,斑鸠红眼是正常的。人若目赤是病变。

《金匮要略》转载《脉经》的论述,提出用猪苓散治疗。《脉经》云:"病人或从呼吸上蚀其咽,或从焦下蚀其肛阴,蚀上为惑,蚀下为狐。狐惑病者,猪苓散主之。"

由于百合病、狐惑病、阴阳毒病难以理解,而且都不是常见病,因而后世医书中很少论及。在《诸病源候论》《千金方》《丹溪心法》及《景岳全书》中都没有记载狐惑病和阴阳毒病。

2.笔者的观点

狐惑病相当于现代的白塞病,现名贝赫切特综合征,过去一度称为口眼生殖器三联综合征。20世纪,曾有著名西医专家学习中医后提出,白塞病应当称为狐惑综合征或张仲景综合征。但这一提法未得到国际上的公认。

3.关于面目乍赤乍黑乍白的改变

《金匮要略》记载面目乍赤乍黑乍白,面目是指面容和眼睛二者。中国人的眼球周围是白的,眼球是黑的。狐惑病表现为目赤,目赤消退了,因而眼睛乍赤乍黑乍白。

目赤为眼炎,有感染性炎症和免疫性炎症。结膜炎、角膜炎、巩膜炎、葡萄膜炎都可见目赤。其中角膜炎、巩膜炎与葡萄膜炎常是免疫病引起的眼病变。白塞病葡萄膜炎有目赤表现,为口眼生殖器三联综合征之一。

白塞病有栓塞性血管炎,表现为多发性红斑、暗红斑、紫斑、结节,以腿上为多,少数病人面部也有。《金匮要略》记载其面部乍赤乍黑乍白,实际面部表现没有那么典型。

4.关于治疗方法

《金匮要略》提出四个药方,甘草泻心汤温服,苦参汤外洗,雄黄熏之,赤小豆当归散化脓。现今笔者治疗白塞病,黄连、黄芩、苦参、当归、甘草仍是常用药。笔者的经验方为芩连土茯苓汤,清热解毒,凉血化瘀。重症顽固病例则加用生地、苦参、秦皮、莪术与徐长卿等,剂量都是30g,效果较好。

《金匮要略》记载的化脓,可能是指多发性毛囊炎。慢性毛囊炎常见于外阴,也有全身性的毛囊炎。笔者的经验方芩连土茯苓汤对此有效。

西医使用免疫抑制剂反应停,有的病人使用中小剂量的泼尼松,抑制口腔溃疡的短期效果是显著的,但泼尼松必须逐渐减量。长期服用反应停对身体有毒有害,停用后疾病立即复发。

白塞病为一难治性、终身性疾病,容易反复发作,必须使用效果好、不良反应小、没有毒性且能够长期服用的药物,使病情长期得到控制、得到缓解。笔者使用的芩连土茯苓汤,能够抑制溃疡、消除溃疡。治疗血管炎,笔者则使用经验方牛角地黄汤。

阴阳毒病

一、概述

阳毒病与阴毒病合称为阴阳毒病,为一少见病。《金匮要略》只有两条一方。

二、病因病机

《金匮要略》提出阳毒病和阴毒病,说明这是阴分阴气中毒之病与阳分阳气中毒之之病,以热毒、寒毒、瘀毒和血毒最常见。

三、临床表现

《金匮要略》提出阳毒病,面赤斑斑如锦文,咽喉痛,唾脓血。阴毒病身痛如被杖,咽喉痛。因而阴阳毒病的特征性表现为面赤有红斑如锦文,全身疼痛。

> 阳毒之为病,面赤斑斑如锦纹,咽喉痛,唾脓血,五日可治,七日不可治,升麻鳖甲汤主之。

> 阴毒之为病,面目青,身痛如被杖,咽喉痛,五日可治,七日不可治,升麻鳖甲汤去雄黄蜀椒主之。(《金匮要略》)

四、类证鉴别

阳毒病与阴毒病,实际上这是阴阳毒病一病二证之阴证和阳证辨别,属于辨证。《金匮要略》没有提出与其他病进行鉴别。

五、治疗

《金匮要略》只提出一个方剂,方中鳖甲的剂量很小,仅仅手指大一片,而《千金方》等提出要去掉鳖甲,加桂,肉桂或桂枝,雄黄也要去掉,可能会安全一些。

1.升麻鳖甲汤

> 升麻鳖甲汤方:升麻二两,当归一两,蜀椒炒去汗,一两,甘草二两,鳖甲手指大一片,炙,雄黄半两,研。

> 上六味,以水四升,煎取一升,顿服之,老小再服取汗。(《金匮要略》)

《肘后备急方》《千金方》:阳毒用升麻汤,无鳖甲有桂;阴毒用甘草汤,无雄黄。

六、转归和预后

《金匮要略》提出"五日可治,七日不可治",说明这是一个既可以治疗,但又有死亡率的重病。

七、临床体会

1.关于阴阳毒病

阴阳毒病是张仲景提出来的。《金匮要略》仅有两条一方,字少文简。说明张仲景在临床上发现了这个病,但病人少,仅仅描述了主要表现。由于阴阳毒病难以理解,而且是少见病,因而后世中医书中基本上没有医家论及,在许多常用的古医籍中都没有查阅到。

2.阴阳毒病相当于红斑狼疮和皮肌炎

阴阳毒病的特征性表现是面部有红斑如锦纹,全身疼痛,是由于热毒瘀血和风湿侵害经脉与血脉所引起。有这些临床表现的疾病,最大的可能是红斑狼疮和皮肌炎,少数干燥综合征的病人也可能有这些临床表现。这些都是结缔组织病,属于自身免疫性风湿病。至于过敏性皮肤病,如荨麻疹、过敏性皮炎等,皮肤上也有红斑皮疹,但不疼痛,而是瘙痒。

3.笔者门诊常见的十个风湿病免疫病

笔者门诊常见的十个风湿病免疫病包括系统性红斑狼疮(SLE)、干燥综合征(SS)、皮肌炎和多肌炎(DM&PM)、贝赫切特综合征(BD)、未分化结缔组织病(uCTD)、混合性结缔组织病(MCTD),这六个疾病都是以弥漫性栓塞性微小血管炎为病理基础,临床有长短时间不一的关节痛,并可能会有发热的症状。中医病因病机以瘀、热、毒与肾虚为主。类风湿关节炎(RA)也属于这一类疾病,病因病机以风、寒、湿、热、痰、瘀、毒与肾虚为主。成人斯蒂尔病(AOSD)以血热与肾虚为主。

还有两个疾病为未分化脊柱关节炎(uSPA)和强直性脊柱炎(AS),也属于风湿病免疫病,HLA-B27阳性,与遗传有关,但不属于结缔组织病。其病因病机与类风湿关节炎相同,但部位不同且病情较轻。其他的风湿病免疫病还有很多,笔者编著的《风湿病免疫病学术思想与临床》一书,涵盖100个疾病。

4.关于咽喉痛

《金匮要略》提出阴阳毒病有咽喉痛、唾脓血的症状,明确指出病变部位在咽喉,说明这是上呼吸道感染、咽喉炎或化脓性扁桃体炎所致,并非肺炎、支气管炎所吐的脓血,为热毒瘀毒所致。部分红斑狼疮、皮肌炎和干燥综合征病人可能伴有慢性咽喉炎、咽喉痛,并且症状很顽固。慢性扁桃体肿大常常是这些疾病引起淋巴系统的免疫反应。

5.笔者提出红斑痹

现代有人认为阴阳毒病相当于红斑狼疮。系统性红斑狼疮急性发作时发热是很多见的,但在慢性阶段绝大多数病人并不发热。皮肤型红斑狼疮有多发性皮肤红斑,但不痛也不发热。盘状红斑狼疮的红斑如锦纹,但没有关节痛,也不发热。这三种类型的红斑狼疮,面部或外耳都可能有如锦纹的盘状红斑。

红斑狼疮既有红斑,又有关节炎,由于阴阳毒病现代难以理解,因而笔者提出将此病称为红斑痹。

6.笔者的经验方——红斑汤

《金匮要略》提出阴阳毒病使用升麻鳖甲汤治疗。方中的鳖甲和雄黄剂量很小,葛洪和孙思邈治疗阴阳毒病早已经不用此二药了。笔者治疗红斑狼疮不用升麻鳖甲汤,而用经验方——红斑汤,以生地、生石膏、黄芩为主药,传承了《金匮要略》的治疗方法。笔者在临床中使用红斑汤,大多数病人好转缓解或完全缓解,死亡率显著减少,面部红斑消退,脱发减轻。对于最难治疗的狼疮性肾炎引起的大量尿蛋白,笔者研制的三代清肾汤有显著的效果,有的病人尿蛋白从10g/24h左右下降到0.5g/24h以下(在水气篇中再作介绍)。

激素是免疫抑制剂,在控制免疫病症状的同时,也抑制了人体的免疫功能,病人容易感冒和感染。激素减量,狼疮病情又容易反复,因而常常会发生激素加量不好、减量也不好的情况。病人这时就会找中医治疗。中医首先是将病情稳定下来,包括临床表现稳定、抗体稳定、情绪稳定,只要有一样不稳定就不能减量。

第四节　疟病脉证并治

证两条　方六首

疟疾是一种发病率很高的传染病,为国际上所重视。我国用青蒿素治疟获得诺贝尔科学奖绝不是偶然的。我国现在已经没有疟疾发病。

一、概述

《金匮要略》将《内经》的痎疟称为疟病,分为瘅疟、温疟和牡疟,并提出了疟母的概念。

二、病因病机

《金匮要略》提出瘅疟是由于阴气孤绝,阳气独发,因而发热,手足热而少气,烦冤,欲呕。如果只发热而不恶寒者,是由于邪气内藏于心,外舍分肉之间,令人消铄肌肉。

师曰:阴气孤绝,阳气独发,则热而少气烦冤,手足热而欲呕,名曰瘅疟。若但热不寒者,邪气内藏于心,外舍分肉之间,令人消铄肌肉。(《金匮要略》)

三、临床表现

1.症状

《金匮要略》提出疟病的主要症状表现为发热、"多热"、恶寒或"多寒";有的病人少气,烦躁,欲呕。有的病人只发热而不恶寒,肌肉消瘦。

2.脉象

《金匮要略》提出脉弦,脉弦数者多热;脉弦迟者多寒。脉弦小紧者下之可病瘥。

师曰:疟脉自弦,弦数者多热,弦迟者多寒,弦小紧者下之瘥。(《金

匮要略》)

四、类证鉴别

《金匮要略》提出疟母的概念,每月到时而发,发过了,热退,因为疟在体内生了根,腹内有一结块,称为疟母,疟母是疟病的并发症。张仲景认为这是疟病的病根子。

> 病疟,以月一日发,当以十五日愈;设不瘥,当月尽解;如其下瘥,当如何? 师曰:此结为症瘕,名曰疟母。(《金匮要略》)

五、治疗

(一)治疗法则

《金匮要略》提出疟病脉弦紧者可温之,可发汗,可针灸;脉浮大者可吐之;脉弦数者可以风药发散,以及脉弦小紧者以下法。病后用饮食调理,观察其动静消息而止之发作。汗法、吐法和散法只可作为参考。

> 弦迟者可温之,弦紧者可发汗、针灸也。浮大者可吐之,弦数者风发也,以饮食消息止之。(《金匮要略》)

(二)治疗方药

1.针灸治疗

《内经》提出针灸治疟。针刺出血可"立已",说明针刺对于发热是有效的,可以控制病情。相信古代有许多疟疾病人通过针灸得到了缓解,不可能都死亡,因而张仲景提出针灸治疗的方法。

2.白虎加桂枝汤

《金匮要略》提出疟病高热,白虎加桂枝汤虽然不能抗疟,但能暂时退热,并有可能会缓解一段时期。

> 温疟者,其脉如平,身无寒但热,骨节疼烦,时呕,白虎加桂枝汤主之。
>
> 白虎加桂枝汤方:石膏一斤,知母六两,甘草二两,炙粳米二合,桂枝去皮,三两。
>
> 上挫,每五钱,水一盏半,煎至八分,去滓,温服,汗出愈。(《金匮要略》)

3.蜀漆散

《金匮要略》提出蜀漆散治疗疟疾。蜀漆是常山的枝叶,其根名常山。《神农本草经》记载蜀漆"治疟及咳逆寒热"。现知常山、蜀漆含常山碱,具有抗疟作用,是抗疟的特效药。《金匮要略》用的是散剂,剂量是很小的,匕是小匙,发作时小匙中吞服一钱,为3g,打六折为1.8g。未发时三味药服半钱,即5分,每味药只有1分~2分,打六折为0.6g~0.12g。

疟多寒者,名曰牝疟,蜀漆散主之。

蜀漆散方:蜀漆洗去腥,云母烧二日夜,龙骨等分。

上三味,杵为散,未发前,以浆水服半钱,温疟加蜀漆半分。临发时,服一钱匕。(《金匮要略》)

4.鳖甲煎丸

《金匮要略》提出治疗疟母,宜用鳖甲煎丸。组方较复杂,所用中草药并非抗疟为主,鳖甲为滋阴软坚药,与化瘀散结、清热解毒的药物同用,治疗疟母。

名曰疟母,急治之下,宜鳖甲煎丸。

鳖甲煎丸方:鳖甲十二分,炙乌扇三分,烧,黄芩三分,柴胡六分,鼠妇三分,熬,干姜三分,大黄三分,芍药五分,桂枝三分,葶苈一分,石苇三分,去毛,厚朴三分,牡丹五分,去心,瞿麦二分,紫葳三分,半夏一分,人参一分,䗪虫五分,熬,阿胶三分,熬,蜂窠四分,熬,赤消十二分,蜣螂六分,熬,桃仁三分。

上二十三味为末。取煅灶下灰一斗,清酒一斛五斗,浸灰,候酒尽一半,着鳖甲于中,煮令泛烂如胶漆,绞取汁,内诸药,煎为丸,如梧子大,空心服七丸,日三服。(《金匮要略》)

按:乌扇即射干。赤消(现写为赤硝)为朴硝的一种,《本草纲目》记载,朴硝有青白硝、黄硝、赤硝;芒硝生于朴硝。

(三)附方

《外台》牡蛎汤:牡蛎四两,熬,麻黄四两,去节,甘草二两,蜀漆三两。治牡疟。

上四味,以水八升,先煮蜀漆、麻黄,去上沫,得六升,内诸药,煮取二升,温服一升。若吐,则勿更服。

《外台》柴胡去半夏加栝蒌汤:柴胡八两,人参、黄芩、甘草各三两,栝蒌根四两,生姜二两,大枣十二枚。治疟病发渴者,亦治劳疟。

上七味,以水一斗二升,煮取六升,去滓,再煎取三升,温服一升,日二服。

《外台》柴胡桂姜汤:柴胡半斤,桂枝三两,去皮,干姜二两,栝蒌根四两,黄芩三两,牡蛎三两,熬,甘草二两,炙。治疟寒多微有热,或但寒不热。服一剂如神。

上七味,以水一斗二升,煮取六升,去滓,再煎服三升,温服一升,日三服。初服微烦,复服汗出,便愈。(《金匮要略》)

以上这些出自《外台秘要》的附方,牡蛎汤为蜀漆的复方。柴胡去半夏加栝蒌汤治疗疟病口渴,柴胡桂姜汤治疗疟病寒多,这两方并非用以抗疟,而是用来改善症状。

六、转归和预后

疟病如果不能治愈,可出现结块,称为疟母,它是疟病每年发作的病根子。

如其不瘥,当云何? 师曰:此结为症瘕,名曰疟母。(《金匮要略》)

七、临床体会

(一)《内经》论疟

《内经》有疟论与刺疟论两篇专论,称为痎(jiē)疟,并分为瘅疟与温疟。痎疟为各种疟证的总称。所描述的症状有寒战、发热、头痛等,符合疟疾的临床表现。但每个人的临床表现有差异,因此疟疾又分为风疟、寒疟、温疟及瘅疟数种。瘅为热盛的意思,温为温病。

疟的病因,《内经》认为有一种与风邪同一类并相似的疟气滞留在经络里,并随经络内沉,与体内的卫气相搏而发作,并有时间性和休息性,后世称为二日疟、三日疟、间隙疟和休息疟。《内经》只有针刺治疟,没有中草药治疟的记载。

《素问•疟论》:"夫痎疟皆生于风……疟之始发也,先起于毫毛,伸欠乃作,寒栗鼓颔,腰脊俱痛,寒去则内外皆热,头痛如破,渴欲饮冷。""夫风之与疟也,相似同类,而风独常在,疟得有时而休者何也? 岐伯曰:风气留其处,故常在;疟气随经络沉以内薄,故卫气应内作。"

(二)《金匮要略》论疟

1.《金匮要略》提出疟病

《金匮要略》将疟疾称为疟病,在《内经》分证的基础上,分为瘅疟、温疟,增加了牡疟,并提出了疟母的概念。

2.《金匮要略》提出疟母

疟母为胁下腹部的肿块,张仲景称为"症瘕"。症为推之不移的肿块,瘕为气聚的肿块。后世中医将腹部肿块统称为症瘕积聚。现代医学认为疟疾并发的脾肿大或巨脾症就是症瘕积聚。有脾肿大的病人有可能每一年或两年就会发病,故称为疟母,是疟病的病根。即使疟疾得到控制或治愈后,脾肿大还会长期存在。

我国现在基本没有疟疾发病了,也没有疟母发病。鳖甲煎丸现不用于抗疟治疟,现在主要用它治疗肿瘤。

(三)后世的发展

1.葛洪提出使用青蒿

晋朝葛洪著有《肘后备急方》和《抱朴子》两书,《肘后备急方》记载了青蒿治疟的经验,并且记载了青蒿的加工方法,将新鲜青蒿水渍,捣取汁,而不是一般的中药煮沸方法。屠呦呦受此启发,提取青蒿素用以抗疟,并获得了成功。

《肘后备急方·治寒热诸疟方》:"青蒿一握,以水二升渍,绞取汁,尽服之。"

2.孙思邈提出使用常山

唐朝名医孙思邈在其著作《千金方》中有许多抗疟方剂,其中使用"恒山"为其主要药物。《神农本草经》记载,恒山,"一名互草,主伤寒寒热,热发温疟。"《吴普本草》:"恒山又名常山、互草。"恒与常的意思相同,其词组合称为恒常,常山含生物碱,具有显著的抗疟作用,并强于氯喹。不良反应为恶心、呕吐、肠道出血。常山枝叶名蜀漆。蜀漆的常山碱含量多于常山,药性和毒性均强于常山。因此古代抗疟都使用复方,以增强疗效,减轻蜀漆、常山的不良反应。

《千金方·温疟》恒山汤:恒山、秫米、甘草。恒山丸:恒山、乌梅、香豉、竹叶、葱白。

3.朱丹溪提出截疟

朱丹溪将疟病、温疟称为疟疾,疟疾的名称沿用至今,并被我国西医翻译英文概念时所借用。至于朱丹溪所提出的分类仅供参考。他提出的方剂为截疟常山饮、截疟青蒿丸,常山和青蒿都是治疗疟疾的特效药。截疟是什么意思?截是截断、中止的意思。中止疟疾发作,今后还有可能会复发。截疟的用词更符合临床。

《丹溪心法·疟》:"疟疾有风、暑、食、痰、老疟、疟母。"截疟常山饮:炮山甲、草果、知母、槟榔、乌梅、甘草、炙常山。截疟青蒿丸:青蒿、冬瓜叶、官桂、马鞭草。

4.关于治疟和寻找特效药

张仲景、葛洪、孙思邈和朱丹溪是我国古代名医,他们都在寻找治疗疟疾的特效药。常山、蜀漆、青蒿的发现和使用有可能会将疟疾治愈。使用特效药治病与辨证论治相结合,朱丹溪给我们做出了示范。对于现代许多疾病来说,寻找特效药是提高疗效的重要治疗方法。绝非有些中医认为中医是辨证论治,特效药治病是西医的理论。

5.张景岳提出瘴疟

张景岳提出瘴疟的名称。这是岭南烟瘴之地才有的疾病。岭南地区常有山岚瘴气,他提出岚气是湿气,故名岚湿之气,瘴疟之气能致病。瘴是地气,疟是邪气。健康人虽居瘴地并不受邪,不知调摄之人容易受邪而发病。瘴气还有可能引发严重的伤寒等传染病。20世纪后期,我国岭南诸省及其邻国仍是疟疾的高发地区。在三四百年前显微镜尚未发明,我们不可能会知道疟原虫的存在,也不知道蚊子是传播媒介。

《景岳全书·疟疾》:"瘴疟一证,惟岭南烟瘴之地有之,盖南方岚湿不常,人受其邪而致病者,因名瘴疟。然瘴出地气,疟出天气,但使内知调摄而外不受邪,则虽居瘴地,何病之有?"

《景岳全书·瘴气》:"瘴气惟东南之域乃有之……故人有不知保重而纵欲多

劳者,极易犯之,以致发热头痛,呕吐腹胀等证。盖重者即伤寒,轻者即疟疾,第在岭南病此,则均谓之瘴耳。"

6.吴又可认为疟疾是温疫

清初吴又可著《温疫论》,将疟疾作为温疫之病。他提出寒热如期而发者为常疟,是常见的疟疾,忽然昼夜发热,不恶寒,饮食不进。这种病人的临床表现显著,昼夜持续性地发热可能是患了恶性疟疾。吴又可说疟疾为温疫。温疫全村全家患病,但疟疾是散的个别人发病。他没有说疟疾是否有传染性,但临床表现与温疫相似,用治疗温疫的方法治疗疟疾。

《温疫论·疟疾兼疫》:"疟疾二三发,或七八发后,忽然昼夜发热,烦渴不恶寒,舌上苔刺,心腹痞满,饮食不进,下证渐具,此温疫著,疟疾隐也,以疫法治之。"

《温疫论·温疟》:"凡疟者寒热如期而发,余时脉静身凉,此常疟也,以疟法治之。设传胃者,必现里证,名为温疟,以疫法治者生,以疟法治者死。……疟邪未去者,宜疏邪去疟,势衰者宜截疟,久而挟虚者宜补。"

7.叶天士治疟不用柴胡

叶天士提出疟疾由伏邪而成,即有潜伏期,并非一朝一夕而发病。又提出疟疾有一日一发,二日一发,三日一发。现代称之为一日疟、二日疟、三日疟。在治疗方面一是辨证论治,以改善症状,但不用柴胡。二是使用常山、蜀漆以截疟。

徐灵胎听说叶天士治疟不用柴胡,对此有一段评论。他开始认为这是误传,但他阅读了叶天士医案,竟然发现没有一方使用柴胡,于是他就相信了。徐灵胎晚于叶天士,对张仲景的经方运用有很深的造诣。他提出叶天士离经叛道,与医圣张仲景相悖,真是出人意料。

《临证指南医案·疟》邵论:"诸疟由伏邪而成,非旦夕之因为患也。""又云邪浅则一日一发,邪稍深则二日一发,邪最深则三日一发。古称为三阴大疟,以肝脾肾三脏见症为要领。"

徐评:"余向闻此老治疟,禁用柴胡……余以为此乃妄人传说,此老决不至此。今阅此案,无一方用柴胡,乃知此语信然。则此老之离经叛道,真出人意表者矣。此老偏与圣人相背。"

8.笔者对疟疾不用柴胡的体会

疟疾虽然有寒热往来的症状,似为少阳证。但叶天士治疗疟疾并非使用《伤寒论》六经辨证,而是使用他创新的温病卫气营血辨证,因而不用柴胡。柴胡既不能截疟抗疟,又退不了疟疾的高热。疟疾除了使用截疟抗疟的特效药外,尚有许多临床表现和并发症需要处理,热退后还需要康复调理。因而叶天士疟篇中有许多不同类型的医案。

徐灵胎固守经方,对于不用柴胡截疟感到惊讶,出人意料,说明他传承有余,创新不足。

20世纪六七十年代,笔者曾收治过发热待查的病人,当病人血中查到疟原虫,疟疾诊断明确后,笔者立即写传染病报告,将病人转入传染病医院。

第五节　中风历节病脉证并治

论一首　脉证三条　方十二首

《金匮要略》中风历节病篇一节,专题论述了中风与历节风两个病,都属于中医风病范畴。

中风病

一、概述

《金匮要略》提出中风病,当有半身不遂之证。这是中风的特征性表现。半身不遂为半身不能随意活动之意。

> 夫风之为病,当半身不遂……脉微而数,中风使然。(《金匮要略》)

二、病因病机

《金匮要略》提出寒虚相搏,喎僻不遂,是由于血虚,络脉空虚,邪在皮肤,不能泻去。病变或左或右,邪气缓慢,正气急变。正气不足而引邪滞留,于是口眼歪斜。

> 寸口脉浮而紧,紧则为寒,浮则为虚;寒虚相搏,邪在皮肤;浮者血虚,络脉空虚;贼邪不泻,或左或右;邪气反缓,正气即急,正气引邪,喎僻不遂。(《金匮要略》)

按:喎(wō)僻不遂为口眼歪斜,不遂为不能随意活动。

三、临床表现

《金匮要略》提出:"邪在于络,肌肤不仁;邪在于经,即重不胜;邪入于腑,即不识人;邪入于脏,舌即难言,口吐涎。"后世延续这种观点,至今仍将中风分为中经络,半身不遂,口眼歪斜,为轻为缓。中脏腑,难言流涎,昏不识人,为急为重。

四、类证鉴别

1.痹证

《金匮要略》提出仅仅是臂不遂者,此为痹证,并有酸痛症状。

> 或但臂不遂者,此为痹。(《金匮要略》)

2.血虚和太阳病中风

《金匮要略》提出脉迟为寒,脉缓为虚,荣气虚弱则血虚;卫气虚弱则患太阳病中风。

> 寸口脉迟而缓,迟则为寒,缓则为虚。荣缓则为亡血,卫缓则为中风。(《金匮要略》)

3.瘾疹瘙痒

《金匮要略》提出邪气中经,也可以发生瘾疹瘙痒之证,即皮肤病。

> 邪气中经,则身痒而瘾疹。(《金匮要略》)

4.胸满短气

如果心气不足,邪气直中心胸,则胸满而短气,影响到心肺功能。

> 心气不足,邪气直中,则胸满而短气。(《金匮要略》)

5.疯病

《金匮要略》:"病如狂状,妄行,独语不休,无寒热,其脉浮。"这显然都是一些精神症状,属于中医风病范畴。风病后称为"疯病"《金匮要略》提出使用防己地黄汤治疗。

五、治疗

(一)《金匮要略》方

1.侯氏黑散

侯氏黑散治疗什么病?《金匮要略》:侯氏黑散可"治大风,四肢烦重,心中恶寒不足者"。但这些表现是广泛性的风病,并非半身不遂的中风。因而侯氏黑散后世著作中很少提及,临床上很少使用。

侯氏黑散:菊花四十分,白术十分,细辛三分,茯苓三分,牡蛎三分,桔梗八分,防风十分,人参三分,矾石三分,黄芩五分,当归三分,干姜三分,川芎三分,桂枝三分。

上十四味,杵为散,酒服方寸匕,日一服,初服二十日,温酒调服,禁一切鱼肉大蒜,常宜冷食,六十日止,即药积在腹中不下也。热食即下矣,冷食自能助药力。(《金匮要略》)

2.风引汤

"风引"的意思是风邪引发的各种病。风引汤有除热镇痉的功效,《金匮要略》一是用它治疗瘫痪癫痫;二是治疗大人各种风引病;三是治疗小儿惊痫瘛疭证;四是巢氏用它治疗脚气病。这些病的表现都与风邪有关,但都没有提及半身不遂的中风,也可能包含了半身不遂的中风。风引汤中多为贝壳类和石类药物,不容易溶解,因而先杵为散,再煮汤,煮沸三次。现代采用先煎的方法,煎药的时间长一些。

大黄、干姜、龙骨各四两,桂枝三两,甘草、牡蛎各二两,寒水石、滑石、赤石脂、白石脂、紫石英、石膏各六两。

上十二味,杵,粗筛,以韦囊盛之,取三指撮,井花水三升,煮三沸,温服一升,治大人风引,少小惊痫瘛疭,日数十发,医所不疗,除热方。

巢氏云:脚气宜风引汤。(《金匮要略》)

3.防己地黄汤

防己一分,桂枝三分,防风三分,甘草二分。

上四味,以酒一杯,渍之一宿,绞取汁,生地黄二斤,㕮咀,蒸之如斗米饭久,以铜器盛其汁,更绞地黄汁,和分再服。(《金匮要略》)

《金匮要略》描述的这些都是精神症状。严重的中风病人会有神志不清,甚至昏迷的表现,但一般不会并发精神病。防己地黄汤治疗精神症状也不会有效果,这是鉴别风病与疯病。防己地黄汤笔者以前常用于治疗风湿病关节疼痛,发热则与木防己汤同用。生地黄、桂枝是笔者治疗风湿病的常用药。木防己和汉防己笔者年轻时常用,由于发现它们有胃痛及恶心的副作用,并有肾毒性,早已不再使用。

本方的剂量很有特点,其中防己等四味药的剂量很小,仅有1分~3分,即0.3g~1.0g,打六折后则更小。这么小剂量的防己,即使长期服用,也不可能发生不良反应。

生地黄二斤,打六折是600g。切细后,再蒸取其汁,绞地黄汁,和分再服。地黄汁是很浓的。这么大剂量的生地,可以提高疗效,但很容易滑肠便稀,这个问题很容易解决,长期服用没有其他不良反应。

4.头风摩方

使用炮制的大附子一枚,并用盐,等分,为散,沐浴后,摩于病灶部位,使药力发挥作用。这是在治疗风病的疼痛,并非治疗疯病。

头风摩方:大附子一枚,炮,盐,等分。

上二味,为散。沐了,以方寸匕,已摩疢上,令药力行。

(二)附方

1.《古今录验》续命汤

治中风痱,身体不能自收,口不能言,冒昧不知痛处,或拘急不得转侧。

姚云:与大续命同,兼治妇人产后去血者,及老人、小儿。

麻黄、桂枝、当归、人参、石膏、干姜、甘草各三两,川芎一两,杏仁四十枚。

上九味,以水一斗,煮取四升,温服一升,当小汗。薄覆脊,凭几坐,汗出则愈,不汗更服。无所禁,勿当风。并治但伏不得卧,咳逆上气,面目浮肿。(《金匮要略》)

2.《千金方》三黄汤

治中风手足拘急,百节疼痛,烦热心乱,恶寒,经日不欲饮食。

麻黄五分,独活四分,细辛二分,黄芪二分,黄芩三分。

上五味,以水六升,煮取二升,分温三服,一服小汗,二服大汗。心热加大黄二分,腹满加枳实一枚,气逆加人参三分,悸加牡蛎三分,渴加栝蒌根三分,先有寒加附子一枚。(《金匮要略》)

3.《近效方》术附汤

治风虚头重眩,苦极,不知食味,暖肌补中,益精气。

白术二两,附子一枚半,炮,去皮,甘草一两,炙。

上三味,挫,每五钱匕,姜五片,枣一枚,水盏半,煎七分,去滓,温服。(《金匮要略》)

4.崔氏八味丸

治脚气上入,少腹不仁。

干地黄八两,山茱萸、薯蓣各四两,泽泻、茯苓、牡丹皮各三两,桂枝、附子炮,各一两。

上八味,末之,炼蜜和丸梧子大。酒下十五丸,日再服。(《金匮要略》)

5.《千金方》越婢加术汤

治肉极热,则身体津液脱,腠理开,汗大泄,厉风气,下焦脚弱。

麻黄六两,石膏半斤,生姜三两,甘草二两,白术四两,大枣十五枚。

上六味以水六升,先煮麻黄,去上沫,内诸药,煮取三升,分温三服。恶风加附子一枚,泡。(《金匮要略》)

六、转归和预后

中风后半身不遂的症状可能会伴随许多人终生,严重者可导致死亡。

七、临床体会

(一)经典的论述

1.中风概念的发展变化

《内经》认为,风为百病之长,百病之始,六气六淫之首,这是外风风邪。病机的第一条"诸风掉眩,皆属于肝",这是肝风、内风。《金匮要略》提出妇人有六十二种风病,后世提出七十二种风病,这说明中医认为风引起的病最多见。

《伤寒论》的中风是中了风邪,这是外风,有恶寒、发热症状。《金匮要略》的中风有半身不遂的症状,没有发热症状。二者的中风是两个不同的疾病,虽然都是张仲景提出来的,但是张仲景没有明确指出半身不遂的中风是外风还是内风。

两个病用同一名称很容易混淆,因此后世将感冒发热,伤于风邪之中风,改名为伤风,这与伤于寒邪之病称为伤寒一致。伤风感冒的名称民间沿用至今,现代称为普通感冒或上呼吸道感染。半身不遂的中风当为脑梗后遗症,后世认为多由瘀、痰、风、火引起。

2.半身不遂和口眼歪斜

《金匮要略》提出半身不遂和口眼歪斜都是中经络,半身不遂是上下身半侧性的中经络,也可能同时会中脏腑。口眼歪斜可能是局部性的中经络,也可能是全身性的中经络。

在《金匮要略》病因病机一段中论述中风的症状是㖞僻不遂,即口眼歪斜。一侧性偏废不遂有可能会同时发生,既有半身不遂,又有口眼歪斜,这是同一个疾病发生在两个不同部位的表现,但也有可能是两个不同的疾病。单纯性的半身不遂是中风的表现,单纯性的口眼歪斜也是中风的表现。半身不遂和口眼歪斜都称为中风。

西医脑血管疾病有出血性疾病、梗死性疾病和腔隙性疾病等。脑梗死,不同的部位有不同的表现,有的半身不遂,有的口眼歪斜,有的失语失听等。在近两千年前,张仲景就已经记载了这些表现,并提出了治疗方法。

单纯性的口眼歪斜,应是病毒性面神经麻痹,中医称作面瘫,是不会发生半身不遂的。

(二)后世的论述

《金匮要略》本篇主要论述半身不遂的中风,分为中经、中络、中腑、中脏,后世合称为中经络、中脏腑。至清末民国初期,有了风劳臌膈四大绝证和《中风斠诠》专著,并且认为这是死亡率很高的绝症。

1.刘完素提出肾虚心火的观点

刘完素提出中风瘫痪主要是热甚,由于将息失宜而心火暴甚,肾水虚衰不能制之,并非肝木之风实甚而卒中,也不是中于外风,而是由外风转化为肾虚心火。他的观点是对《金匮要略》中风理论的发展,对于后世各家的影响很大。

《素问玄机原病式·火类》:"凡人风病,多因热甚……所以中风瘫痪者,非谓肝木之风实甚,而卒中之也。亦非外中于风尔,由于将息失宜而心火暴甚;肾水虚衰不能制之,则阴虚阳实。而热气怫郁,心神昏冒,筋骨不用,而卒倒无所知也。"

2.朱丹溪提出痰湿瘀热,血虚、气虚的观点

《丹溪心法·中风》是第一篇,朱丹溪提出中风是由于痰湿瘀热,血虚、气虚及风不是主要因素,但涉及风。朱丹溪提出使用苏合香丸等开窍;小省风汤重用生南星和半夏以祛痰;并提出使用小续命汤、活络丸等治中风。朱丹溪还提出中风使用针灸治疗的方法。

小续命汤方:麻黄、桂枝、人参、黄芩、川芎、芍药、炙甘草、炒杏仁、防己各一两,防风一两半,附子半两,炮。

活络丸方:南星炮,川乌,草乌,地龙,乳香,没药,即中成药小活络丸。

小省风汤方:防风、生南星各四两,半夏,米泔浸,黄芩、生甘草各二两。

3.张景岳提出非风和类风的观点

张景岳提出非风和类风的概念,就是古今相传所谓的中风。此证为内伤积损所致,而非中于外感风寒。

中风之名,实是误甚。但是中风的名称早已广为流传。非风和类风仅是张景岳一家之言,但类风湿关节炎成了西医的病名。后人改称为类中、类中风,与真中风相区别。真中风、类中风则更加模糊,现今都不采用。张景岳也很重视针灸治疗中风。

《景岳全书》:"非风一证,即时人所谓中风证也。此证多见卒倒,卒倒多由昏愦,本皆内伤积损颓败而然,原非外感风寒所致,而古今相传,咸以中风名之,其误甚矣。故余欲易去中风二字,而拟名类风,又欲拟名属风。"

4.叶天士提出内风肝阳的观点

在《临证指南医案·中风》中,叶天士提出内风的观点。肝为风脏,肾水虚衰,肝阳偏亢,故内风时起。治疗以平肝息风,滋水涵木,补阴潜阳,濡养营络为主,使用虎潜丸、固本丸、复脉汤之类。对于阴阳并损者,使用地黄饮子、还少丹之类。对于脾胃受损,不寐不食者,使用六君子汤、玉屏风散之类。对于痰火阻窍,神志不清者,使用至宝丹芳香开窍。中风的辨证论治基本完善。

华述："今叶氏发明内风,乃身中阳气之变动。肝为风脏,因精血衰耗,水不涵木,木少滋荣,故肝阳偏亢,内风时起。治以滋液息风,濡养营络,补阴潜阳,如虎潜、固本、复脉之类是也。"

5.王清任与补阳还五汤

王清任《医林改错》化瘀六方中有五方是以化瘀为主的,并加用行气药。还有一方补阳还五汤,以化瘀为主,加用黄芪。现代常有中医专家提出这是中医气行则血行理论的体现,重用黄芪以推动血行,这是一个似是而非的理解。

(三)笔者体会

1.补阳还五汤的适应证

补阳还五汤有其特定的适应证——气虚而瘀滞的中风患者,这是中风的一个证型,并且用于康复期,临床应用不具有普遍性。中风患者有许多证型,痰盛、瘀滞、气盛、肝阳上亢、肾虚,这些证型都不宜使用黄芪。

免疫病的抗心磷脂抗体(抗AcL)综合征、ANCA综合征,有脑梗死、蛛网膜下腔出血,以及栓塞性血管炎的病情,都不可使用黄芪。

因而,上海老一代名中医金明渊提出,使用补阳还五汤为主方治疗中风是错误的。当时我问金老,使用什么方为宜? 他说小续命汤为宜。

2.益气活血的两面性

明代龚廷贤《寿世保元》提出"气为血之帅,气行则血行"的观点,这是指人体的生理功能,而不是治法。对于瘀滞、瘀血、瘀块,益气药是不可能化掉的。益气药黄芪、人参、党参可使病人气盛,加重气血瘀滞。三七既益气又化瘀,这味药有其特殊性,它既含有益气功效的人参皂苷,又含有化瘀功效的三七皂苷,这是一个例外。

3.参、芪气盛,有火者禁用

病理性的瘀滞与体质气虚,其性质是不同的,不能混为一谈。化瘀行气是用行气药,而不用益气药,不宜使用参、芪之类。

参、芪气盛,有火者禁用。参、芪补气,没有行气功效,多用能滞气,化火耗血。《医学入门》载:黄芪,"气盛者禁用"。《本草经疏》载:黄芪,"胸膈气闷,阳盛阴虚者忌之;上焦热甚者忌之"。古人的意思很明确,人参、黄芪对于气盛气滞、阴虚有火的患者是不宜使用的。由于个别中医对补阳还五汤一知半解,常有滥用黄芪治瘀的情况发生。

清朝唐容川《血证论》也明确提出:"如邪气不去而补之,是关门逐贼;瘀血未除而补之,是助贼为殃。"但临床上这样的误用情况还是经常能够见到的。

4.关于中风后遗症半身不遂

急性腔梗、脑梗病人都在急诊室由神经内科抢救治疗,是否会死亡,是否会有半身不遂后遗症,核磁共振检查可显示其部位,显示其梗死或是出血,并可了解其预后情况。大量中风后遗症半身不遂的病人都在神经内科治疗,或者是针灸科、推拿科治疗。

颅脑小血管内的瘀血已经凝结机化,并逐渐减小成为小血块,小血管部分再通,或侧支循环形成。中医的各种治疗方法能够加速血再通和肢体康复,是有益的。但已凝结的瘀块不可能会溶解消除,因而半身不遂后遗症是终生性的,只不过是康复得好一些还是差一些而已。

5.关于面瘫

对于病毒性面神经麻痹,中医辨证是外感风邪,过去大多使用针灸治疗,但是面瘫后遗症的发生率很高,宜早期使用皮质激素泼尼松,消除炎症水肿,减少面瘫后遗症的发生。

历 节 病

一、概述

历节为遍历关节之意。《金匮要略》对于历节病进行了系统性的阐述。篇幅虽小,却是完整的,对于现今类风湿关节炎的辨证论治具有指导作用。

二、病因病机

《金匮要略》提出历节病的病因病机为风湿入络、风血相搏、荣卫不通及肝肾虚弱四个方面。

1.历节的病邪为风湿之邪

张仲景明确提出历节病的病邪是风邪入络,饮酒汗出当风所致。这与《金匮要略》风湿病篇的"风湿相搏,骨节疼烦"是一致的,并与《内经》提出的风、寒、湿三气杂至而致痹痛的观点是一脉相承的。

> 盛人脉涩小,短气,自汗出,历节疼,不可屈伸,此皆饮酒汗出当风所致。(《金匮要略》)

2.风血相搏

《金匮要略》提出历节病的疼痛是由于少阴肾经脉浮而弱,血不足,风血相搏所致。

> 少阴脉浮而弱,弱则血不足,浮则为风,风血相搏,即疼痛如掣。(《金匮要略》)

3.荣卫不调

《金匮要略》提出历节病是由于荣气不通,卫气不独行,荣卫俱微,四肢所属的经络之气、荣卫之气不调或断绝所引起,这与《内经》提出的荣卫不调,卫气滞逆,卫气内伐而为痹、为胀、为痛的观点是一致的。

> 荣气不通,卫不独行,荣卫俱微,三焦无所御,四属断绝。(《金匮要略》)

4.肝肾两虚

《金匮要略》明确提出历节病的病机是肝肾两虚,而不是脾虚。这与《内经》提出的阴痹干肾的观点是一致的。反映在脉象上,寸口脉沉而弱,脉沉为肾虚损骨,脉弱为肝虚损筋。

> 寸口脉沉而弱,沉即主骨,弱即主筋,沉即为肾,弱即为肝。(《金匮要略》)

三、临床表现

1.关节表现:《金匮要略》提出历节病的关节表现,有肢体多关节疼痛,不可屈伸,胫冷,足肿大。

> 四属断绝,身体羸瘦,独足肿大。黄汗出,胫冷。
>
> 病历节不可屈伸,疼痛。(《金匮要略》)

2.全身表现:身体羸瘦,历节黄汗出,如水伤心,伤心则汗多如入水中,并有头眩短气、欲吐的症状。黄汗是指汗出染衣而泛黄,不是黄疸的出汗。

　　诸肢节疼痛,身体尪羸,脚肿如脱,头眩短气,温温欲吐。

　　汗出入水中,如水伤心,历节黄汗出,故曰历节。(《金匮要略》)

3.发热:《金匮要略》提出"假令发热,便为历节也"。说明历节病有可能会发热。

4.趺阳脉:《金匮要略》提出历节病既按寸口脉,还需要按足背趺阳脉,脉滑为谷气实,正气尚充,脉浮则汗自出。

　　趺阳脉浮而滑,滑则谷气实,浮则汗自出。(《金匮要略》)

部分原文文字解释:

1.历节:关节的概念出于《内经》;历节的概念出于《神农本草经》,遍历关节之意。如天雄"治大风,寒湿痹,历节痛"。

2.四属断绝:四属为归属于四肢经络荣卫的意思。断绝是指经络荣卫的气血断绝而不流通,并非四肢筋骨断绝。

3.痿枯、断泄:古人解释历节病筋骨损伤与食物的味酸咸有关。筋伤则缓泄,骨伤则痿枯,是指筋骨之气,筋气弛缓而气泄,骨气痿弱如痿枯。痿是痿软、痿弱,不是萎缩。枯泄二气相搏,名曰断泄,断泄的概念后世已经不用。

4.身体尪羸:尪是羸瘦之意,不是跛行,不是俗称的跷脚。羸是羸弱、瘦弱之意,不是肌肉萎缩。身体尪羸是身体羸瘦,将尪羸解释为跛行和肌肉萎缩是望文生义。

5.独足肿大:独是语气词,不是单独的意思,不是指一个关节肿大。否则不符合历节遍历关节、多发性关节肿痛的原意。

6.黄汗出:不是指黄颜色的汗。古代很少洗澡换衣服,出汗以后内衣被汗渍染成黄色,因而说是黄汗出。

7.如水伤心:汗为心之液,伤心则汗多,如入水中。

8.假令发热:假使有发热,说明并非人人发热,可能有部分病人会发热。

9.脚肿如脱:脚肿包括下肢多关节肿胀,肿大如脱,脱什么? 笔者认为是关节脱臼,关节肿大如脱臼,这是关节有积液的表现。

四、类证鉴别

《金匮要略》历节病正文最后一段,在乌头汤下面记载了"矾石汤方,治脚气冲心"。这似乎是与历节病无关的衍文,其实这是将历节病与脚气冲心做鉴别,因脚气病也是四肢病变。

五、治疗

1.桂枝芍药知母汤

《金匮要略》提出历节病使用桂枝芍药知母汤治疗,该方对于镇痛消肿都有效。笔者将制附子改为白附子,镇痛消肿的效果更好。

> 诸肢节疼痛……桂枝芍药知母汤主之。
>
> 桂枝芍药知母汤方:桂枝四两,芍药三两,甘草二两,麻黄二两,生姜五两,白术五两,知母四两,防风四两,附子二两,炮。
>
> 上九味,以水七升,煮取二升,温服七合,日三服。(《金匮要略》)

2.乌头汤

对于历节病关节疼痛重,关节不可屈伸的病人使用乌头汤治疗。制乌头的镇痛消肿效果,较制附子强。因而后世心血管疾病使用制附子,关节肿痛使用制乌头,草乌是野生的,川乌是种植的,草乌较川乌毒性大,炮制后毒性大减。

> 病历节不可屈伸,疼痛,乌头汤主之。
>
> 乌头汤方:麻黄、芍药、黄芪各三两,甘草三两,炙,川乌五枚,哎咀,以蜜二升,煎取一升,即出乌头。
>
> 上五味,哎咀四味,以水三升,煮取一升,去滓,内蜜煎中更煎之,服七合。不知,尽服之。(《金匮要略》)

六、预后

1.预后:历节病会损伤筋骨关节,病人可能会筋骨痿软、脚肿如脱、不能行走。

2.忌口:多食酸咸之品也会损伤筋骨,损伤的是筋骨之气血,因此,许多中医会让病人忌口,不多食酸咸之品,饮食宜清淡一些。

> 味酸则伤筋,筋伤则缓,名曰泄。咸则伤骨,骨伤则痿,名曰枯。枯

泄相搏,名曰断泄。(《金匮要略》)

七、临床体会

(一)关于历节病

遍历关节意为全身性多发性关节肌肉酸痛,属于风湿病行痹的范畴。行痹病情较轻,为非侵蚀性关节炎,不损伤侵蚀关节。《金匮要略》的历节病也是遍历关节之意,是一个特定的病,病情较重,会损伤关节,可能会导致关节变形。侵蚀性多发性关节炎的疾病主要有类风湿关节炎,其他的有银屑病关节炎、强直性脊柱炎等。感染性关节炎,关节肿瘤不是常见病,关节肿胀疼痛剧烈,必须作CT检查,此二病不属于风湿病范围。

(二)关于历节病的病因病机

1.关于致病邪气7+1的观点

中医都尊《内经》风、寒、湿三气致痹的观点,这是正确的,但历节病不只风、寒、湿三气致痹。笔者提出类风湿关节炎的病因病机为风、寒、湿、热、瘀、痰、毒加肾虚,即7+1的观点。

2.侵害肝肾和筋骨,而不是脾虚瘀毒

历节病侵害了哪些脏器之气?《金匮要略》明确提出是肝和肾两脏,肝肾虚弱,肝主筋,肾主骨。历节病损害的是肝肾之筋骨和经脉血络,并非肝肾之脏器,也不是其他脏器。类风湿关节炎中后期关节变形,主要是筋骨和经脉血络的损伤。

类风湿关节炎虽然也有肌肉酸痛乏力的症状,局部肌肉甚至会出现萎缩,但这是瘀毒所引起的,并非营养不良的脾虚所导致。临床上有的中医认为这是脾虚,常常用健脾的方法治疗,这既不符合《内经》的理论,也不符合《金匮要略》的观点。健脾改善不了肌肉萎缩。邪毒祛除后,肌肉才有可能慢慢生长。即使少数病人食欲不良或腹泻,这是因为他们另有胃肠病,与类风湿关节炎关系不大,不能作为一个证型,处方时照顾到就可以了。

3.明确是血虚,而不是气虚

《金匮要略》明确提出历节病是血虚,并且与少阴肾虚有关,而不是气虚、气血两虚。部分类风湿关节炎病人有白细胞减少和贫血。白细胞减少常常是瘀毒、药毒所致,是抗体损害和药物损害引起的。贫血常常是肾虚精血不足与食欲不振、营养不良引起的。食欲增加后体内营养状况和贫血会自行改善。

少阴脉浮而弱,弱则血不足。(《金匮要略》)

4.明确是荣卫不通

《内经》提出荣在脉内,卫在脉外,相向相伴而行,不是单独通行的。《内经》提出卫气逆乱,卫气内伐而为痹痛和肿胀。卫气内伐的意思是卫气在体内戕伐自身。

《金匮要略》明确提出历节病是荣气不通,卫气不行,荣卫二气通行减弱,甚至通行俱微。这并非指荣卫二气本身减弱俱微,而是由于外邪侵害而气血运行受到阻滞。张仲景的观点与《内经》是一致的。因而增强卫气的观点是不符合《内经》意思的。

笔者体会,类风湿关节炎为自身免疫病,抗环瓜氨酸抗体(抗CCP抗体)亢进,引起关节滑膜栓塞性血管炎,损伤关节。西医提出免疫紊乱,抗体亢进损伤自身的理论。中医提出卫气内伐,损伤自身的理论,二者语言表达的方式不同,其意思是一致的。

(三)历节病的临床表现分析

1.多关节疼痛、肿胀和不可屈伸

《金匮要略》提出历节病的临床表现有遍历关节疼痛,这符合各种关节炎的症状,是非特异性的。历节病有足踝肿大,脚肿如脱曰,这是膝踝关节腔积液的表现。类风湿关节炎、强直性脊柱炎都会有这些表现。骨关节炎也有膝肿大积液,但仅仅是局部的肿痛,没有全身脊柱关节肿痛的表现。

类风湿关节炎临床上肘关节、膝关节伸不直,腕关节不能屈伸,掌指不能伸展,筋脉牵拉。有些早期病人,CT片中骨关节尚未受损,仅仅是软组织损害。晚期则关节变形,软组织和骨关节都受到损伤。

2.关于五味与伤筋、伤骨

《内经》提出五味所走所病的理论,多食酸,酸走筋;多食苦,苦走骨;多食咸,咸走血。张仲景受此影响,进一步提出味酸则伤筋,味咸则伤骨。筋骨损伤与食物的味酸、味咸有关。因此,临床上许多中医让病人忌口,风湿病患者的饮食要清淡,不宜食酸、食咸,甚至忌食海鲜,因海水是咸的。

3.关于关节炎忌口

类风湿关节炎病人食酸、食咸、食海鲜,究竟有什么影响? 笔者通过临床观察,病人关节疼痛肿胀变形,与病情活动有关,与食物酸咸与海鲜关系不大。对于古代的记载要作分析。关节炎病人饮食要清淡一些是正确的,但不必忌口,除非过敏。没有忌口的病人,关节肿痛、血沉、类风湿因子(RF)、C反应蛋白(CRP)和抗CCP抗体均不受影响。

为什么有一些中医总是让病人忌口,笔者认为一是过敏性疾病、代谢性疾病,如高尿酸血症、痛风,必须忌口,这是正确的。二是受到习惯的影响,中医在抄方时老先生提出忌口,自己也不明所以,就传承下来。三是病人没有忌口,成为没有疗效的托词。

4.部分病人发热

历节病一般没有发热症状。但《金匮要略》上有“假令发热,便为历节也”的记载,说明古人已经认识到有可能会发热。

类风湿关节炎发病期确有少数病人(20%左右)有发热、低热症状,其并发症如血管炎、间质性肺炎会有高热。儿童类风湿关节炎急性发病期则绝大多数会有发热。病人继发感染的发热,则另当别论,但古代未必会鉴别得很清楚。

5.全身症状和乏力

身体羸瘦,自汗出,头眩短气,温温欲吐。在部分类风湿关节炎病人中,可能会有这些临床表现,尤其晚期病人消瘦比较普遍,出汗也很多。头眩短气,温温欲吐的症状是可以消除的。

《金匮要略》历节病虽然没有提及乏力,但类风湿关节炎病人普遍有乏力的症状,此为虚弱的表现。许多中医一说到乏力就是气虚。然而这是什么气虚?张仲景提出这是肝肾不足,肝气、肾气虚弱,并不是脾气虚弱,也不是元气虚弱。更重要的是由于因病致虚,因邪致虚而引起乏力。病邪祛除后,乏力会自行恢复。

（四）治疗

1.张仲景的经方

《金匮要略》提出历节病使用桂枝芍药知母汤和乌头汤两方，至今仍在使用。其中制川乌、制白附子、桂枝等是笔者治疗类风湿关节炎的主要中药。白芍的有效成分芍药苷已开发成为治疗各种风湿病的药片，而被广泛应用。

在历节病篇中没有提出治疗发热的方药。后世移用了中风篇中的防己地黄汤、痰饮病篇的木防己汤，以及经方白虎加桂枝汤。使用生石膏、防己、地黄、知母等药以退热。

桂枝性温，退不了热，也止不了痛，是消肿、消除积液的最佳中药。生地黄是笔者治疗各种风湿病的首选中药，并且要重用。防己已经被淘汰。

2.关于黄芪的争论

乌头汤中使用了黄芪，至今许多中医都在使用黄芪治疗类风湿关节炎。但古代就有争论。

（1）《内经》实证的观点

《内经》提出风、寒、湿三气合而为痹，关节炎疼痛肿胀是由外邪引起的。卫气逆乱，卫气内伐而为痹痛和肿胀，以实证为主；其本在肾，肾气损伤，是标实本虚之证，并且以实邪为主，肾虚为次。

《金匮要略》明确提出历节病是"风血相搏""荣气不通，卫不独行"，是风湿之邪阻滞了经脉，荣卫不通，因此使用麻桂乌附等药治疗，祛风化湿，温通经络，消肿止痛。

（2）《金匮要略》肝肾虚弱的观点

张仲景提出历节病其正虚为肝肾虚弱，筋骨损伤，并不是气虚、脾虚。现代有的中医认为历节病是脾虚、气虚，这不符合张仲景的原意。因而，治疗需要考虑的是补肝肾，壮筋骨，而不是健脾益气。

（3）《神农本草经》黄芪以祛邪为主，兼有补虚作用

张仲景乌头汤中怎么会使用黄芪呢？这与当时对黄芪的认识有关。《神农本草经》记载，黄芪治痈疽，有排脓止痛的功效，主要是祛邪药。虽然提到"补虚"二

字,但没有说补什么虚。张仲景受此影响,在乌头汤中用的黄芪,具有祛邪止痛之功,兼有补虚的功效。至于补肝肾还是补气,《神农本草经》中没说清楚,可能都使用黄芪。

《神农本草经》:黄芪,中品,一名戴糁。"治痈疽久败疮,排脓止痛,大风癞疾,五痔鼠瘘,补虚,小儿百病。"

黄芪益气血补虚损是后世的发展。晋朝陶弘景《名医别录》提出黄芪"益气,利阴气"。唐朝甄权《药性本草》(649年)提出黄芪"助气壮筋骨,长肉补血"的观点,并且历代本草书上都没有止痛功效,说明中医对黄芪的认识有一个逐步深化的演变过程。

(4)李东垣祛风湿不用黄芪

李东垣是脾胃学说和气虚发热理论的创始人,善用人参、黄芪。对于风湿痹痛,他使用羌活胜湿汤,行经络,祛风湿,而且不用黄芪。

《脾胃论•分经随病制方》:"如脊痛项强,腰如折,上冲头痛者,乃足太阳经之不行也,以羌活胜湿汤主之。"

羌活胜湿汤:羌活、独活、蒿本、防风、蔓荆子、川芎、甘草。

(5)朱丹溪提出阴常不足,阳常有余

朱丹溪提出阴不足,阳有余;血常不足,气常有余的观点。明朝王纶《明医杂著》提出人之八九,阴常不足,阳常有余,从小到老要补阴的观点。补阴以六味地黄丸为主。据笔者观察,风湿病、免疫病基本上都是阴虚内热之体,因而,应以养阴清热为主。

(6)《本草纲目》中没有记载《金匮要略》的乌头汤

李时珍对于张仲景的经方,《本草纲目》中绝大多数采用了。乌头条目中主治"寒热历节"。黄芪条目主治中没有痹痛历节的记载。乌头和黄芪条目中共有52+14=66个附方,都没有记载《金匮要略》的乌头汤,说明李时珍不认可黄芪治痹病,但又不便否定经方,就采取了回避的方法。

(7)叶天士、徐灵胎提出参、芪留邪

《临证指南医案•痹》提出,治疗痹痛历节宜"攻邪""宣通经脉,甘寒去热为主"。说明叶天士治疗痹痛历节主张通络祛邪。但他在历节疼痛已缓解时使用了人参与黄芪，徐灵胎评论"恐有留邪之患"。说明徐灵胎认为即使是在康复期，也不宜使用参、芪。

(8)笔者的观点

笔者治疗类风湿关节炎，提出7+1的观点，即风、寒、湿、热、痰、瘀、毒+肾虚。经验方羌活地黄汤，祛邪的同时，使用地黄以养阴益肾，符合张仲景益肝肾之意。笔者反对使用人参、黄芪、灵芝、虫草等补气药，用补气药治痹病不符合《金匮要略》"少阴脉弱"，也不符合阴常不足，气常有余的传统观点。据临床观察，这些补气药不仅增强了免疫，而且激活了抗体，主要是激活了抗CCP抗体，加重了病情。即使疼痛已经缓解，但类风湿因子(RF)、抗CCP抗体仍然阳性，说明病情尚没有完全缓解，不宜使用补气药。

羌活地黄汤：羌活、地黄、黄芩、忍冬藤、金雀根、制川乌、关白附、白芥子、葶苈子、莪术、甘草。

笔者用羌活地黄汤治疗类风湿关节炎获得了三等奖，并且出版了有关专著，书名《类风湿关节炎中医临床诊疗》。笔者曾被英国和德国邀请去讲学，包括介绍类风湿关节炎的中医治疗等。

(9)关于蛇虫类药

有中医问我，是否使用蛇虫类药？因为有中医专家提倡使用，尤其推荐用蕲蛇、乌蛇、蜈蚣、全蝎、蜂房、蜣螂虫、蚂蚁等，这些药物有的开发制成了中成药。笔者年轻时看《临证指南医案·痹》有使用这些蛇虫类药的记载，经临床试用，发现有一定的镇痛效果，但控制不了病情，效果并不显著，并且发现了一些不良反应，如过敏，这是昆虫的异性蛋白引起的。

蛇类药无效，既不能镇痛，也不能消肿，不良反应不明显。蜂房的过敏反应最多。后来看到报道，过量使用蜈蚣发生医疗事故，导致病人死亡。蜣螂虫是在粪便中长大的，有一股浓烈的粪臭味，让人恶心。蚂蚁也会引起过敏反应，并且也有报道，病人服用中毒而亡。这些蛇虫类药制剂的疗效虽然轰动一时，但都被淘汰了。所有的蛇虫类药都不能降低有关化验指标，因此，笔者不用蛇虫类药。

第六节 血痹虚劳病脉证并治

论一首 脉证九条 方九首

《金匮要略》本篇论述了血痹病、虚劳病两个病。

血 痹 病

一、概述

《内经》提出血痹的病名,《金匮要略》对血痹病篇做了论述,为一邪气损害阴脉血络的病。

二、病因病机

1.《金匮要略》的观点

《金匮要略》提出血痹病为尊荣人所得,与筋骨虚弱,肌肤肥盛,重因疲劳、汗出,卧时风吹有关。卧不时动摇,为睡卧不时翻身之意,如摇动般翻去了棉被,被风吹了,受风邪所侵而得病。

> 问曰:血痹病从何得之? 师曰:夫尊荣人,骨弱肌肤盛,重因疲劳汗出,卧不时动摇,加被微风,遂得之。但以脉自微涩,在寸口、关上小紧。
> (《金匮要略》)

2.《诸病源候论》的观点

巢元方将《内经》与《金匮要略》综合起来,在《诸病源候论》中提出体虚或虚胖之人,由于邪入于阴经,邪入于血而为血痹。为忧乐之人所得之病,与情志有关,并非仅仅为尊荣人所得。

《诸病源候论·血痹候》:"血痹者,由体虚,邪入于阴经故也。血为阴,邪入于血而痹,故为血痹也……此由忧乐之人,骨弱肌肤盛,因疲劳汗出,卧不时动摇,肤腠开,为风邪所侵也。"

三、临床表现

1.血痹病的症状

《金匮要略》提出血痹病有麻木不仁,以及如风痹状。风痹又名行痹,有关节痛行走不定的症状,现称游走性多发性关节疼痛。

2.血痹病的脉象

《金匮要略》重视血痹病的脉象。寸口脉微涩,关脉微,关上小紧或尺脉小紧。脉象搏动总体为微弱紧涩。微脉主久虚血弱;涩脉主血少精伤,主血滞;紧脉主痛、主寒、主瘀。阴阳俱微为阴阳二脉俱微细,还是阴阳二气俱微弱?笔者体会为阴脉、阳脉俱微细,阴气与阳气同时受到损伤。因而,张仲景提出血痹的治疗方法以温振阳气、流通血脉为主,并且还需要同时振奋阴阳二气。

血痹阴阳俱微,寸口关上微,尺中小紧,外证身体不仁,如风痹状,黄芪桂枝五物汤主之。(《金匮要略》)

3.血痹病的部位

血痹病损害什么部位,损害气血、血流还是损害经脉血络?《金匮要略》提出病邪损害的具体部位在经络血脉和关节,并损害了阴分。《诸病源候论》提出邪入于血而痹,并损害阴经,因而,损害部位包括阴经血络和阴气阴血。

四、类证鉴别

《金匮要略》记载"如风痹状",像风痹但不是风痹。这是血痹与风痹在做鉴别。风痹仅为行走不定的关节痛,没有身体不仁的症状,脉象没有微弱涩紧的改变。

五、治疗

(一)针灸治疗

《金匮要略》只有"宜针引阳气"一句话,没有具体的穴位。

（二）治疗方药

《金匮要略》提出使用黄芪桂枝五物汤，就是桂枝汤加黄芪。但五药都是温性的，似乎与伤阴的辨证不相符合。桂枝汤祛风通络，治疗风痹疼痛和麻木不仁有效。《神农本草经》载黄芪"治大风癞疾"，认为黄芪是祛风祛邪药，这与当时尚未认识到黄芪有益气功效有关。

黄芪桂枝五物汤方：黄芪三两，芍药三两，桂枝三两，生姜六两，大枣十二枚。

上五味，以水六升，煮取二升，温服七合，日三服。（《金匮要略》）

六、转归和预后

《金匮要略》提出针刺治疗后，令脉和，去除了脉紧可治愈。

《金匮要略》："宜针引阳气，令脉和，紧去则愈。"

七、临床体会

1.《内经》提出血痹

血痹病名是《内经》最先提出来的。《灵枢·九针论》："邪入于阴，则为血痹。"但没有病情症状的描述。《金匮要略》血痹病篇作了论述，并提出了初步的治疗方法。

2.血痹病的范畴

由于血痹病古书记载较为简略，仅有这样两三个临床表现的疾病很多，很难说它相当于现代什么疾病，但有一个大致的范围。血痹属于痹的范畴，属风湿病范畴。痹的共同特点为侵害四肢，包括皮肤、肌肉、血脉、筋骨，有肢体疼痛、肿胀或麻木的症状，并可能会侵害五脏。

3.血痹病侵害的部位在血脉和血络

筋骨虚弱之人，睡卧风吹后受凉，风邪在皮表腠理，则容易伤风感冒。风邪侵入经络关节则容易成为行痹，侵入血脉经络则可能发生血痹。外感风邪成为血痹病的诱发因素。

张仲景重视血痹病的脉象，说明侵害的部位在血脉和血络，并有关节痛的表现，相当于现代免疫性风湿病范畴的弥漫性栓塞性微小血管炎。脉象微细涩紧，说明血脉内血流涩滞、瘀滞而不通畅，既有血管内的瘀滞、瘀血，又有血管壁内皮的炎性损伤,脉微弱、微细,并非无脉。

4.关于免疫性微小血管炎

免疫性微小血管炎慢性期多不发热,急性发病可能会发热。如系统性红斑狼疮、混合性结缔组织病、多发性皮肌炎或多动脉炎等。这些都是与自身免疫相关的结缔组织病,都有四肢肢端弥漫性、栓塞性微小血管炎的表现,部位在四肢和肢端的微小血管和中小血管,并且可能伴有血液细胞减少症,损害的是血脉、血络和阴血。这些弥漫性中小血管炎疾病表现相当于《金匮要略》的血痹病。

干燥综合征为外分泌腺微小血管炎、类风湿关节炎为滑膜微小血管炎、白塞病为黏膜微小血管炎,都属于结缔组织病,临床见不到血管炎的表现,这些病另有症状,也不影响脉象,因而它们不属于血痹病的范畴。

5.关于大中动脉栓塞性血管炎

大中动脉栓塞性血管炎虽为少见病,如大动脉炎、抗 ACL 抗体综合征、ANCA 综合征等,属于自身免疫病。栓塞的血管为大动脉、中动脉、小动脉,血管内血栓栓塞会引起脉微弱或脉无搏动,符合血痹病的范畴。

6.关于雷诺现象

手足末端遇冷发白、发紫、发红三样表现,称为雷诺现象或雷诺征。原发性雷诺病非常少见,雷诺现象绝大多数为结缔组织病所伴发,为四肢末端栓塞性微小血管炎所引起。其病理为手指足趾微小血管内抗原抗体免疫复合物所引起的弥漫性栓塞,以及弥漫性微小血管的内皮炎症。但血痹病没有雷诺现象这种表现,因而不宜勉强联系。

7.关于血栓栓塞性脉管炎

足背动脉血栓栓塞性脉管炎为一特定的疾病,寒冷为其诱发因素。有中医专家认为血痹就是这个病。笔者在20世纪70年代曾医治过一批病人,全部是东北寒冷地区冻伤的病人,足背没有了动脉搏动,有的足趾发生了坏死。笔者以凉血化瘀为主,用阳和汤加减,部分病人出现了微弱的搏动,说明足背动脉血栓机化缩小,血脉通了,或者是形成了侧支循环。现今条件改善了,这种病的发病就减少了。

8.关于治疗

由于血痹病发病率较低,古人认识不足,因而后世医书上很少提及。血痹的治疗除了黄芪桂枝五物汤以外,也没有其他方药。黄芪桂枝五物汤确实是有效的方剂。现代血管炎是一大类疾病,而且是以弥漫性栓塞性微小血管炎为病理基础的免疫性风湿病。

血痹的治疗仅仅只限于黄芪桂枝五物汤一个方子是远远不够的,中医的辨证和治疗必须在传承的基础上进行创新。

9.笔者的观点

笔者治疗免疫性血管炎,提出3+1的观点,即热、瘀、毒+肾阴虚。关节痛为风湿之邪,多为一过性或短期性,可以不考虑。经验方有红斑汤、牛角地黄汤。这一类的血管炎疾病在笔者的有关著作中全都进行了系统性的论述,记载了自己的经验方药、医话医案及病例。治疗弥漫性微小血管内栓塞,莪术最佳,以丹皮、赤芍、郁金增效;治疗微小血管的内皮炎症,生地黄、水牛角最佳,以鬼箭羽、金雀根、羊蹄根增效。抗变态反应生地黄、黄芩最佳,以秦皮、忍冬藤增效。

红斑汤:生地黄、生石膏、黄芩、忍冬藤、秦皮、金雀根、莪术、丹皮、郁金、半夏、甘草。

牛角地黄汤:水牛角、生地黄、黄芩、莪术、丹皮、赤芍、鬼箭羽、金雀根、羊蹄根、甘草。

虚劳病

一、概述

《金匮要略》提出平常男子脉象虚大为劳,极虚亦称劳或虚劳。

夫男子平人,脉大为劳,极虚亦为劳。(《金匮要略》)

二、病因病机

《金匮要略》提出虚劳是由于亡血血虚、气血两虚或里虚所致。

男子面色薄者,主渴及亡血,卒喘悸,脉浮者,里虚也。(《金匮要略》)

三、临床表现

(一)虚劳病

1.亡血证

《金匮要略》提出男子面色薄者,面色苍白,面无血色为亡血,并口渴。卒然气喘心悸,脉虚浮无力者,为里虚,实际上这是血虚,气血两虚。血虚之人,必然会发生气喘、心悸。亡为无、缺少之意。

2.溏泄证

《金匮要略》提出病人疾行后气喘吁吁,手足逆寒,腹满,甚则溏泄,食不消化。有此症状的疾病多为脾肾两虚证。

> 其人疾行则喘喝,手足逆寒,腹满,甚则溏泄,食不消化也。(《金匮要略》)

3.虚劳证

《金匮要略》提出男子呼吸短促,里急,小便不利,面色白,有时目瞑闭眼,有时兼有衄血——目衄、鼻衄、齿衄,无寒热。这是什么疾病? 这在许多慢性中晚期疾病中都有可能会见到这些症状。如慢性感染性疾病、慢性结核病、慢性血液病、慢性免疫病、慢性腹腔癌症等。笔者提出这些可以总称为虚劳综合征。

> 男子脉虚沉弦,无寒热,短气里急,小便不利,面色白,时目瞑,兼衄,少腹满,此为劳使之然。(《金匮要略》)

(二)男性病与妇女病

1.男性流精症

《金匮要略》提出男子阴寒,精液自行流出,双腿酸痛而细削,影响行动,春夏时加重,秋冬时缓解,其脉浮大。此病可能为全身性疾病所引起的肾虚阴寒之证,也有可能为前列腺肥大、慢性前列腺炎。男子白天流精,辨证也是肾虚阴寒之证。

> 流精症与夜间梦遗之遗精不同。未婚男子梦遗是常有的情况,为内热之实证,婚后会自愈。

> 劳之为病,其脉浮大,手足烦,春夏剧,秋冬瘥,阴寒精自出,酸削不

能行。(《金匮要略》)

2.男性不育症

《金匮要略》提出男子不育无子,精冷、失精之人,阴头寒,少腹弦急,目眩发落,出现这些症状,可能为男性性器官炎症,如前列腺、精囊腺、附睾等的慢性炎症性疾病,为肾虚之证。

> 男子脉浮弱而涩,为无子,精气清冷。夫失精家少腹弦急,阴头寒,目眩、发落,脉极虚芤迟,为清谷,亡血,失精;脉得诸芤动微紧。(《金匮要略》)

3.亡血失精的脉象

张仲景重视脉象,脉弦多是中老年人血管硬化的表现。年轻人疼痛时也脉弦,这与神经紧张有关。脉弦为减的意思是脉弦而搏动减弱,此为寒象。大则为芤,芤脉为脉大而中空,搏动无力,此为虚象,这是大出血时所出现的脉象。妇人流产大出血,芤脉大而无力,并有腹痛;神经紧张者也脉弦。

《金匮要略》提出虚寒相搏,此名为革。《内经》二十八脉中有革脉。革脉如皮革般坚硬而乱。芤与革的区别为脉管的软硬与搏动是否有力。芤脉与大出血有关,革脉与妇人半产流下、男子亡血失精有关。

> 脉弦而大,弦则为减,大则为芤,减则为寒,芤则为虚,虚寒相搏,此名为革。妇人则半产漏下,男子则亡血失精。(《金匮要略》)

(三)盗汗与马刀侠瘿

1.盗汗

《金匮要略》提出虽为平常之人,但脉虚弱细微,表现为虚象,容易盗汗。

> 男子平人,脉虚弱细微者,喜盗汗。(《金匮要略》)

2.马刀侠瘿

《金匮要略》提出"马刀侠瘿"一证,为劳得之,为瘰疬一类病。生于耳前后连及颌下颈项缺盆,至胸部腋下,一串串,从上到下,形如马刀状分布,故称为"马刀侠瘿"。并有午后微热,夜间口干,食少,四肢倦怠,痹挟背行而疼痛等症,表现为脱气般的全身性症状,此多为淋巴结结核性疾病。

人年五六十，其病脉大者，痹侠背行，若肠鸣，马刀侠瘿者，皆为劳得之。脉沉小迟，名脱气。(《金匮要略》)

《景岳全书·瘰病》："累累然结若贯珠。其候多生于耳前后，连及颐颔，下至缺盆及胸腋之侧，又谓之马刀……或颈项强痛，或午后微热，或夜间口干，饮食少思，四肢倦怠。"

四、类证鉴别

《金匮要略》提出男子夜间盗汗，这是正常人的夜间出汗，虽然也属于虚象，但应与虚劳、肺劳病人的盗汗相鉴别。

五、治疗

1.小建中汤

虚劳里急，悸，衄，腹中痛，梦失精，四肢酸疼，手足烦热，咽干口燥，小建中汤主之。

小建中汤方：桂枝三两，去皮，芍药六两，生姜二两，甘草三两，炙，大枣十二枚，胶饴一升。

上六味，以水七升，煮取三升，去滓，内胶饴，更上微火消解，温服一升，日三服。(《金匮要略》)

2.黄芪建中汤

虚劳里急，诸不足，黄芪建中汤主之。(《金匮要略》)

3.八味肾气丸

虚劳腰痛，少腹拘急，小便不利者，八味肾气丸主之。

八味肾气丸：干地黄、薯蓣（山药）、山茱萸肉、泽泻、茯苓、牡丹皮、桂枝、附子。(《金匮要略》)

4.薯蓣丸

《金匮要略》提出，虚劳诸不足，风气之各种疾病，使用薯蓣丸治疗。

虚劳诸不足，风气百疾，薯蓣丸主之。

薯蓣丸方：薯蓣三十分，当归、桂枝、干地黄、豆黄卷各十分，甘草二十八分，人参七分，川芎、芍药、白术、麦冬、杏仁各六分，柴胡、桔梗、茯苓各五分,阿胶七分,干姜三分,白蔹二分,防风六分,大枣百枚。

上二十一味,末之,炼蜜和丸,如弹子大,空腹酒服一丸,一百丸为剂。(《金匮要略》)

5.桂枝龙骨牡蛎汤

男子失精,女子梦交,桂枝龙骨牡蛎汤主之。

桂枝龙骨牡蛎汤方:桂枝、芍药、生姜各三两,甘草二两,大枣十二枚,龙骨、牡蛎各三两。

上七味,以水七升,煮取三升,分温三服。(《金匮要略》)

6.天雄散

《金匮要略》提出对于上证,也可以使用天雄散治疗。天雄为附子之小者。

天雄散方:天雄三两,炮,桂枝六两,白术八两,龙骨三两。

上四味,杵为散,酒服半钱匕,日三服,不知,稍增之。(《金匮要略》)

7.酸枣仁汤

虚劳虚烦不得眠,酸枣仁汤主之。

酸枣仁汤方:酸枣仁二升,甘草一两,知母二两,茯苓二两,川芎二两。

上五味,以水八升,煮酸枣仁,得六升,内诸药,煮取三升,分温三服。(《金匮要略》)

8.大黄䗪虫丸

五劳虚极羸瘦,腹满不能饮食,食伤、忧伤、饮伤、房室伤、饥伤、劳伤、经络荣卫气伤,内有干血,肌肤甲错,两目黯黑。缓中补虚,大黄䗪虫丸主之。

大黄䗪虫丸方:大黄十分,蒸,黄芩二两,甘草三两,桃仁一升,杏仁一升,芍药四两,干地黄十两,干漆一两,虻虫一升,水蛭百枚,蛴螬一升,䗪虫半升。

上十二味,末之,炼蜜和丸小豆大,酒饮服五丸,日三服。(《金匮要略》)

六、转归和预后

《金匮要略》虽然没有明确提出预后,但后世中医将风劳臌膈称为四大绝证。

这是指重症虚劳,晚期会死于衰竭或感染。

七、临床体会

(一)虚劳

1.《金匮要略》提出平常人的虚劳

脉搏虚大,大而无力,极虚为劳。说明虚弱有程度上的差别,面色不华,乏力,畏寒,一般称为虚弱,有阴阳气血与五脏的虚弱。但这是平常之人,不是患有严重疾病,人体变得非常虚弱之人。

血虚之人,必然会发生气喘、心悸,为贫血引起的心肺功能减退,属于轻症,一般为气血两虚或精血两虚。

2.关于出汗

出汗有实证和虚证之分。《内经》提出:汗为心之液。平时白天出汗为自汗,多为心火旺盛内热,热迫出汗,属实证。临床上多数病人属此类。

常有中医认为出汗是气虚,使用玉屏风散治疗,但常常无效。这是由于气虚汗出是少数病人。黄芪、白术与防风三药性温,益气健脾,解表发汗,用于治疗气虚感冒易出汗之人。如果使用温性发汗药治疗出汗,汗出会越来越多。这是少数中医理论上的误区。

盗汗是夜间睡眠中出汗,醒来汗止,多为内热、虚热,也是热迫汗出,属于虚证。许多平常人夜间出汗,大多是植物神经功能紊乱,是很轻的病。

过去肺劳病人很多,其中许多是肺结核。夜间盗汗常引起人的恐慌。古方当归六黄汤就是治疗肺劳盗汗的,方中有许多清热解毒药,以抗菌抗痨、益气止汗为主。现代肺结核病发病率显著下降,肺癌发病率显著上升,夜间也有盗汗,都属于中医肺劳、虚劳的范畴。

3.笔者提出虚劳综合征

《金匮要略》提出的疲劳乏力,梦遗失精,腰酸腹痛,四肢酸疼,手足烦热,失眠心悸,咽干口燥,畏寒手冷,衄血吐血,面色不华,纳食不振,以及自汗盗汗,这些临床表现都是非特异性的。可能检查不出是什么疾病,为正常人的虚弱,或者长期患有慢性病所致的身体虚弱,或是病后、手术后、康复时的虚弱。笔者称为虚劳综合征或称为虚弱综合征。

4.重病虚劳,极虚之人

《金匮要略》提出五劳虚极,羸瘦腹满,不能饮食,肌肤甲错,两目黯黑,是长期慢性病重症,如晚期肿瘤、晚期肝硬化、晚期肾病与长期瘫痪等,营养不良,人体消瘦,形容憔悴。各种内邪、内热、内寒、瘀血、痰结、水聚、气滞、毒素、积滞交阻,气血不能流通,精血亏损,阴阳气血俱虚,并且虚极,将不久于人世。

古代结核病较多,常有上述虚劳的表现,肺结核病古称为"肺劳",后称为"肺痨"或"痨病",必须与虚劳相区别。"马刀侠瘿"多为淋巴结结核病和淋巴结肿瘤。现代肺结核病已显著减少,肺癌发病率上升,肺癌的临床表现也属于肺劳病,死亡率很高。

(二)一般虚劳的调治

身体虚弱宜用中医中药调理,病人有这样那样的不舒服症状,并无什么大的疾病,即笔者提出的虚劳综合征或虚弱综合征。

1.虚劳里急的治疗

《金匮要略》提出腹中大便急,腹中痛,心悸、衄血,梦遗失精,四肢酸疼,手足烦热,咽干口燥,这在许多慢性病中都有可能发生。《金匮要略》提出使用小建中汤和黄芪建中汤治疗,两方对于脾胃虚弱,里急腹痛,四肢酸疼都有效果。

建中汤,顾名思义,是为了重新建立中焦脾胃的气化。其中桂枝、芍药、生姜,温胃健脾,治疗中焦虚寒腹痛,效果显著;黄芪、甘草、大枣,健脾益气,有助于中焦气化和全身康复。但这两方对于心悸、衄血、手足烦热及咽干口燥可能无效。《金匮要略》的八味肾气丸,长期服用才能有效。

2.虚劳腰痛的治疗

《金匮要略》提出虚劳腰痛,少腹拘急,小便不利者,用八味肾气丸治疗。顾名思义,是为了补益肾气,长期服用肾气丸,这些症状都会改善。八味肾气丸后世名《金匮要略》肾气丸,以与后世使用的肉桂之附桂八味丸相区别。后世腰酸、腰痛有更多更好的方药,如川断、杜仲、补骨脂、狗脊、骨碎补、鹿角片,以及青娥丸等。

宋朝钱仲阳将《金匮要略》肾气丸去掉桂枝、附子,改名六味地黄丸,临床使用更加广泛,被明朝王纶称为养阴益肾的代表方,从小到老都可以使用,并成为清初方剂教科书汪昂《医方集解》之第一方,至今仍在使用。

3.虚劳诸不足的治疗

虚劳诸不足,风气百疾,病的范围较广,《金匮要略》笼统称为百疾,与外感风气有关,可能先受外感风邪,上呼吸道感染后,发生了许多不足的虚证。薯蓣丸方子组成较为复杂,二十一味药,温清补泻兼治,为后世做出了示范。

现代西医是一对一的治疗模式,即一药治一病,使群众误认为只有一种治病用药方法。然而,中药是复方治病,复方可以照顾到寒热里外方方面面,所以治病的方式可以是多种多样的。

4.男子遗精、女子梦交的治疗

《金匮要略》提出男子失精,女子梦交,使用调节阴阳、固涩下元的方法治疗,用桂枝龙骨牡蛎汤。在此方之下尚有天雄散一方。也可以使用。

煅龙骨、煅牡蛎为固涩药,涩尿、涩精、涩带、涩汗、涩便,可与桂枝汤配伍,可与六味地黄丸配伍,也可以与归脾汤配伍。煅用较生用收敛固涩效果好,胃不舒服的反应小。

5.失眠的治疗

夜间失眠是一常见病,虽然不是疑难重病,也没有风险,但效果有限。《金匮要略》提出失眠是虚证,属于虚劳范畴,使用酸枣仁汤治疗。后代虽有所发展,但效果无出其右。现代药理证实,酸枣仁具有镇静安眠作用,可以改善心烦。许多慢性病都伴有失眠,在治疗调理的同时,酸枣仁汤可加入复方中。酸枣仁与夜交藤同用能增效。中成药复方枣仁胶囊含有西药安定类镇静剂。

(三)晚期重症虚极的治疗

1.五劳虚极的治疗

《金匮要略》提出五劳虚极,五脏虚劳,而且虚极,消瘦羸弱,不能饮食,由各种原因引起,包括食伤、忧伤、饮伤、房室伤、饥伤、劳伤以及经络荣卫气伤等,表现为肌肤甲错,两目黯黑(不是指眼睛是黑的,而是两目眼圈黯黑),属于内有瘀血,使用大黄䗪虫丸逐瘀治疗。

许多慢性病晚期重症有以上表现,笔者曾在晚期肿瘤及肝硬化腹水病人中见到。中医用药恰当,可以延长其生命,活血化瘀是重要的治法。对于五脏虚极,人参、地黄可能会起到扶正调理效果,但容易影响食欲。一旦不能进食,胃气已绝,将不久于人世,常死于衰竭或感染。

2.关于大黄䗪虫丸

为什么张仲景将大黄䗪虫丸称为缓中补虚?这与汉朝时期对于大黄和䗪虫两味君药的认识有关。两药既能下瘀血,破症瘕积聚;又有安和五脏的功效,与使用芍药、干地黄、甘草诸药有关。现代大黄䗪虫丸有口服中成药,也可以煎汤服药,多用于治疗癌症。

䗪虫现称土鳖虫,为破瘀散结药,很容易引起过敏,有的反应非常严重。笔者过去曾将其用于治疗肿瘤,现早已不用。虫类药为异体蛋白,很容易引起过敏,因此,宜谨慎使用虫类药。

《神农本草经·下品》:"大黄主下瘀血、血闭,寒热,破症瘕积聚……调中化食,安和五脏。"

《本草经·中品》:"䗪虫,主心腹寒热洗洗,血积症瘕,破坚,下血闭。"

(四)关于附方

《金匮要略》治虚劳有两个附方,一为《千金翼》炙甘草汤,治疗虚劳不足,脉结悸之证,补充了《金匮要略》缺少心脏虚劳病的不足。清朝《温病条辨》下焦篇复脉法,将炙甘草汤改名为复脉汤,治疗"劳倦内伤"及"脉结代"之证,并有加减复脉汤、一甲复脉汤、二甲复脉汤及三甲复脉汤等方。

> 《千金翼》炙甘草汤:炙甘草四两,桂枝、生姜各三两,麦冬半升,麻仁半升,人参、阿胶各二两,大枣三十枚,生地黄一升。
>
> 上九味,以酒七升,水八升,先煮八味,取三升,去滓,内胶消尽,温服一升,日三服。
>
> 治虚劳不足,汗出而闷,脉结悸,行动如常,不出百日,危急者十一日死。(《金匮要略》)

另一附方为《肘后备急方》的獭肝散,因水獭为野生保护动物,獭肝散早已淘汰。

第七节　肺痿肺痈咳嗽上气病脉证并治

论三首　脉证四条　方十五首

《金匮要略》本篇论述了肺痿、肺痈、肺胀三种病,咳嗽上气是症状,上气为行动气急的意思。俗话说气急得上气不接下气,为肺气肿肺功能减退的表现,严重者还有气喘的症状。

肺　痈

一、概述

《金匮要略》提出咳唾脓血,肺部患病成痈,并有发热的症状,称为肺痈。

二、病因病机

《金匮要略》提出外感风邪,郁积化热,呼吸之气不能出入。风伤皮毛,热伤血脉;风热瘀毒客舍于肺而成肺痈。

　　寸口脉微而数,微则为风,数则为热,微则汗出,数则恶寒。风中于卫,呼气不入;热过于荣,吸而不出;风伤皮毛,热伤血脉;风舍于肺。
(《金匮要略》)

三、临床表现

1.肺部的表现

《金匮要略》提出肺痈有咳嗽,咳唾脓血,喘满,喘不得卧,胸中隐痛的临床表现。

　　其人则咳,口干喘满,咽燥不渴,时唾浊沫,时时振寒。(《金匮要略》)

2.脓痰的表现

对于脓痰，《金匮要略》描述，时出浊唾腥臭，久久吐脓如米粥样，并有脓血。说明肺部血热凝滞，蓄结成为痈脓。

热之所过，血为之凝滞，蓄结痈脓，吐如米粥。（《金匮要略》）

3.全身表现

肺痈有发热，振寒，胸中隐隐痛，口燥等全身性症状。

若口中辟辟燥，咳即胸中隐隐痛，脉反滑数，此为肺痈，咳唾脓血。脉数虚者为肺痿，数实者为肺痈。（《金匮要略》）

按："口中辟辟燥"，意为口干得很厉害，张口时，上下嘴唇会发出轻轻的"辟辟"声。

4.肺痈的脉象

《金匮要略》提出肺痈的脉象，寸口脉微而数，微则为风，微则汗出。数则为热，数则恶寒。脉滑主痰。脉反滑数，微数反而转为了滑数，说明肺痈之脓已形成。脉数实，说明肺痈为一实证。

问曰：病咳逆，脉之何以知此为肺痈？当有脓血，吐之则死，其脉何类？师曰：寸口脉微而数，微则为风，数则为热；微则汗出，数则恶寒。

脉反滑数，此为肺痈，咳唾脓血。脉数虚者为肺痿，数实者为肺痈。（《金匮要略》）

四、类证鉴别

《金匮要略》提出肺痿与肺痈都有咳嗽症状，二者的不同，一是肺痈热在上焦，为实证；肺痿寒在肺部，为虚证。二是肺痈为咳唾脓血；肺痿为咳浊唾涎沫。三是脉象不同，肺痈为滑数，数而实；肺痿为寸口脉数，数而虚。

问曰：寸口脉数，其人咳，口中反有浊唾涎沫者何？师曰：为肺痿之病。若口中辟辟燥，咳即胸中隐隐痛，脉反滑数，此为肺痈，咳唾脓血。脉数虚者为肺痿，数实者为肺痈。（《金匮要略》）

五、治疗

(一)《金匮要略》方药

1.葶苈大枣泻肺汤

《金匮要略》提出使用泻肺祛痰的方法,方用葶苈大枣泻肺汤。葶苈子化痰饮有效,但它不足以祛脓痰,也不能治疗鼻塞清涕。

肺痈,喘不得卧,葶苈大枣泻肺汤主之。

肺痈,胸胀满,一身面目浮肿,鼻塞清涕出,不闻香臭酸辛,咳逆上气,喘鸣迫塞,葶苈大枣泻肺汤主之。

葶苈大枣泻肺汤:葶苈熬令黄色,捣丸如弹子大,大枣十二枚。

上先以水三升,煮枣取二升,去枣,内葶苈,煮取一升,顿服。(《金匮要略》)

2.桔梗汤

《金匮要略》提出使用桔梗汤治疗肺痈吐脓痰,大剂量的桔梗和甘草,有可能会促使脓痰呕吐出来,从而使病情缓解,但常规剂量无效。

咳而胸满,振寒脉数,咽干不渴,时出浊唾腥臭,久久吐脓如米粥者,为肺痈,桔梗汤主之。

桔梗汤:桔梗一两,甘草二两。

上二味,以水三升,煮取一升,分温再服,则吐脓血也。(《金匮要略》)

(二)附方

1.苇茎汤

《千金方》提出用苇茎汤治疗肺痈,四味药理论上是正确的。《千金方》用的剂量是很大的,这么大的剂量可能会有效。但现代常规剂量既退不了热,也消除不了炎症和痰液,不足以产生效果,仅可作为辅助治疗之用。

《千金方》苇茎汤:苇茎二升,薏苡仁半升,桃仁五十枚,冬瓜子半升。

上四味,以水一斗,先煮苇茎,得五升,去滓,内诸药,煮取二升,服一升,再服当吐如脓。……治咳有微热,烦满,胸中甲错,是为肺痈。

(《金匮要略》)

2.桔梗白散

《外台》桔梗白散:桔梗、贝母各三分,巴豆一分,去皮,熬,研如脂。

上三味,为散,强人饮服半钱匕,羸者减之。(《金匮要略》)

桔梗白散,使用剧毒药巴豆,并且是研末吞服,能使病人上吐下泻,有可能将脓痰呕吐出来而治愈。但这样治的风险太大,有可能吐泻不止而死亡。说明这是一种治疗难度较大的疾病,古人在不断地寻找有效的治疗方法。现代肺脓疡已经见不到了,但葶苈子、桔梗、贝母、苇茎、薏苡仁、桃仁、冬瓜子仍在使用,用来治疗各种肺支气管感染性炎症和免疫性炎症。桔梗白散的三味药——桔梗、贝母、巴豆,就是《伤寒论》治疗结胸的白散,剂量都是相同的,方剂名称都是白散,只是《外台》的方剂名称加了桔梗二字。

巴豆的毒性成分在豆内,巴豆壳去掉了豆粒,毒性大减,是最佳破气药。笔者过去治疗腹水胀气,在中西药物均无效的情况下,使用巴豆壳三钱,或整只巴豆三钱,煎汤服用,腹胀即可消除,大小便并不增多,也不呕吐。

六、转归和预后

《金匮要略》记载肺痈发病早期可救,脓成则死。说明古代肺痈死亡率是很高的。

始萌可救,脓成则死。

当有脓血,吐之则死。(《金匮要略》)

七、临床体会

1.肺痈

病人先有上呼吸道感染,失治后化热,成为急性支气管炎、急性大叶性肺炎,再由急性肺炎化脓转化而成肺脓疡。肺痈相当于急性肺炎和肺脓疡。急性大叶性肺炎有血性浓痰,肺脓疡有脓性浓痰。部分病人会发展成为支气管扩张症,有浓痰、白痰、血性浓痰,相当于中医的肺痈。

笔者年轻时在医院工作,还能看到肺脓疡病。古代因诊断不及时,治疗不及时,或病重药轻,控制不了支气管炎和肺炎病情的发展,会有更多病人转为咳唾脓血的急性肺炎和肺脓疡,死亡率是很高的。现代急性肺炎、急性肺支气管感染都能得到及时诊断、及时治疗,即使在农村,肺脓疡也很少见。

2.肺痈的治疗

现代慢性支气管炎、支气管扩张,继发急性感染,咳唾浓痰甚至痰血,在秋冬春季节变化时很常见。抗生素的广泛应用,急性肺炎转化为肺脓疡已经不可能发生,但临床上仍然有许多慢性支气管感染及其急性发作病人,这些病人需要长期服用中草药治疗,本篇中的方药仍有参考价值。

3.三方分析

早期的肺炎必须清热解毒,但《金匮要略》的葶苈大枣泻肺汤和桔梗汤均无此功效,尚不能够控制病情。肺脓疡形成后,清热解毒也不可能有效。教学上认为葶苈大枣泻肺汤、桔梗汤和千金苇茎汤可以治疗肺痈,但临床实践证明无效,葶苈大枣泻肺汤、千金苇茎汤只可以作为辅助治疗之用,而桔梗汤则需要进一步分析。

桔梗和甘草必须大剂量使用,它们所含的大量皂苷可刺激胃黏膜引起呕吐,可将脓痰呕吐出来,如皮肤疮痈那样,出脓就愈。20世纪六七十年代,有报道使用新鲜金荞麦汁治疗肺脓疡,其机制就是反射性地促使脓痰呕吐出来,从而使发热消退,病情缓解,X片中肺脓疡病灶消除。这说明肺部脓痰形成后,只需要将脓痰吐出来就能治愈,这符合《内经》祛邪外出的治疗方法,但此三方现在都移作别用。

肺 痿

一、概述

《金匮要略》提出肺部因热郁而成为肺之虚证肺痿。

> 热在上焦者,因咳为肺痿。(《金匮要略》)

二、病因病机

《金匮要略》提出肺痿是由于热邪郁在上焦,因咳嗽而成为肺痿。热郁上焦为什么会成为肺痿? 由于使用了发汗呕吐之法,或者消食口渴、便难之人,又使用了泻下药,多次失去津液,成为上虚之证,上虚不能制下,因而得之。

> 肺痿之病,从何得之? 师曰:或从汗出,或从呕吐,或从消渴,小便利数,或从便难,又被快药下利,重亡津液,故得之。(《金匮要略》)

三、临床表现

《金匮要略》提出肺痿有咳嗽或不咳,浊唾涎沫,脉虚数。热在上焦,实热证为肺痈,虚寒证为肺痿。肺痿浊唾涎沫是由于肺中虚冷所致,涎沫为稀薄的痰液,浊唾为浑浊的痰液,并非指稀薄的唾液。

> 肺痿吐涎沫而不咳者,其人不渴……此为肺中冷,必眩,多涎唾,甘草干姜汤以温之。(《金匮要略》)

四、类证鉴别

肺痿除了与肺痈做鉴别外,还需要与消渴做鉴别。

《金匮要略》提出肺痿病人也有口渴、小便数的症状,故需要与消渴做鉴别。但消渴没有咳嗽和浊唾涎沫的症状。

"必遗尿、小便数。所以然者,以上虚不能制下故也。""若服汤已渴者,属消渴。"消渴的概念是《内经》提出的。是由多食甘美肥腻的食物,令人肥胖内热,消食口渴,故名消渴。《内经》所述的消渴有消食口渴、小便数的症状。后世有人提出消渴相当于糖尿病,但并非一定就是糖尿病。

五、治疗

(一)《金匮要略》方药

1.甘草干姜汤

治疗肺痿,《金匮要略》提出甘草干姜汤以温之,实际上甘草、干姜两味药解决不了肺痿,可配合使用。

> 肺痿吐涎沫而不咳者……甘草干姜汤以温之。
>
> 甘草干姜汤方:甘草四两,炙,干姜二两,炮。
>
> 上咬咀,以水三升,煮取一升五合,去滓,分温再服。(《金匮要略》)

2.皂荚丸

《金匮要略》提出咳逆上气,时时浊唾,但坐不能平卧,不得睡眠,这可能是肺痿并发了咳逆上气。皂荚丸治疗浊唾,皂荚祛痰浊,药力较强,可能会有效。

> 咳逆上气,时时吐唾浊,但坐不得眠,皂荚丸主之。

> 皂荚丸:皂荚八两,刮去皮,用酥炙。

> 上一味,末之,蜜丸梧子大,以枣膏和汤服三丸,日三夜一服。(《金匮要略》)

3.泽漆汤

泽漆有化痰散结的功效,古方泽漆汤治气急喘嗽,瘰疬痰核,近代用于治疗结核病。《金匮要略》泽漆汤主治语焉不详。方中使用了药力较强的清热解毒药泽漆、黄芩,还使用了扶正药和止咳药,并可与药力更强的祛痰药皂荚丸同用。笔者认为这是在治疗肺痿、肺结核病。

> 脉沉者,泽漆汤主之。

> 泽漆汤:半夏半升,紫参(一作紫菀)五两,泽漆三斤,以东流水五斗,煮取一斗五升,白前五两,生姜五两,桂枝、人参、黄芩、甘草各三两。

> 上九味,咬咀,内泽漆汁中,煮取五升,温服五合,至夜尽。(《金匮要略》)

(二)附方

1.《千金方》的三方

孙思邈提出三个方剂,一是甘草汤:甘草,水煎服;二是生姜甘草汤:生姜、人参、甘草、大枣,"治肺痿咳唾,涎沫不止,咽燥而渴";三是桂枝去芍药加皂荚汤:桂枝、生姜、甘草、大枣、炙皂荚,"治肺痿唾涎沫"。这是传承了《金匮要略》的治疗方药。

2.炙甘草汤

《外台》炙甘草汤:"治肺痿涎唾多,心中温温液液者。"《金匮要略》中尚有小字"方见虚劳中"。但虚劳篇中的《千金翼》炙甘草汤,治脉结悸之证。唐朝两书,同一方剂,治疗不同的病,符合《内经》和后世中医提出的同病异治、异病同治的理论。炙甘草汤调理肺支气管慢性疾病是适宜有效的方剂。《温病条辨》改名为复脉汤、加减复脉汤,用以润燥,治疗热邪劫阴伤津,但对于肺支气管感染尚难以取效。

《千金翼》炙甘草汤:炙甘草、桂枝、生姜、麦冬、麻仁、人参、阿胶、大枣、地黄。治虚劳不足,汗出而闷,脉结悸,行动如常,不出百日,危急者,十一日死。

六、转归和预后

《金匮要略》没有明确提出其预后,肺痿为虚寒之证,且虚中有实,病重并难以解决。《千金翼》提出炙甘草汤主治脉结悸,可能会死亡,但并非指肺痿。

七、临床体会

1.肺痿相当于什么疾病

痿是痿软、痿弱、痿废之意,是功能上的改变,表现为软弱乏力,并非萎缩,萎缩是体积上的改变,枯萎缩小。古代不可能会知晓病人肺脏缩小、萎缩,但从症状可以了解肺部功能的改变情况。

2.肺痿与《内经》痿证不同

《内经》痿证是指肺热叶焦,阳气内伐的痿躄,四肢、皮、肉、筋骨和足的五痿。湿热由经络相传,五脏都可以累及,相当于神经系统疾病,但《内经》没有专题论述肺痿。《金匮要略》之肺痿显然与《内经》的痿证不同。

3.肺痿和肺痈虚实不同

《金匮要略》提出肺痿有咳嗽,浊唾涎沫,脉虚数,热在上焦。其虚证为肺痿,实证为肺痈。肺痿和肺痈为同一类疾病,都是肺部的感染性疾病,所不同的一是虚证,一是实证。肺痈是热痰瘀毒客于肺,咳出脓性、血性的痰。肺痿是寒痰、毒邪客于肺,吐出浑浊稀薄的痰液,不带血液、血丝。

4.肺痿是虚中有实之证

肺痈外感和内生的致病邪气都是实邪,所患疾病当然是实证。肺痿之邪当然也是实邪,但《金匮要略》提出肺痿是虚证,这是指疾病本身由实转虚,体质逐渐变虚,成为虚证,但并非完全性虚证,而是虚中有实、实中有虚之证。因而古方中既使用了人参、干姜、甘草等温补药,也使用了泽漆、皂荚清热解毒祛痰。

5.肺痿相当于什么疾病

右肺中叶肺炎又称右肺中叶综合征,咳嗽发热,痰液郁于肺内,不易咳出,拖延日久,可吐出少量浑浊稀薄的痰液。现今即使用了抗生素,也得半月以上才能治愈,何况在古代,病程、疗程会更长。病程一长,久治不愈,就会成为慢性病,由热证、实证逐渐转化为寒证、虚证,中医称为肺痿。

肺不张常由肺癌压迫、堵塞引起;肺结核病可并发肺不张、肺空洞、肺萎缩,以及免疫性、间质性肺炎,肺功能减退。这些疾病发展都比较缓慢,病程长,身体会逐渐变虚,会有浑浊稀薄的痰液,还可能有低热表现,现代通过CT可以诊断,古代只能从症状来辨别。有的表现为肺痿,有的表现为肺劳。

慢性支气管扩张症,有的痰白带血,有的痰浊吐涎沫,也可称为肺痿。至于遗尿、小便数,多饮多尿,说明肺肾两虚,可能会发生,也可能不会发生。

6.笔者的治疗经验

笔者对于炎症性右肺中叶综合征、免疫性肺间质炎、慢性支气管炎及慢性支气管扩张,使用养阴清热、润肺化痰的方法治疗,并必须使痰液吐出。经验方复方芩贝汤是必用的,有助于痰液吐出。炎症性问题则需加大清肺解毒药的应用,免疫性问题要结合原发免疫病治疗。

方中治新咳的浙贝与治久咳的川贝同用,因这病新咳、久咳同时存在。筋骨草又名白毛夏枯草,含黄酮苷和木樨草素,对于咳、喘、痰、炎四者都有治疗效果,也是新咳、久咳同治之药,而且没有不适反应。

经验方复方芩贝汤加减:炙麻黄9g,黄芩30g,杏仁12g,浙贝12g,川贝3g,炙紫菀30g,炙百部12g,筋骨草30g,南北沙参各12g,白芥子12g,葶苈子30g,莱菔子30g,半夏12g,陈皮6g,茯苓12g,甘草3g。

7.关于泽漆、皂荚

治疗肺痿、肺痈的许多方药中,这两种药不是常用药,现作一些介绍。

泽漆苦、寒,有利水消肿、软坚散结的功效;含黄酮、甾醇成分,具有弱的降温作用,高剂量泽漆具有抑制结核杆菌的作用。因而《金匮要略》使用大剂量泽漆,并与人参等同用治疗肺痿(包含肺结核病和淋巴结核病)。大剂量泽漆可能会有恶心、便稀等胃肠道并发症,因而方中使用了半夏、生姜、甘草,以减轻胃肠道反应。

皂荚有祛痰消肿的功效。皂荚含较多的三萜皂苷,具有很强的溶血作用,大剂量使用可刺激胃肠黏膜,引起恶心、呕吐和腹泻。因而《金匮要略》使用的剂量很小,研末,包在枣子中吞服,以促使痰液呕吐出来。

咳嗽上气

一、概述

《金匮要略》本篇的题目内有咳嗽上气,内文中提出肺胀的病名,肺胀有咳嗽、上气、气喘的症状,因而将咳嗽、上气、肺胀合在一起阐述。

> 咳而上气,此为肺胀,其人喘。(《金匮要略》)

二、病因病机

《金匮要略》提出肺胀,大逆上气,是由于"咽喉不利","喉中水鸡声",说明这是外感引起咽喉痛,咳嗽不畅,从而引发了肺胀。

三、临床表现

肺胀有咳嗽、上气、气喘等表现。其重症有上气,喘息抬肩,面浮肿,烦躁,脉浮大者,不治。如果发生腹泻,则更严重。

> 上气,面浮肿,肩息,其脉浮大,不治;又加利,尤甚。上气,喘而躁者,属肺胀。(《金匮要略》)

四、类证鉴别

《金匮要略》提出,"欲作风水,发汗则愈"。风水与肺胀都是由外感风邪诱发,都有面浮肿的症状。风水发汗能愈,肺胀为不治之证。这是肺胀与风水在做鉴别。

五、治疗

1.射干麻黄汤

《金匮要略》对于咳嗽上气,喉中水鸡声,喉中痰声漉漉,主要用射干麻黄汤治疗。本方至今仍在使用,一是治疗外感咽喉痛,咳嗽不畅;二是治疗外感并发哮喘,效果显著。射干至今仍然是治疗咽喉痛的最佳良药,而且没有不良反应。

咳而上气,喉中水鸡声,射干麻黄汤主之。

射干麻黄汤方:射干十三枚,一法三两,麻黄四两,生姜四两,细辛、紫菀、款冬各三两,五味子半升,大枣七枚,半夏大者,洗,八枚,一法半升。

上九味,以水一斗二升,先煮麻黄两沸,去上沫,内诸药,煮取三升,分温三服。(《金匮要略》)

2.厚朴麻黄汤

《金匮要略》提出,厚朴麻黄汤治咳、治喘。《伤寒论》提出厚朴治喘,与麻黄同用治疗咳嗽和哮喘可增效。

咳而脉浮者,厚朴麻黄汤主之。

厚朴麻黄汤方:厚朴五两,麻黄四两,石膏如鸡子大,杏仁半升,半夏半斤,干姜二两,细辛二两,小麦一升,五味子半升。

上九味,以水一斗二升,先煮小麦熟,去滓,内诸药,煮取三升,温服一升,日三服。(《金匮要略》)

3.麦门冬汤

《金匮要略》提出气逆气急,咽喉不利,使用麦门冬汤,益气养阴。麦门冬汤是调理性方剂,肺痿、肺胀、咳嗽、上气以及肺胀康复期都可以使用。

大逆上气,咽喉不利,止逆下气者,麦门冬汤主之。

麦门冬汤方:麦门冬七升,半夏一升,人参二两,甘草二两,粳米三合,大枣十二枚。

上六味,以水一斗二升,煮取六升,温服一升,日三夜一服。(《金匮要略》)

4.越婢加半夏汤

《金匮要略》提出肺胀,咳而上气,气喘,目鼓出如脱之状,使用越婢加半夏汤治疗。麻黄与石膏同用,治疗咳嗽、气喘、发热是有效的。

咳而上气,此为肺胀,其人喘,目如脱状,脉浮大者,越婢加半夏汤主之。

越婢加半夏汤方:麻黄六两,石膏半斤,生姜三两,大枣十五枚,甘草一两,半夏半斤。

上六味,以水六升先煮麻黄,去上沫,内诸药,煮取三升,分温三服。(《金匮要略》)

5.小青龙加石膏汤

《金匮要略》提出肺胀,咳而上气,气喘,烦躁,脉浮者,心下有水,使用小青龙加石膏汤治疗。本方药力较越婢加半夏汤强。心下有水,一可能发生了心包积液;二可能肺部有稀薄的痰液或肺水肿,并可能有发热。

肺胀咳而上气,烦躁而喘,脉浮者,心下有水,小青龙加石膏汤主之。

小青龙加石膏汤方:麻黄、芍药、桂枝、细辛、甘草、干姜各三两,五味子、半夏各半升,石膏二两。

上九味,以水一斗,先煮麻黄,去上沫,内诸药,煮取三升。强人服一升,羸者减之,日三服,小儿服四合。(《金匮要略》)

六、转归和预后

《金匮要略》提出肺胀轻症发汗则愈,重症不治。

七、临床体会

(一)关于肺痈、肺痿、肺胀

本篇中的肺痈、肺痿、肺胀三个病都有咳嗽、气急、咯痰症状。上呼吸道感染和急性、慢性肺支气管的各种病变,包括炎症性、免疫性、结核性、癌症性、粉尘性等都会咳嗽。长期慢性咳嗽,必然会并发肺气肿。

肺痈相当于现代肺脓疡,肺痿相当于肺不张,肺胀相当于肺气肿。肺痈有吐脓,肺痿有吐沫,肺胀有气急,都可以通过临床表现诊断。张仲景在当时能够提出这三个病,没有器械帮助,临床观察力与领悟力是非常强的。现代炎症性、免疫性肺部疾病,由内科诊治;结核性、癌症性、粉尘性肺部疾病都由专业医院诊治。结核性、癌症性肺部疾病古代属于肺劳范畴,明朝龚居中《红炉点雪》一书中有专题论述。粉尘性矽肺,古代在石灰窑中干活的人可能会发病,但古代尚无此记载。

1.关于肺胀与痰饮病

肺胀相当于慢性支气管炎、肺气肿、肺功能减退,如果支气管哮喘或哮喘性支气管炎痰多,喘急不能平卧,可能发生了肺心衰并发症和肺脑综合征。《金匮要略》将此归于痰饮支饮病范畴,死亡率很高,为不治之证。现代仍然属危重病人,有死亡率。

2.《金匮要略》对于咳嗽、气喘的治疗

《金匮要略》治疗肺胀上气、气喘,使用越婢加半夏汤、小青龙加石膏汤和厚朴麻黄汤,三方的君药都是麻黄和石膏。说明一是有发热,必须要退热;二是有咳嗽气喘,必须要止咳平喘。这两味药至今仍然是退热与止咳平喘的主药。其他都是配伍药,用以增效和减少主药的不良反应。如桂枝、细辛温化痰饮,杏仁、厚朴增强止咳平喘的功效,五味子纳气平喘,半夏和胃化痰,姜、甘草调和诸药、保护脾胃。

经方麻黄汤与小青龙汤,以及后世使用的三拗汤,都是治疗咳嗽气喘的重要方剂。

3.再议笔者经验方复方芩贝汤加减

笔者的经验方复方芩贝汤及其合剂,为医院制剂。其药物组成包括炙麻黄、黄芩、浙贝、川贝、杏仁、炙紫菀、筋骨草、半夏、陈皮、茯苓和甘草等。治疗新咳嗽或久咳嗽,有痰或无痰,气喘或不喘,炎症性、免疫性病变的咳嗽气急及支气管哮喘,都可以使用本方。

本方有一大特点:治疗肺部病变,外感内伤同治,宣清肃降同用。具体用药有三个方面:一是炙麻黄9g与黄芩30g同用,黄芩的剂量必须是炙麻黄的3~5倍,治疗咳嗽气喘可增效,并可减少炙麻黄的不良反应。麻黄水炙蜜炙都可以,但不用生麻黄。二是浙贝母12g与川贝母3g同用,浙贝宣清肺气,治疗外感咳嗽;川贝肃降肺气,治疗内伤咳嗽。本病既有外感,又有内伤,二者都必须治疗。三是炙紫菀30g、筋骨草30g同用,筋骨草又名白毛夏枯草,但此名容易混淆错配。筋骨草所含黄酮苷和木樨草素,具有镇咳、平喘、化痰、消炎四方面作用,与炙紫菀同用,可以增效。两药都有肃肺、润肺功效,药性平和,没有不良反应。本方对于各种咳嗽气喘、有痰无痰都有效果。制剂的药物是固定的,临床开方时可略有加减,如加入南北沙参、炙百部等。

复方芩贝汤常用于感冒感染加重的咳嗽、气喘及痰多,尤其是间质性肺炎。适用于已经分不清是上呼吸道感染还是下呼吸道感染的炎症。宣、清、肃、降、润一起使用,上下呼吸道一起治疗。

第八节 奔豚气病脉证并治

论二首 方三首

一、概述

《金匮要略》提出奔豚气病与奔豚病。《金匮要略》将少腹内有气上冲至心胸，称为"奔豚气病"。腹内有气上冲并有核块的称为"奔豚病"。奔豚又作"贲豚"。奔、贲谐音而借用。豚为小猪，奔豚之字义为如小猪那样奔跑。

二、病因病机

《金匮要略》提出奔豚气病与奔豚病从惊恐得之，是惊吓出来的。惊吓后可能会发生腹部与胃肠功能紊乱的表现，这是奔豚气病。腹内有核块的是奔豚病，惊恐后发作。二者都由惊恐诱发。

三、临床表现

奔豚气病的临床表现，从少腹起，有一股气上冲胸部，上冲至心，上冲至咽喉，为奔豚气病，病轻。奔豚病的表现有腹痛，腹内有核块，并且还有往来寒热，为病重。

四、类证鉴别

《金匮要略》提出奔豚、吐脓、惊怖、火邪都是从惊发而得，惊恐是诱发因素。这四个病似乎不相关，本篇只提出奔豚一个病，其他三个病是在与奔豚做鉴别。

师曰：病奔豚，有吐脓，有惊怖，有火邪，此四部病，皆从惊发得之。

（《金匮要略》）

五、治疗

1.奔豚汤

《金匮要略》提出奔豚病使用奔豚汤治疗。方中所使用的甘李根白皮,为专治奔豚气和心烦热之药。方中尚有许多中药,黄芩、生葛、当归、川芎等,有清热活血功效,既不能治疗腹中之气和腹中之核肿,也不能治疗往来寒热,只有李根白皮一味为治疗奔豚病的主药,并且用量很大。其他诸药都是配合李根白皮以增效与调理,药物剂量也很大。

奔豚气上冲胸,腹痛,往来寒热,奔豚汤主之。

奔豚汤方:甘草、川芎、当归各二两,半夏四两,黄芩二两,生葛五两,芍药二两,生姜四两,甘李根白皮一升。

上九味,以水二斗,煮取五升,温服一升,日三夜一服。(《金匮要略》)

2.桂枝加桂汤

古代常用烧针,但不知古人如何烧针。现代在针的上端慢慢燃烧艾绒,有烟但没有火。腹部烧针后病人会感到温暖并出汗,汗出后会感到有一些凉意。烧针部位的核突起而赤,必发"贲豚",气从少腹上至心。《金匮要略》提出在核上各灸一壮,并给予桂枝加桂汤。

发汗后,烧针令其汗,针处被寒,核起而赤者,必发贲豚,气从小腹上至心,灸其核上各一壮,与桂枝加桂汤主之。

桂枝加桂汤方:桂枝五两,芍药三两,甘草二两,炙,生姜三两,大枣十二枚。

上五味,以水七升,微火煮取三升,去滓,温服一升。(《金匮要略》)

3.茯苓桂枝甘草大枣汤

发汗后脐下悸者,可能发生了"贲豚",使用茯苓桂枝甘草大枣汤(苓桂甘枣汤)。

发汗后,脐下悸者,欲作贲豚,茯苓桂枝甘草大枣汤主之。

茯苓桂枝甘草大枣汤方:茯苓半斤,甘草二两,炙,大枣十五枚,桂枝四两。

上四味,以甘澜水一斗,先煮茯苓,减二升,内诸药,煮取三升,去

滓,温服一升,日三服。(《金匮要略》)

六、转归和预后

《金匮要略》提出奔豚病发作,有核块的患者,可能会死亡,治疗后核块康复消除者,可能治愈生还。

　　师曰:奔豚病,从少腹起,上冲咽喉,发作欲死,复还止,皆从惊恐得之。(《金匮要略》)

七、临床体会

1.奔豚病为独立一篇

《金匮要略》各篇中大多有两三个病,只有黄疸病、水气病和奔豚病等少数几个病为独立的一篇,说明这些病的重要性或特殊性。

2.奔豚综合征

奔豚气病可分为奔豚气和奔豚病两种。笔者体会,这实际上为一综合征,可称为奔豚综合征,并有轻重的区别,奔豚气病轻,奔豚病病重。

单一的腹部气逆上冲,肠道逆蠕动,便秘或腹泻时都可以发生,这是慢性肠道炎症,肠功能紊乱,称为奔豚气,是功能性疾病,是轻症,调肠理气治疗,嗳气或矢气后就会好转,没有死亡率。

3.奔豚病为重病

《金匮要略》的奔豚病为一严重性疾病,奔豚病的症状有些复杂,气从少腹上冲胸,上冲至心,上冲至咽喉,并有腹痛,恶寒,发热,腹部有核块,有死亡率。从这些临床表现来分析,腹部淋巴结肿大、克罗恩病、结核性腹膜炎,以及腹腔的恶性肿瘤等都有可能有这些症状。在并发不完全肠梗阻时,会有气上冲,这不是功能性的气滞气逆,而是要严重得多。除了恶性肿瘤有死亡率外,其他大多疾病现在都能够控制或治愈。

4.关于奔豚汤等三方

《金匮要略》提出奔豚汤、桂枝加桂汤、苓桂甘枣汤三方,主要用以调理胃肠功能,对慢性腹泻、肠道逆蠕动、功能性气上逆,尤其对腹寒痛、便稀的病人最为适宜,是有效的。但对病情严重者,这些方药既退不了热,也消除不了核肿。

5.关于李根白皮

《神农本草经》中没有记载李根白皮。张仲景在《金匮要略》中提出用李根白皮治疗奔豚病。李根白皮为奔豚病专治之药,有甘和苦两种,张仲景使用的是味甘的。据《本草纲目》记载,李根白皮有清热解毒功效,能够退热。因而,李根白皮治疗腹部炎症性的奔豚病有效。现代李根白皮甘与苦味药都无药可配。

《本草纲目》:"时珍曰:但药性论云,入药用苦李根白皮,味咸。张仲景治奔豚气,奔豚汤中用甘李根白皮。则甘苦二种皆可用欤?""主治消渴,止心烦热,奔豚气。""治小儿暴热,解丹毒。""主热毒烦躁。"

第九节　胸痹心痛短气病脉证并治

论一首　证一首　方十首

《金匮要略》将胸痹心痛短气作为一篇,实际上是论述胸痹病,心痛和短气为胸痹的两个临床表现。张仲景将它们合在一起编写,并提出了治疗方药。

胸痹心痛

一、概述

胸痹心痛病是《金匮要略》最先提出的,有胸背痛的症状,属于痹症范畴。

二、病因病机

《金匮要略》提出胸痹的脉象有虚有实,阳脉微为上焦阳虚,而且极虚。阴脉弦,即为胸痹而痛,短气不足,不能平息,为实。因而,胸痹之病为正虚邪实之证,此邪实应为痰浊瘀滞。但《金匮要略》重视痰浊,不重视瘀滞。正虚上焦阳虚当为心阳减退。

　　师曰:夫脉当取太过不及,阳微阴弦,即胸痹而痛,所以然者,责其极虚也。今阳虚知在上焦,所以胸痹、心痛者,以其阴弦故也。平人无寒热,短气不足以息者,实也。(《金匮要略》)

三、临床表现

1.胸痹

《金匮要略》提出胸痹之病,有喘息咳唾、胸痛、胸背痛及短气的症状,心中痞气,气结在胸,当有胸闷、胸痛及喘息的症状。至于咳嗽唾痰的症状可能会有,但不一定有。

《金匮要略》提出胸痹之病的诱发,可从胁下上逆至心。胁下为肝胆的部位,肝胆之气上逆诱发了胸痹心脏之病,因而肝气常为胸痹病发作的重要因素,肝胆病变也可以成为胸痹病的诱发因素。

胸痹之病,喘息咳唾,胸背痛,短气。

胸痹心中痞,留气结在胸,胸满,胁下逆抢心。(《金匮要略》)

2.心痛

《金匮要略》提出心痛病有心痛彻背,背痛彻心的表现,这符合胸痹病的表现,因而心痛为胸痹病的一个症状,心痛也可以作为一个独立的病。

心痛穿彻扩散至背而背痛,背痛穿彻扩散至心而心痛。心痛彻背说明先有心痛;背痛彻心说明先有背痛。先有心痛,可能发生了冠心病心绞痛放射到背痛。先有背痛,可能为心绞痛放射至背,也可能为风湿痛、神经痛放射到心胸部而疼痛。

心痛彻背,背痛彻心。(《金匮要略》)

3.短气

短气为呼吸短促,俗话说长长地吁了一口气,气长之人中气足,气短之人中气不足。

《金匮要略》提出胸痹有心中痞,胸中气塞,短气。心脏病病人常有胸闷气短的症状。《金匮要略》虽然将短气放在标题中,但短气并非一个独立的病,而是胸痹心痛病的一个症状,病情有轻有重。

胸痹,胸中气塞,短气。(《金匮要略》)

4.关于脉象

《金匮要略》提出胸痹病的脉为沉迟脉,主虚寒;小紧数主痛,主虚热。

寸口脉沉而迟,关上小紧数。(《金匮要略》)

四、类证鉴别

《金匮要略》提出的心痛彻背,背痛彻心,二者必须做鉴别。一为心痛穿彻至背部而背痛,这是胸痹。

　　胸痹病使用栝蒌薤白三方，主治只有"心痛彻背"，没有背痛彻心。背痛穿彻至心而心痛，这是背痹，在《金匮要略》五脏风寒病一篇中亦有"心痛彻背，背痛彻心"，属于风湿痹痛范畴，使用乌头赤石脂丸祛寒止痛。胸痹病也可能先背痛后心痛，但发生这种情况的可能性较小。

　　《内经》记载有真心痛、厥心痛、当心而痛，需要与胸痹病做鉴别。

五、治疗

1.栝蒌薤白白酒汤加减

　　《金匮要略》以栝蒌、薤白为主药的方剂，共有三方：栝蒌薤白白酒汤、栝蒌薤白半夏汤、枳实薤白桂枝汤，主要中药都是栝蒌和薤白，其中两方加用白酒，白酒作为溶剂一起煮。一方加用半夏，一方加用厚朴、桂枝和枳实。

　　　胸痹之病，喘息咳唾，胸背痛，短气，寸口脉沉而迟，关上小紧数，栝蒌薤白白酒汤主之。

　　　栝蒌薤白白酒汤方：栝蒌实一枚，捣，薤白半斤，白酒七升。

　　　上三味，同煮，取二升，分温再服。

　　　胸痹不得卧，心痛彻背者，栝蒌薤白半夏汤主之。

　　　栝蒌薤白半夏汤方：栝蒌实一枚，捣，薤白三两，半夏半斤、白酒一斗。

　　　上四味，同煮，取四升，温服一升，日三服。

　　　胸痹心中痞，留气结在胸，胸满，胁下逆抢心，枳实薤白桂枝汤主之；人参汤亦主之。

　　　枳实薤白桂枝汤方：枳实四枚，厚朴四两，薤白半斤，桂枝一两，栝蒌实一枚，捣。

　　　上五味，以水五升，先煮枳实、厚朴，取二升，去滓，内诸药，煮数沸，分温三服。（《金匮要略》）

2.人参汤

　　《金匮要略》提出胸痹使用人参汤治疗。患有冠心病的病人，人参是强心最为有效的中药，甘草、白术与人参配合可以增效。

　　人参汤方：人参、甘草、干姜、白术各三两。

　　上四味，以水八升，煮取三升，温服一升，日三服。(《金匮要略》)

3.薏苡仁附子散

　　慢性胸痹急性发作，《金匮要略》使用薏苡仁附子散治疗。心血管疾病常用制附子，风湿痹痛常用制乌头，有时也有同用、混用的情况。薏苡仁治疗风湿病似乎更适合，因而本方对于心脏病、风湿病引起的各种胸痹、胸痛都有效。本方研末服用，日服三次，每次的剂量是一小匙。为了安全，现今制附子都是水煎服的。

　　胸痹缓急者，薏苡仁附子散主之。

　　薏苡仁附子散方：薏苡仁十五两，大附子十枚，炮。

　　上二味，杵为散，服方寸匕，日三服。(《金匮要略》)

4.乌头赤石脂丸

　　心痛彻背，背痛彻心，《金匮要略》用乌头赤石脂丸治疗。心脏病的心背痛和风湿病的心背痛都可以使用此方。

　　心痛彻背，背痛彻心，乌头赤石脂丸主之。

　　赤石脂丸方：蜀椒一两，乌头一分，炮，附子半两，炮，干姜一两，赤石脂一两。

　　上五味，末之，蜜丸如梧子大，先食服一丸，日三服。不知，稍加服。

(《金匮要略》)

　　《神农本草经》记载：赤石脂"治泄利肠澼，脓血阴蚀，下利赤白"等，都是与心血管无关的疾病。赤石脂丸治疗心背痛是张仲景的独创。蜀椒、干姜都有散寒止痛、温通心阳的功效，治疗胸痛、心痛、胃痛、腹痛、背痛、腰痛，以及厥气心痛等都有效果。蜀椒又名川椒，川椒生长于我国四川，胡椒是张骞从西域带回来的，辣椒是明朝时从美洲传进来的。两药都是调味品，至今四川火锅中还在使用。本方研末蜜丸吞服，制川乌的剂量非常小，制附子的剂量也较小。

5.茯苓杏仁甘草汤等三方

　　茯苓杏仁甘草汤、橘枳姜汤、桂枝生姜枳实汤，这些方药治疗心痛不会有效，但能治疗厥气心痛、脾胃虚弱、肝胃气痛，或胸中气塞之胸痹。这些都是功能性病变,可用这些方药调理。

　　胸痹,胸中气塞,短气,茯苓杏仁甘草汤主之,橘枳姜汤亦主之。

　　茯苓杏仁甘草汤方:茯苓三两,杏仁五十个,甘草一两。

　　橘枳姜汤方:橘皮一斤,枳实三两,生姜半斤。

　　上三味,以水五升,煮取二升,分温再服。

　　心中痞,诸逆心悬痛,桂枝生姜枳实汤主之。

　　桂枝生姜枳实汤方:桂枝、生姜各三两,枳实五枚。

　　上三味,以水六升,煮取三升,分温三服。(《金匮要略》)

6.关于九痛丸

《内经》有九种气病,为邪气和情志所致的气病。《金匮要略》提出九痛丸治九种心痛,书中没有具体说明哪九种心痛。九痛丸由于巴豆有毒,后世已经淘汰。但方中的附子、人参、干姜、吴茱萸,现仍为治疗心脏病心气衰弱的主要中药,也是治疗各种疼痛的常用药,包括风湿痹痛、胸痛、胃痛、腹胀痛及伤痛等疾病。

　　九痛丸,治九种心痛。

　　附子三两,炮,生狼牙一两,炙香,巴豆一两,去皮心,熬,研如脂,人参、干姜、吴茱萸各一两。

　　上六味,末之,炼蜜丸,如梧子大,酒下,强人初服三丸,日三服,弱者二丸。兼治卒中恶,腹胀痛,口不能言;又治连年积冷,流注心胸痛,并冷肿上气,落马坠车血疾等,皆主之。忌口如常法。(《金匮要略》)

《神农本草经·下品》:狼牙,一名牙子,味苦寒,"治邪气热气,疥瘙恶疡疮痔,去白虫"。《本草纲目》:狼牙"苦寒,有毒,煎汁洗恶疮等"。

六、转归和预后

《内经》提出真心痛旦发夕死,夕发旦死。《金匮要略》没有提出是否死亡。

七、临床体会

(一)胸痹的症状

1.《内经》有痹论,提出痛痹、心痹、血痹等。

胸痹之病是由《金匮要略》最先提出来的,有胸背痛的症状,属于《内经》痛痹的范畴。《内经》记载了心痛、真心痛、厥心痛三个病。《金匮要略》笼统地只提出心痛一个病，还提出了治疗方药。

《金匮要略》记载，胸痹气结在胸，出现胸闷、短气、喘息的症状，这些都符合冠心病的临床表现。《金匮要略》提出胸痹有"心中痞气，气结在胸，胸痛，胁下逆抢心"的表现，说明胸闷、胸痛的症状是由于气结在胸，胸中气滞，气从胁下上逆至心胸部位，从而诱发胸痹。对于胁下逆抢心的病情，胁下为肝胆的部位，胁下之气上逆有两种情况：一是肝气郁结上逆，诱发胸痹，这是精神因素诱发心绞痛发作；二是肝胆疾病急性发作，也可以成为胸痹心痛病的诱发因素，这较符合胆囊炎急性发作诱发冠心病心绞痛的胆心综合征的临床表现。

2.关于心痛

《内经》提出心病有心痛的症状，为感受邪气传经而发生，如感染性心肌炎引起的心痛、胸痛。张景岳诠释为邪在心包而表现为心痛。因《内经》有心不受邪，心包代受的理论。无论何种原因引起的心包炎，都可能有心前区疼痛的症状。

《素问·标本病传论》："夫病传者，心病先心痛。"王冰注："藏真通于心，故先心痛。"《类经·二十卷》："邪在心者，皆心之包络。"

3.关于心痛彻背，背痛彻心

《金匮要略》提出，心痛彻背，背痛彻心，一为外邪所致，一为内邪所致。在《金匮要略》五脏风寒积聚病篇中认为是外邪所致，记载了"心痛彻背，背痛彻心"的症状，认为是寒邪引起的手少阴心经的病。实际上这是寒邪引起的风湿病疼痛和肋部神经痛，也属于胸痹的范畴。

本篇的胸痹疼痛与五脏风寒病篇不同，与《内经》的记载也不同，认为是内邪所致。内邪当为痰浊、瘀血、气滞。

4.先有心痛与先有背痛

心痛彻背是先有心痛，然后扩散至背，有可能是冠心病心绞痛。背痛彻心是先有背痛，然后扩散至心，心绞痛虽然可能先有背痛，但更可能是风湿病疼痛，以及颈椎病、强直性脊柱炎等并发肋间神经痛，由背部痛放散至心胸部位。其他如肺癌、纵膈肿瘤，都可能会有这种表现。胸背部的带状疱疹，胸痛、背痛也非常剧烈。

因此,笔者认为不宜将《金匮要略》记载的"心痛彻背,背痛彻心"简单地理解为一个病。也不宜将胸痹的"心痛彻背,背痛彻心"简单地认为就是冠心病心绞痛,而将其他疾病排除在外。

5.真心痛

《内经》提出真心痛,手足清冷至节,心痛引背,心痛非常严重,食不下,旦发夕死,夕发旦死。这些临床表现符合心绞痛急性心肌梗死并发心源性休克的病情,至今死亡率仍然很高。《金匮要略》没有提真心痛,但提出了治疗方法。

《灵枢》:"真心痛,手足青至节,心痛甚,旦发夕死,夕发旦死。""心脉微急为心痛引背,食不下。"

6.当心而痛

《内经》提出胃病者胃脘当心而痛。朱丹溪明确提出心痛就是胃脘痛,因而中医常将剑突部位的疼痛称为胃脘痛。民间称为心头痛、心痛,包括胃炎、胃溃疡、胃癌。此外,胆囊炎、胰腺炎也有心头痛的表现。

剑突痛和肋弓痛也在这个部位,这是风湿病,与内脏无关。有些中医有时会将剑突痛、肋弓痛误认为是心头痛、胃脘痛。

《灵枢》:"胃病者,腹胀痛,胃脘当心而痛。"

《丹溪心法·心脾痛》:"心痛即胃脘痛。"

7.厥心痛

《灵枢》提出厥心痛,为五脏之气上逆,上干于心而为痛者,称为厥心痛。厥为气上逆之意,厥心痛有肾心痛、胃心痛、脾心痛、肝心痛、肺心痛,似乎为一些五脏功能性与神经性症状。

(二)治疗

1.关于栝蒌、薤白

《金匮要略》提出胸痹病使用栝蒌薤白白酒汤加减。古之栝蒌即现代之瓜蒌。现代中药房的栝蒌为王瓜,王瓜不是瓜蒌,也不是黄瓜。三药都是外形相似的葫芦科植物。瓜蒌有宽胸、化痰、散结的功效,治疗痰结胸闷有效,治疗心背痛无效,治疗冠心病可以改善胸闷。

王瓜又名土瓜,《神农本草经》有记载,主治消渴内痹、瘀血月闭等症。黄瓜是食物,又名胡瓜,由张骞从西域带入我国。

薤白有温通阳气的功效。《本草纲目》:薤白"治胸痹气痛,下气散血,心病宜食之"。李时珍将薤白放在菜部,作为胸痹心病的食疗药物。

栝蒌薤白白酒汤三方,用于冠心病早期轻症,可以改善胸闷症状,治疗冠心病则病重药轻。现代主要使用活血化瘀开窍药,配合宽胸化痰药治疗冠心病。

2.关于人参、附子

《金匮要略》提出胸痹用人参和附子治疗。患有冠心病的病人,心肌缺血缺氧、T波ST段改变、早搏及心率减慢,长期服用人参、附子,可以强心、改善心脏功能,缓解缺血缺氧,增快心率。人参、附子是治疗冠心病最有效的中药,可以单独使用,也可以一起使用。参附汤,以煎汤服用为好。

3.关于桂枝、蜀椒、干姜

这些都是温性中药,可以温通心阳、脾阳、肾阳,其药力较薤白强,改善胸闷的效果较薤白显著。桂枝、蜀椒、干姜三药与薤白都可以作为调味品,可以同用。作为慢性冠心病胸闷的食疗保健食品,可以长期使用。如果上火,可以与地黄、银花等同用。

4.关于乌头

张仲景治疗心血管疾病一般使用制附子,风湿病疼痛一般使用制川乌或制附子。《金匮要略》提出,治疗心痛彻背,背痛彻心的病人用制乌头,心脏病之心痛彻背和风湿痛之背痛彻心,两类心背痛都可以使用制川乌。但自古以来制川乌并不用于治疗心脏病,而用于治疗风湿痛和神经痛。因为乌头所含的乌头碱有心毒性,野生的草乌较种植的川乌含乌头碱的量更多,心毒性更强。炮制后的制川乌,乌头碱已被破坏,含有毒性很小的乌头胺、乌头次碱等醇胺型的生物碱。为了安全,因而心脏病不用制乌头。附子是乌头的侧根,乌头碱的含量相对少一些,炮制后的制附子较制川乌更安全一些,能强心,但镇痛作用较制川乌要弱一些。

5.关于白酒

栝蒌薤白白酒汤和栝蒌薤白半夏汤都使用了白酒,一方是七升,一方是一斗,白酒作为溶剂代替水一起煎煮。我国古代的白酒的酒精含量为10%左右,相当于上海人现在称的老白酒。低度酒有通经活血的功效,少量饮用对人体有益。许多慢性心血管病人长期服药,不论中药、西药,低度酒都是可以作为引药的,仅仅是喝几口而已。《金匮要略》把酒放在药中一起煎煮,酒精含量会大量挥发而显著减少。

现代经常有病人问,冠心病能不能饮酒?绝大多数中医劝病人戒酒是正确的。现今高度白酒的确不适宜,对冠心病人有害,古人早已提出长期饮酒会损害健康,影响长寿。但低度的黄酒、红酒、老白酒等是可以饮用的,虽然无害,但不能大量、长期饮用。老年人必须戒酒,没有烟酒嗜好的老年人健康情况会更好。

《本草纲目》:米酒,"行药势,杀百邪恶毒(《别录》)。通血脉,浓肠胃,润皮肤,散湿气"。"久饮伤神损寿"。

第十节 腹满寒疝宿食病脉证并治

论一首 脉证十六条 方十三首

本篇包括腹满、寒疝、宿食三个病。腹满与宿食有发热症状,寒疝虽然无发热,但《金匮要略》也把它放在此篇中,并置于腹满与宿食中间,因而一起进行阐述。

腹 满

一、概述

《金匮要略》记载的腹满病情非常复杂,症状也非常复杂,除腹满外,尚有腹痛、便闭、腹泻、呕吐与发热等表现,涉及的部位有腹中、肚中、脐下、胸胁、胁下和心下。因此,腹满涉及的疾病包括整个腹部、胁部及其各个脏器,并影响到胸部和脐下,可称为腹满综合征。

二、病因病机

《金匮要略》提出虚寒之人,流清涕,容易打哈欠、喷嚏,发热,说明这是感受了风寒之邪。如果欲嚏不能,下利,此人肚中寒,为风寒入里的里虚之证,可能发生了肠道感染,如病毒性肠炎。

夫中寒家,喜欠,其人清涕出,发热色和者,善嚏。……中寒,其人下利,以里虚也,欲嚏不能,此人肚中寒。

跌阳脉微弦,法当腹满,不满者必便难,两胠疼痛,此虚寒从下上也,当以温药服之。(《金匮要略》)

按:跌阳脉在足背、两踝的中间,现代早已不切。胠(音qū),腋下。

三、临床表现

《金匮要略》提出腹满病人除腹满外,尚有腹痛、便闭、按之心下满痛、心下痞及胸胁逆满等症状。胁下拘急而痛,病人啬啬恶寒,切痛,即按之痛者为实证,并有呕吐、发热症状。《金匮要略》又提出瘦人绕脐痛,必受风冷,应当腹满,但如果腹部不满,便难,虚寒从下而上,则两胠下疼痛。趺阳脉微弦,舌黄。

> 寸口脉弦者,即胁下拘急而痛,其人啬啬恶寒也。
>
> 夫瘦人绕脐痛,必有风冷,谷气不行,而反下之,其气必冲,不冲者,
> 心下则痞。(《金匮要略》)

按:谷气又称腑气,指大便。

四、类证鉴别

《金匮要略》在寒疝条文之下紧接着提出下法,此条文似乎并非在论述寒疝。《金匮要略》明确提出必心下坚,应属于腹满寒实的腹痛。心下坚为腹肌坚硬肌紧张,是急腹症的表现,《金匮要略》没有提出方药,说明古代有此症状的病人死亡率是很高的,因而只有治法而无方药。当下其寒,可能是指使用大黄附子汤,但未必会有效。这是腹满和寒疝在做鉴别。

> 其脉数而紧,乃弦,状如弓弦,按之不移,脉数弦者,当下其寒,脉紧
> 大而迟者,必心下坚。脉大而紧者,阳中有阴,可下之。(《金匮要略》)

五、治疗

(一)治疗法则

1.一为下法,一为温法

《金匮要略》对于腹满的治则一为下法,一为温法。病人腹满,按之腹不痛为虚证,按之腹痛为实证。实证可用下法,下之如果苔黄自去,腹满可以时有减轻。如果再次腹满如故,此为寒气,当与温药。

> 病者腹满,按之不痛为虚,痛者为实,可下之。舌黄未下者,下之黄
> 自去。腹满时减,复如故,此为寒,当与温药。(《金匮要略》)

2.三种病情可下之

《金匮要略》提出病人脉数而紧弦,当下其寒。脉紧大而迟,必心下坚,腹壁

坚硬者,可下之。脉大而紧者,阳中有阴,可下之。

其脉数而紧,乃弦,状如弓弦,按之不移,脉数弦者,当下其寒。脉紧大而迟者,必心下坚。脉大而紧者,阳中有阴,可下之。(《金匮要略》)

(二)治疗方药

《金匮要略》提出腹满的治疗方药,下法使用大黄的有厚朴三物汤、大承气汤、大柴胡汤。温法使用附子、乌头、桂枝、细辛等,有附子粳米汤、赤丸、大建中汤。温下结合用大黄附子汤、厚朴七物汤。《外台》走马汤则使用峻下药巴豆。

1.厚朴三物汤

《金匮要略》提出腹痛而大便闭结者,使用下法,用厚朴三物汤治疗,此方三药与小承气汤相同,但君药为厚朴,而且重用厚朴,以通气破气,缓解腹痛腹满为主。大黄通便,枳实通气,二药以增效。说明这是胃肠道之胀气。

痛而闭者,厚朴三物汤主之。

厚朴三物汤方:厚朴八两,大黄四两,枳实五枚。

上三味,以水一斗二升,先煮二味,取五升,内大黄,煮取三升,温服一升,以利为度。(《金匮要略》)

《伤寒论》小承气汤:大黄四两,厚朴二两,枳实三枚。

2.厚朴七物汤

病人腹满,发热十日,脉浮而数,说明尚有外感表证,厚朴七物汤是在小承气汤的基础上,重用厚朴,破气以除满;加用桂枝、生姜、大枣、甘草,解表以退热,本方破气与温下同时使用治疗腹满有效。但加用桂枝等四味温药,发热尚难以解决,是不会有效的。桂枝汤加减,解表退热,这是当时张仲景提出的观点,后世王纶明确提出桂枝汤退不了热。

病腹满,发热十日,脉浮而数,饮食如故,厚朴七物汤主之。

厚朴七物汤方:厚朴半升,甘草、大黄各三两,大枣十枚,枳实五枚,桂枝二两,生姜五两。

上七味,以水一斗,煮取四升,温服八合,日三服。呕者加半夏五合;下利去大黄;寒多者加生姜至半斤。(《金匮要略》)

3.大柴胡汤

《金匮要略》提出病人按之心下满痛,此为实证,当用下法,使用大柴胡汤治疗。与上两方相比,此方增加了疏肝清热之力,减去了厚朴,泻下仍然仅用大黄,说明这是肝胆胰腺病。

按之心下满痛者,此为实也,当下之,宜大柴胡汤。

大柴胡汤方:柴胡半斤,黄芩三两,芍药三两,半夏半升,洗,枳实四枚,炙,大黄二两,大枣十二枚,生姜五两。

上八味,以水一斗二升,煮取六升,去滓,再煎,温服一升,日三服。(《金匮要略》)

4.大承气汤

《金匮要略》提出使用上述三方,腹满不减轻,或者减不足言,必须用下法,使用大承气汤,在小承气汤基础上,加用芒硝泻下。说明这是胃肠道病并发梗阻。

腹满不减,减不足言,当须下之,宜大承气汤。

大承气汤方:大黄四两,酒洗,芒硝三合,枳实五枚,炙,厚朴半斤,去皮,炙。(《金匮要略》)

5.附子粳米汤

《金匮要略》提出腹中有寒气,肠鸣如雷,切痛,胸胁逆满,呕吐,当用温法,温中止呕,使用附子粳米汤治疗。肠中气滞、气逆则肠鸣;肝气横逆与胸胁胃气上逆则呕吐。方中五药都是温药,附子温阳散寒,半夏和胃止呕。此方温中有余,疏肝理气不足,和胃止呕为宜。

腹中寒气,雷鸣切痛,胸胁逆满,呕吐,附子粳米汤主之。

附子粳米汤方:附子一枚,炮,半夏半升,甘草一两,大枣十枚,粳米半升。

上五味,以水八升,煮米熟,汤成,去滓,温服一升,日三服。(《金匮要略》)

6.大黄附子汤

《金匮要略》提出胁下偏痛,发热,这是寒证。胁下包括结肠肝区、脾区和肝胆部位。肠道急性炎症性疾病可有发热,胆囊胰腺炎症性疾病也可有发热,并都有腹痛,此应为寒热错杂的寒实腹痛。《金匮要略》提出以温药下之,即温法、下法结合,使用大黄附子汤治疗。但本方以大黄泻下通便,附子、细辛温阳散寒。治疗寒实腹痛理论上是可以的,大剂量的大黄服用三次,泻下后可能退热,也可能不退热,还需要继续服用。服后如人行四五里,再进一服,活动以助气血流通,散寒退热,并助肠道流通而下之。因而服药后并非都是卧床休息的。

> 胁下偏痛,发热,其脉紧弦,此寒也,宜大黄附子汤。
>
> 大黄附子汤方:大黄三两,附子三枚,炮,细辛二两。
>
> 上三味,以水五升,煮取二升,分温三服;若强人煮取二升半,分温三服。服后如人行四五里,进一服。(《金匮要略》)

7.大建中汤

《金匮要略》提出心胸中大寒痛,呕不能饮食,腹中寒,上下痛而不可触近,使用大建中汤。大建中汤治疗腹中寒痛是适宜而有效的,要放饴糖,并吃热粥,效果会更好。但医患早已经都不放饴糖了,可能会影响效果。

条文中"上冲皮起,出见有头足"是什么意思?说明这是肠道中有一股寒气上冲腹部皮下,肠道蠕动时似有头足之蠕虫隆起。古代也可能真的有肠道寄生虫上冲腹部皮下引起腹痛,但大建中汤治疗肠寄生虫病无效。

> 心胸中大寒痛,呕不能饮食,腹中寒,上冲皮起,出见有头足,上下痛而不可触近,大建中汤主之。
>
> 大建中汤方:蜀椒二合,去汗,干姜四两,人参二两。
>
> 上三味,以水四升,煮取二升,去滓,内胶饴一升,微火煮取一升半,分温再服;如一炊顷,可饮粥二升,后更服,当一日食糜,温覆之。(《金匮要略》)

8.赤丸

《金匮要略》提出体内寒气,四肢厥逆,内外皆寒之人,使用赤丸治疗,方中制乌头和细辛温阳散寒,茯苓、半夏温中和胃,同治内外之寒气。由于是研末为丸药,因而剂量是很小的,蜜丸如麻子大,试探性地饮酒吞服三丸,如不知,可逐渐增加,以知为度。这可能与制乌头的毒性有关,可以看出张仲景也是非常谨慎的。

寒气厥逆,赤丸主之。

赤丸方:茯苓四两,半夏四两,洗,一方用桂,乌头二两,炮,细辛一两,《千金》作人参。

上四味,末之,内真珠为色,炼蜜丸如麻子大,先食酒饮下三丸,日再夜一服;不知,稍增之,以知为度。(《金匮要略》)

9.附方

《外台》柴胡桂枝汤方:柴胡四两,黄芩、人参、芍药、桂枝、生姜各一两,甘草一两,半夏二合半,大枣六枚,治心腹卒中痛者。

上九味,以水六升,煮取三升,温服一升,日三服。

《外台》走马汤:治中恶心痛腹胀,大便不通。

走马汤方:巴豆二枚,杏仁二枚。

上二味,以绵缠捶令碎,热汤二合,捻取白汁饮之,当下。老小量之。通治飞尸鬼击病。(《金匮要略》)

六、转归和预后

《金匮要略》提出病人面色痿黄,烦躁,寒实腹痛,下利不止者,死亡。

病者痿黄,躁而不渴,胸中寒实,而利不止者死。(《金匮要略》)

七、临床体会

1.腹胀满有寒热虚实之分

腹部胀满有气胀满、食胀满、便胀满、水胀满、血胀满及癥胀满,但本篇似为气胀满、食胀满及便胀满。这是什么疾病? 它包含了许多腹部胃肠胰腺的急性、慢性疾病。腹满有实证,有虚证,有热证,也有寒证。

2.关于舌和苔

《金匮要略》记载的病很少描述舌苔,湿病有"舌上如胎者",最先记载了苔,还取了谐音字胚胎之"胎"。本篇记载的舌黄,实际上指的是苔黄。白苔为寒象,腻苔为湿象,黄苔为热象,黄腻苔为湿热之象,白腻苔为寒湿之象。本篇的舌黄,当为热象。急性胃肠道疾病多为黄苔,慢性胃肠道疾病多为白苔。

3.腹满腹痛有轻重缓急之分

腹满腹痛,按之疼痛,大便闭结,《金匮要略》使用大剂量厚朴以破气,大黄以通便。这种情况可能为肠功能减退、习惯性便闭而胀气,以及较重的肠麻痹。如果发生了急腹证,如急性胰腺炎、急性腹膜炎、肠梗阻等的腹满腹痛,古代当会死亡。《金匮要略》使用泻下的方法,轻者用小承气汤、大柴胡汤,用大黄通大便;稍重用大承气汤,大黄、芒硝同用,有可能会将部分病人救活。现代都用抗生素或手术治疗腹满腹痛,死亡率显著减少。

4.关于厚朴和巴豆

绝大多数的理气药都含挥发油,具有调节胃肠功能的作用,并且有双向性,既能舒张平滑肌痉挛而缓解胃肠疼痛,也能收缩平滑肌扩张而排除胃肠胀气。

厚朴主要含生物碱——厚朴碱,也含少量挥发油。小剂量厚朴(3g～9g),具有舒张作用;大剂量厚朴(9g以上),具有收缩作用,为了排除胀气,宜用9g～15g。厚朴具有抑制唾液分泌的作用,大夫使用更大剂量厚朴,会使病人口干得难以忍受。

古代常使用巴豆治病,完整的巴豆和巴豆壳破气,是治疗腹部胀满药力最强、最有效的中药,矢气后腹满腹胀立即缓解。笔者过去对肝硬化和肝癌腹水病人严重的胀气,用其他药物解决不了的,就使用巴豆9g或巴豆壳3g～9g,水煎服,有立竿见影的效果。但巴豆只排胀气,不排腹水。巴豆的豆粒有剧毒,所含的巴豆油能使人水泻不止而死亡,因而巴豆必须用完整的,巴豆油不能漏出来。

5.治疗腹满腹痛有清热与温中之分

腹满腹痛,并有腹泻发热症状的,可能为急性感染性胃肠道炎症,为实证、轻证,张仲景使用清热的白头翁汤、葛根芩连汤治疗。

腹满腹痛,按之不痛为虚证、寒证,可能为慢性胃炎、慢性结肠炎一类疾病,使用温法,大建中汤最为适宜而有效,也可用附子粳米汤。现代黄连理中汤与之同用,《外台》柴胡桂枝汤也适宜。腹满腹痛,虚实寒热错杂,《金匮要略》提出温下法,温法和下法结合,使用厚朴七物汤、大黄附子汤治疗。后世有黄龙汤,人参与大黄同用。

6.笔者治疗腹满胀气的经验

现代内科医治的腹满胀气,多为积气、积食、积便而胀满,通气和通便同用,木香槟榔丸或枳实导滞丸效果显著。笔者的经验,不大便而腹满胀气,轻的使用虎杖30g,或与羊蹄30g,生地30g同用,通便而无腹痛,稍重的则加用大黄3g~12g。通气则使用木香、枳壳、大腹皮、香橼、香附等,如为急腹证,则由外科医治。

7.关于桂枝汤和桂枝的临床应用

桂枝汤为《伤寒论》第一方,温中解肌,调和营卫,说得比较含糊。因桂枝汤实际退不了热,反而会加重咽喉痛。《伤寒论》有白虎加桂枝汤,桂枝与生石膏同用会退热。桂枝虽然不能退热,但风湿病发热,桂枝与生石膏同用能够增强退热效果。桂枝单用并不能发汗,与麻黄同用却能够发汗。桂枝单用不能缓解腹痛,与白芍同用却能够增强解痛效果。桂枝虽然不能止痛,但与乌头同用能够增强止痛效果。桂枝与白芥子同用治疗癖饮,疗效增强。

寒 疝

一、概述

《金匮要略》本篇论述的寒疝,民间俗称小肠气、小肠疝气。

二、病因病机

《金匮要略》提出寒疝的病因病机是由于卫气不行,邪正相搏而引起。

腹痛,脉弦而紧,弦则卫气不行,即恶寒,紧则不欲食,邪正相搏,即为寒疝。(《金匮要略》)

三、临床表现

《金匮要略》提出寒疝有腹中痛和胁痛,绕脐痛,腹中绞痛,里急。并进一步提出出现手足逆冷,不仁,恶寒,身体疼痛,不欲食等全身性表现,这可能是发生了疝嵌顿而剧烈疼痛,并发了休克。这在古代是有可能发生的。

寒疝绕脐痛,若发则白汗出,手足厥冷,其脉沉弦者。(《金匮要略》)

四、类证鉴别

《金匮要略》将腹满和寒疝放在同一篇中,二者都有腹痛症状,腹满是腹胀气病,寒疝为绕脐痛,腹中绞痛,两病的表现是不同的。

五、治疗

(一)《金匮要略》方

1.当归生姜羊肉汤

《金匮要略》提出寒疝,腹中痛及胁痛,使用当归生姜羊肉汤治疗。三味药都是温性的,活血散寒,辨证是符合的,但是否有效,难以评说。

> 寒疝腹中痛,及胁痛里急者,当归生姜羊肉汤主之。

> 当归生姜羊肉汤方:当归三两,生姜五两,羊肉一斤。

> 上三味,以水八升,煮取三升,温服七合,日三服。若寒多者,加生
> 姜成一斤;痛多而呕者,加橘皮二两、白术一两。加生姜者,亦加水五
> 升,煮取三升二合,服之。(《金匮要略》)

2.大乌头煎

《金匮要略》提出寒疝,腹痛,恶寒,不欲食,绕脐痛,白津出,手足厥冷,使用大乌头煎。单味乌头煎汤,治疗寒气疼痛有效,但治疗绕脐痛是否有效,难说。《外台》提出男子阴部有内缩的表现。

> 腹痛,脉弦而紧,弦则卫气不行,即恶寒,紧则不欲食,邪正相搏,即
> 为寒疝。绕脐痛,若发则白汗出,手足厥冷,其脉沉弦者,大乌头煎主之。

> 大乌头煎方:乌头大者五枚,熬,去皮,不咬咀。

> 上以水三升,煮取一升,去滓,内蜜二升,煎令水气尽,取二升,强人
> 服七合,弱人服五合。不瘥,明日更服,不可一日再服。(《金匮要略》)

白汗出是什么意思?唾液、尿液、精液等都属于津液的范畴,白色的津液当为精液、前列腺液。

3.乌头桂枝汤

《金匮要略》提出寒疝,腹中痛,手足逆冷,不仁,恶寒,身体疼痛,不欲食等全身性表现,使用乌头桂枝汤治疗,这是合适的。《金匮要略》使用抵当乌头桂枝汤(别名

乌头桂枝汤),温药、热药直抵其寒气,不可与抵当丸化瘀血相混淆。

寒疝腹中痛,逆冷,手足不仁,若身体疼痛,灸刺诸药不能治,抵当乌头桂枝汤主之。

乌头桂枝汤方:乌头。

上一味,以蜜二斤,煎减半,去滓,以桂枝汤五合,解之。得一升后,初服二合,不知,即服三合,又不知,复加至五合。其知者,如醉状,得吐者,为中病。

桂枝汤方:桂枝三两,去皮,芍药三两,甘草二两,炙,生姜三两,大枣十二枚。

上五味,㕮咀三味,以水七升,微火煮取三升,去滓。(《金匮要略》)

抵当为直抵其当攻之处的意思。《伤寒来苏集》注:"名之曰抵当者,直抵其当攻之处也。"《伤寒论》有抵当汤、抵当丸,药用水蛭、虻虫、桃仁、大黄。二者方药不同。

(二)附方

《外台》乌头汤:治寒疝腹中绞痛,贼风入攻五脏,拘急不得转侧,发作有时,使人阴缩,手足厥逆。(《金匮要略》)

六、转归和预后

寒疝等各种疝气的预后一般较好,古代中医虽然不能治愈,但如今死亡率为0。

七、临床体会

1.历代的记载

《诸病源候论》提出疝者痛也,少腹痛,绕脐痛,心腹痛,里急而腹痛等,这些疼痛符合疝气发生的部位。《诸病源候论》对于寒疝有较详细的描述,并记载有寒疝心痛候、寒疝腹痛候、寒疝心腹痛候、寒疝积聚候。寒疝病源有疝病诸候,有七种疝,总称为疝病。

《诸病源候论·诸疝候》:"诸疝者,阴气积于内,复为寒气所加,使荣卫不调,血气虚弱,故风冷入其腹内,而成疝也。疝者痛也,或少腹痛,不得大小便;或手足厥冷,绕脐痛,自汗出;或冷气逆上抢心腹,令心痛;或里急而腹痛。此诸候不一,故云诸疝也。"

《诸病源候论》进一步提出寒疝的病因病机是由于阴气积于内,复为寒气所加,风冷入其腹内,寒气内盛,则卫气不行,荣卫不调,血气虚弱,邪正相搏,遇寒即发,成为寒疝。这与《金匮要略》的观点基本上是一致的。

《诸病源候论•寒疝候》:"寒疝者,阴气积于内,则卫气不行。卫气不行则寒气盛也。故令恶寒不欲食,手足厥冷,绕脐痛,自汗出,遇寒即发。故云寒疝也。"

朱丹溪提出疝痛又称疝气,并提出疝痛因寒郁而发作,受寒是诱发因素,并提出部位在肝经,宜灸大敦穴,与肾经无关。因而古方多以疏肝理气温络为主,如茴香丸、橘核丸等。

《丹溪心法•疝痛》:"疝痛,湿热,痰积流下作病,大概因寒郁而作,即是痰饮食积并死血。专主肝经,与肾经绝无相干。""疝气宜灸大敦穴。"

2.各种疝病

《金匮要略》提出寒疝是由于受寒气而发作,为疝气之一种。疝气又称疝病、疝痛。古代中医记载的少腹痛、胁痛,相当于斜疝;腹中痛,相当于直疝;绕脐痛、心腹痛,相当于脐疝。腹中绞痛、剧烈疼痛,相当于嵌顿疝。

现代重体力劳动和受寒之人已经显著减少,疝的发病率也显著减少,一旦发病,都以外科修补术为主要治法,采取保守疗法的人极少。

3.关于当归生姜羊肉汤

现代有中医认为这是食疗方,本方的确是药食结合。但问题是羊肉在方中是作为食品,还是作为药品?《金匮要略》书中明确是将羊肉作为药,煮取三升,温服,日三服,喝汤以治病,并非作为美食。方中君药当归,从色香味的角度讲,不适合煮羊肉汤,也不适合用当归红烧羊肉。做羊肉放入苦味的中草药,如果不用其他调味品,这种羊肉谁能吃得进去? 如果喝了汤以后,取出羊肉另放调味品,吃羊肉当然是可以的。

在冬天,气血虚寒之人、宫寒经少之妇人,服用本方,可补血调经。有人每年必发冻疮,秋天开始服用本方,一个冬天冻疮未发。

至于本方治疗寒疝和疝气,现代中医可能已经看不到这种病了。

宿 食

一、概述

宿食,未能消化的食物积聚在上脘、中脘、胃肠道中故名。

二、病因病机

《金匮要略》提出宿食是由隔宿的食物没有消化,又感受风寒而头痛发病。

其脉紧如转索无常者,有宿食也。脉紧头痛风寒,腹中有宿食不化也。(《金匮要略》)

三、临床表现

张仲景重视脉象,脉浮而大,或脉数而滑,说明宿食是实证、热证。但具体症状,《金匮要略》叙述甚为简略。

师曰:寸口脉浮而大,按之反涩,尺中亦微而涩,故知有宿食。

脉数而滑者,实也,此有宿食。(《金匮要略》)

四、类证鉴别

"问曰:人病有宿食,何以别之?"说明需要认识并辨别宿食。但书中文字简略,这是在与同一篇中的腹满寒疝做鉴别。

五、治疗

（一）治疗法则

《金匮要略》提出一用下法,一用吐法。"宿食在上脘,当吐之。""下利不欲食者,当下之。"

（二）治疗方药

1.大承气汤

《金匮要略》提出宿食宜使用大承气汤泻下。下利不欲食者,也使用大承气汤泻下,此为通因通用之法。

《金匮要略·宿食》:"故知有宿食,大承气汤主之……此有宿食,下之愈,宜大承气汤。下利不饮食者,有宿食也,当下之,宜大承气汤。"方见前痉病中。

2.瓜蒂散

《金匮要略》提出宿食在上脘,宜使用瓜蒂散呕吐之法。《金匮要略》并提出亡血与虚者,不可与之服用。

宿食在上脘,当吐之,宜瓜蒂散。

瓜蒂散方:瓜蒂一枚,熬黄,赤小豆一分,煮。

上二味,杵为散,以香豉七合煮取汁,和散一钱匕,温服之。不吐者,少加之,以快吐为度而止。

亡血与虚者,不可与之。(《金匮要略》)

六、转归和预后

宿食不化有轻重缓急之分,其轻者,饥饿一两天,停食能够自愈。其重者,则必须治疗。书中提到宿食下之可治愈。

此有宿食,下之愈。(《金匮要略》)

七、临床体会

1.巢元方的论述

《诸病源候论》提出宿食不消,病人有腹胀气急,噫气酸臭,时有恶寒壮热症状。这是由于脏气虚弱,脾胃寒气,宿谷未消,新谷又入,不能消磨。至于憎寒壮热,可能宿食化热化毒而发热,发生了感染,如急性胰腺炎、急性胆囊炎等,或者继发了外感而发热。

《诸病源候论·宿食不消候》:"令人腹胀气急,噫气醋臭,时复憎寒壮热是也。""宿食不消由脏气虚弱,寒气在于脾胃之间,故使谷不化也。宿谷未消,新谷又入,脾气既弱,故不能磨之,则经宿而不消也。"

2.张子和的论述

张子和提出膏粱之人,起居闲逸,奉养过度,酒食所伤,以致中脘留饮。古代民间,食物不足时多。张子和提出富裕人家营养过度,酒肉所伤而发生宿食不化。所谓宿食,并非一次性多食所伤,而是宿食未消,又进新食,酒肉过多,多次积食,包括食伤、肉伤、酒伤,从而损伤脾胃。宿食并非不洁食物所伤的急性胃肠炎之呕吐、腹痛或腹泻。如果有恶寒发热头痛,可能是外感风寒诱发的。

张子和提出病人中脘留饮,胀闷,痞膈醋心,心头泛有酸醋味,当为急性胃炎所致。

《儒门事亲·酒食所伤》:"夫膏粱之人,起居闲逸,奉养过度,酒食所伤,以致中脘留饮,胀闷,痞膈醋心。"

3.现代人伤于酒肉

现代喝酒吃肉过多的人较多,一次次的宿食积累而不消化,病人就会腹部饱胀,嗳气酸臭,这是发生急性胃炎的表现。如果多次被酒过量、肉过多所伤,则病情较重,有可能发生急慢性胰腺炎、胆囊炎、慢性酒精性肝炎或脂肪性肝炎等,严重者可能需要抢救或手术。

4.关于吐法、下法

《金匮要略》治疗宿食用吐法、下法。积食停留在胃中,用瓜蒂散可以让其立即吐出来。宿食停留在肠中,用大承气汤泻下后,患者立即会感到轻松。急性胰腺炎、急性胆囊炎,也必须立即泻下,宜结合疏泄肝胆的方法治疗。如有发热,还要使用金银花、焦山栀、黄连、黄芩和生石膏退热。

5.伤食的治疗

治疗一般性伤食、积食,古方保和丸、枳实导滞丸的效果是显著的。对于急性胃炎,现代都使用张仲景清胃泻下的方法治疗,以泻心汤为主方,可用中药黄连、黄芩、大黄、莱菔子、炙鸡金、枳实、枳壳、厚朴、木香、藿香等。笔者常加用秦皮、虎杖、望江南各30g,以增清胃之效。

治疗急慢性胰腺炎、胆囊炎,使用疏肝泄下的方法,以大柴胡汤为主方,可用中药柴胡、黄芩、黄连、大黄、郁金、芍药、木香、枳壳、虎杖、蒲公英、山栀、连翘等,也可采用中西医结合的方法治疗。

6.关于瓜蒂

瓜蒂为甜瓜蒂,瓜蒂小剂量(3g以下)可以抑制胃蠕动,引起食欲不振而进食减少,停用后食量即会增多。瓜蒂剂量稍大,10g以上能引起胃逆蠕动,恶心呕吐的概率增多,因而张仲景把它作为引吐药。现代吐法已很少使用,都使用插管洗胃的方法。

甜瓜有保肝降酶的作用,一般每次使用9g,水煎服,不会引起胃不舒服和呕吐等不良反应。

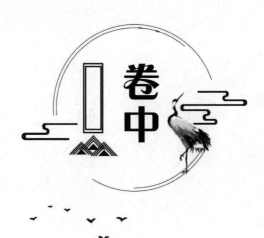

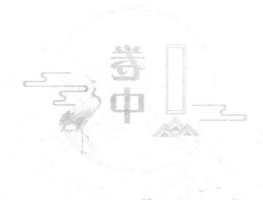

第十一节　五脏风寒积聚病脉证并治

论二首　脉证十七条　方二首

《金匮要略》本篇标题为五脏风寒积聚病,说明这篇讲的是五脏风寒病与五脏积聚病。五脏风寒病之后,《金匮要略》还提出了三焦竭,并综合了许多脏腑的病,实际上这是五脏风寒病在与三焦竭做鉴别。

五脏风寒病

一、概述

《金匮要略》提出五脏风寒病,并非五脏同时中了风寒二气,而是五脏中风证与几个中寒证,《金匮要略》把肝着证、肾着证、脾约证、心伤证和心气虚之神志证,以及五脏之死脉,放在一起,说明它们都属于五脏风寒病的范畴。

二、病因病机

五脏中风是外来之风邪侵入了五脏之经络,这是五脏之经病经证,并非风邪直中五脏引起的脏病脏证,也并非内风引起的脏病脏证。五脏中寒是寒邪中于五脏之经络,这是五脏之经病经证,并非寒邪直中五脏引起的脏病脏证,也并非内寒引起的脏病脏证。

三、临床表现

(一)五脏中风证

1.肺中风证

风邪中于肺经为肺中风证,症状有气喘,口燥,行动身重,眩冒而且肿胀等。

肺中风者,口燥而喘,身运而重,冒而肿胀。(《金匮要略》)

2.肝中风证

风邪中于肝经为肝中风证,症状有眼皮跳动,两胁痛,行常伛背,喜甜味。

肝中风者,头目𥆧,两胁痛,行常伛,令人嗜甘。(《金匮要略》)

按:𥆧(shùn)为眼皮跳动之意。

3.心中风证

风邪中于心经为心中风证,症状有发热,气急鼻扇,不能起,有饥饿感,但食即呕吐等。

心中风者,翕翕发热,不能起,心中饥,食即呕吐。(《金匮要略》)

按:翕(xī),翕翕发热为高热时,呼吸急促,鼻孔扇动的样子。

4.脾中风证

风邪中于脾经为脾中风证,症状有发热,面红如醉,腹中烦重,二目眼皮𥆧𥆧跳动,短气等。

脾中风者,翕翕发热,形如醉人,腹中烦重,皮目𥆧𥆧而短气。(《金匮要略》)

(二)五脏中寒证

《金匮要略》提出五脏中寒证,书中只有三脏中寒证,少了脾中寒证和肾中寒证。

1.心中寒证

寒邪中于心经为心中寒证。病人症状有苦于心中如吃了辛辣大蒜那样,严重的心痛彻背,背痛彻心,如虫蛊所注,吐了能自愈。心中寒证是心的经病经证。

心中寒者,其人苦病心如啖蒜状,剧则心痛彻背,背痛彻心,譬如蛊注。其脉浮者,自吐乃愈。(《金匮要略》)

按:啖(dàn),吃意。大蒜又名胡蒜,是西汉张骞从西域带来的。

2.肺中寒证

寒邪中于肺经为肺中寒证。症状有吐浊涕,这可理解为流浓涕和吐浊痰。因肺气通于鼻,肺经受邪则鼻窍不通并流涕。这是肺的中寒经证窍证,不是肺的脏病脏证。

> 肺中寒,吐浊涕。(《金匮要略》)

3.肝中寒证

寒邪中于肝经为肝中寒证。症状有两臂不举,胸胁痛,喜太息透气,不得转侧,食即吐,汗出,舌燥等。这是肝的中寒经证,不是肝的脏病脏证。

> 肝中寒者,两臂不举,舌本燥,喜太息,胸中痛,不得转侧,食则吐而
> 汗出也。(《金匮要略》)

(三)五脏的特殊病及其治疗

《金匮要略》提出肝着证、肾着证、脾约证、心伤证、心气虚证。四脏的特殊性病属于经证和神志证范畴,不属于脏病脏证。

1.肝着证

肝着证的症状:如有人踏在胸胁上,在未发病时,但欲饮热饮;胁胀,如有粘贴着的感觉。《金匮要略》明确提出肝着证是经证,不是脏病。

> 肝着,其人常欲蹈其胸上,先未苦时,但欲饮热,旋覆花汤主之。
> (《金匮要略》)

2.肾着证

肾着证的症状有身重,腰冷痛,如坐水中,腹重如带五千钱,病属下焦,但小便自利,饮食如故。《金匮要略》明确提出肾着证是经证,不是脏病。

> 肾着之病,其人身体重,腰中冷,如坐水中,形如水状,反不渴,小便
> 自利,饮食如故,病属下焦。身劳汗出,衣里冷湿,久久得之,腰以下冷
> 痛,腹重如带五千钱,甘姜苓术汤主之。(《金匮要略》)

3.脾约证

《金匮要略》明确提出脾约证是胃气强,脾受胃强之约束而脾弱,犹如弱者受强者之约束欺侮那样,因而称为脾约,为胃强脾弱之证。趺阳脉在足背阳明经上,趺阳脉浮则胃气强,涩则小便数,浮涩相搏,大便则坚。《金匮要略》脾约证有小便数、大便坚的症状。

> 趺阳脉浮而涩,浮则胃气强,涩则小便数,浮涩相搏,大便则坚,其

脾为约,麻子仁丸主之。(《金匮要略》)

4.心伤证

《金匮要略》提出心伤证,因劳倦而有发热,头面赤,下半身重,心中痛而心烦,脐跳,为心经所藏之气损伤。

> 心伤者,其人劳倦,即头面赤而下重,心中痛而自烦,发热,当脐跳,其脉弦,此为心藏伤所致也。(《金匮要略》)

按:手少阴之脉,下膈,络小肠,故有心中痛、脐跳的症状。

5.心气虚证

《内经》理论,心主神,心藏神,心主血脉,心为精神之所舍。血气少者,属于心气虚,感邪而哭者,为心气虚,而使人魂魄不安,畏惧。合上眼睛即欲睡眠,梦远行而精神离散,魂魄妄行。这些都是神不守舍的精神症状。《金匮要略》提出阴气衰者为癫,阳气衰者为狂。

> 邪哭使魂魄不安者,血气少也;血气少者属于心,心气虚者,其人则畏,合目欲眠,梦远行而精神离散,魂魄妄行。阴气衰者为癫,阳气衰者为狂。(《金匮要略》)

四、类证鉴别

《金匮要略》在本篇中论述了三焦竭,没有治疗方药。《金匮要略》为什么把一些疑难、严重病放在同一篇中,因为五脏分属于三焦,这是将三焦竭与五脏风寒病做鉴别。但是笔者认为如果放在鉴别这一段中,又太长太多,难以做比较,因而作为独立的一段,附在下面。

五、治疗

本篇五脏中风证没有治疗方药,心伤证、心气虚证,《金匮要略》也没有治疗方药,因而笔者不分段落,都简单地写一下。只有肝着证、肾着证和脾约证有治疗方药,需要阐述。

1.旋覆花汤

《金匮要略》提出肝着证使用旋覆花汤,但在本篇中有方名而无药物。在《金匮要略》妇人杂病篇中也有旋覆花汤,有三味中药、剂量、煮法和服法。

旋覆花汤：旋覆花三两，葱十四茎，新绛少许。

上三味，以水三升，煮取一升，顿服之。（《金匮要略》）

2. 甘姜苓术汤

《金匮要略》提出肾着病使用甘姜苓术汤，该方能治疗腰肌、腰椎退行性病变和慢性肾病，能改善腰冷痛重着症状。但用于治疗慢性肾病尿蛋白不会有效。

甘草干姜茯苓白术汤方：甘草、白术各二两，干姜、茯苓各四两。

上四味，以水五升，煮取三升，分温三服，腰中即温。（《金匮要略》）

3. 麻子仁丸

麻子仁丸治疗胃强脾弱大便坚的脾约证，又称脾约麻子仁丸，用于便秘，便次多者则不宜使用。

麻子仁丸方：麻子仁二升，芍药半斤，枳实一斤，大黄一斤，厚朴一尺，杏仁一升。

上六味，末之，炼蜜和丸梧子大，饮服十丸，日三，以知为度。（《金匮要略》）

六、转归和预后

《金匮要略》提出五脏都有死藏，书中没有症状记载，只有脉象描述。书中描述脉象的变化，都是一些神气散乱、特殊的罕见之脉，说明这是即将死亡的危重病人。至于五脏皆出现浮脉，脉象发生重大变化，表明五脏所藏的精神意志已不存在，只有脉搏、心跳，说明这是一个昏迷不醒、神气已散的危重病人，并非五脏真的衰竭而死了。

肺死藏，浮之虚，按之弱如葱叶，下无根者，死。肝死藏，浮之弱，按之如索不来，或曲如蛇行者，死。心死藏，浮之实如丸豆，按之益躁疾者，死。脾死藏，浮之大坚，按之如覆杯，洁洁状如摇者，死。肾死藏，浮之坚，按之乱如转丸，益下入尺中者，死。（《金匮要略》）

七、临床体会

（一）关于五脏风寒证

1.《内经》论述风寒从体表皮肤入于经脉，入于六腑，再入于五脏。

《伤寒论》论述了外感风寒之三阳病与三阴病,没有论述五脏之病。而在《金匮要略》中作了论述。但张仲景论述的是五脏之经病经证,而不是五脏之脏病脏证。《金匮要略》提出四脏的中风证,少了肾中风证;中寒证只有心、肺、肝三脏,少了脾、肾两脏。而且《金匮要略》所记载的症状难以与五脏的疾病相联系,与《灵枢》经脉篇的经脉经络病基本上一致,因而《金匮要略》论述的是五脏之经病经证。

2.关于心痛彻背,背痛彻心

《金匮要略》提出心中寒证"剧则心痛彻背,背痛彻心,譬如蛊注"。《金匮要略》的胸痹病栝蒌薤白三方之主治只有"心痛彻背",没有背痛彻心。乌头赤石脂丸的主治为心痛彻背,背痛彻心。胸背痛和背胸痛,这是心的经病经证,可以为胸痹病,也可以为风湿痛和神经痛。它因受寒而发作,因而能自愈。

《金匮要略》说心之中寒证,引起心痛背痛,如虫蛊所注。"如"可以解释为像虫蛊所注,胆道蛔虫症就有这种胸背痛症状。腹部受寒蛔虫上穿在过去是常见病。笔者年轻时还看到呕吐蛔虫,吐出后就能自愈的病人。其他疾病也有可能会发生,如胃脘痛过去也叫心头痛。胆囊炎胆石症小发作,也有心头痛放射至肩背部位。

《内经》理论心不受邪,因而不是心脏直中寒邪引起心背痛,也不是冠心病心绞痛。《内经》有真心痛的病名,这才是冠心病心绞痛,内因是气血瘀滞。冠心病心绞痛,受寒冷刺激可能会诱发。心绞痛轻者虽然可能会自行缓解,但在古代,真心痛死亡率是很高的。

3.《内经》情志学说与《金匮要略》五脏之死藏

《内经》情志学说提出五脏都有所藏,贮藏精神情志。心藏神,肺藏魄,肝藏魂,脾藏意,肾藏志。五脏化五气,以生五志,喜怒悲忧恐。

《素问·宣明五气论》:"五藏所藏,心藏神,肺藏魄,肝藏魂,脾藏意,肾藏志。"《素问·阴阳应象大论》:"人有五藏,化五气,以生喜怒悲忧恐。"

《金匮要略》提出心气虚证,轻者出现神不守舍、精神涣散的症状;稍重则发生癫狂,即精神病;最重则发生五脏之死藏,即五脏所藏之精神情志消失。

心死藏的意思为所藏之神死了、失去了。肝死藏为所藏之魂死了、失去了。肺死藏为所藏之魄死了、失去了。脾死藏为所藏之意死了、失去了。肾死藏为所藏之志死了、失去了。喜怒悲忧恐五志都消失了，精神情志都失去了，人只有心跳、脉搏，现代称为植物人。

4.脏字与藏字

《金匮要略》现代的书中都使用简体字。《内经》藏象理论的"五藏六府"，为藏之于内，象之于外之意。现简化为"五脏六腑"。《金匮要略》本篇的标题为五脏风寒病。但书中条文出现了"心藏伤"，而不是心脏伤。究竟是误写还是未简写？笔者认为应是"心藏伤"。因为这是心的经证，心经所藏之气损伤，并非心的脏证，不是心脏损伤。

"脏"字原为肮脏、脏乱差之意，"五藏"与"五脏"的意思和发音都不相同。

(二)关于五脏的特殊证

1.肝着证与旋覆花汤

《金匮要略》提出肝着证，胁胀如有粘贴着的感觉，临床上这在肝病患者中是有发生的。现代理解肝着证，可能为慢性肝炎、肝肿大，早期肝癌患者也有此症状，有些脂肪肝、酒精肝和结肠肝区胀气的患者也可能会有此症状。《金匮要略》提出使用旋覆花汤治疗。

《金匮要略》中旋覆花汤所用的新绛是由猩猩血制成，早已无此药，现用降香代替，二药功效并不相同。新绛有活血功效，降香有降气功效。旋覆花汤原用于疏肝活血通络；改用降香后疏肝降气，诸药都没有降酶效果。该方并不用于治疗慢性肝病活动期，只是用于改善肝区不舒服的症状，后世常移用于治疗胸闷。

2.关于旋覆花

张仲景用旋覆花为君药有两方，《伤寒论》旋覆代赭汤，主治"噫气不除者"。《金匮要略》旋覆花汤主治肝着证和妇人杂病。中医传统认为"诸花皆升，旋覆独降"。旋覆花有平气平喘，宽胸降逆功效，用于气上逆而嗳气、气急气喘以及胸闷。现代药理证实，旋覆花具有舒张平滑肌的作用。

旋覆花有细毛，包煎会漏出一些，刺激咽喉可加重咳嗽，因而古人治疗咳嗽使用全草,名金沸草。而旋覆花用于治疗心病、肝病或上消化道病。

3.肾着证与甘姜苓术汤

《金匮要略》提出肾着证,腰及腰以下冷痛。腰肌病、脊柱病,以及肾脏病都可能有这些症状。身重,腹重如带五千钱,这显然是发生了下半身水肿,甚至并发了腹水;肌肉劳损也可能会有此重着的症状。《金匮要略》明确提出这是经证,不是脏病,不是肾脏病、肝脏病、心脏病的重着和水肿,因而"小便自利,饮食如故"。

临床上营养性水肿、物理性水肿、腰肌劳损、腰椎骶椎退行性改变、骨质增生及风湿病都会有酸痛重着的症状,而且不影响饮食和小便。慢性肾病和狼疮性肾炎都可能有腰冷痛重着的症状,虽然也可能没有水肿,但这是脏病,兼有经证。古代没有理化检查,分不清是肾病还是腰肌或腰椎问题,治疗腰冷痛重着的方法是一样的。

《金匮要略》使用甘姜苓术汤治疗,健脾温阳利水,改善肾着证之腰重着、身重着及腹重着的症状。本方温阳强于健脾,弱于利水。方中干姜、茯苓各四两,剂量较大,但利水之力较弱,如果真的发生了水肿和腹水,这四味药是远远不够的。

4.胃强脾弱与麻子仁丸

《金匮要略》提出胃气强而脾气弱称为脾约。《伤寒论》247条记载同样的条文,论的是阳明病发热之脾弱胃强而大便难。《金匮要略》与之一字不差。《金匮要略》论的是脾中风后胃强脾弱而大便难,虽然并非伤寒阳明病,但胃强脾弱在内科疾病中同样存在。

所谓胃强脾弱,简单理解就是胃强而能受食,脾弱而不能运化,食之而不化。胃气强有二解:一是胃气为后天之本强,则身体强壮;另一是胃气受纳功能强,则食欲旺盛。脾气弱,食之不化是运化功能弱,有二解:一是《金匮要略》所说的大便坚、大便难,《金匮要略》称为脾约证;二是有一些病人大便有时干而难解,有时稀而难解,次数多,食欲好,这也是胃强脾弱。此外,大便改变尚有脾虚泄泻证和便秘证,这些都不称为脾约证,因而后世发展了更多的健脾止泻方药和润肠通便方药。脾约二字的概念难以理解,早就淘汰了。

麻子仁丸润肠通下与理气同用的方法成为中医组方的一种模式,治疗大便坚硬不是单用承气汤类方攻下。麻子仁丸有中成药,至今内科便秘轻者仍在使用。后世发展了五仁丸,去掉了大黄,药力虽然弱了一些,但可以长期服用,比长期服用大黄更为安全。大黄宜短期使用,后世所用的芦荟、番泻叶与大黄类似,其泻下也是蒽醌类的大黄泻素等成分在起作用,也有腹痛反应和耐药性。

三焦竭与三焦病

本篇五脏风寒积聚病之后有一段三焦竭的论述。三焦是五脏六腑所在的部位,三焦竭并非一个病,而是许多脏腑病。《金匮要略》没有提出治疗方药。

1.三焦竭

《金匮要略》采用问答的方式说明三焦竭的意思?三焦竭分部位,上焦竭容易噫气、嗳气,这是由于上焦受中焦之谷气,营气上输,脾胃之气不和,不能消谷,因而噫气。下焦竭会引起遗尿、大便失禁,三焦之气不和,不能自行约束制禁,不需要治疗,时间久了会自愈。说明这都是一些小病。但临床上尿急、尿频,二便失禁,没有自愈的病人很多,还是需要治疗,而且中药的效果很好。

> 问曰:三焦竭部,上焦竭善噫,何谓也? 师曰:上焦受中焦气未和,不能消谷,故能噫耳。下焦竭,即遗溺失便,其气不和,不能自禁制,不须治,久则愈。(《金匮要略》)

2.三焦热和三焦寒的脏腑证

《金匮要略》提出,热在上焦者,因咳嗽而为肺痿;热在中焦者,则大便坚而秘结;热在下焦者,则尿血,或者淋秘不通。大肠有寒者,大便多如鹜溏薄;大肠有热者,大便有肠垢,即白色的黏冻。小肠有寒者,其人里急下重并便血,有热者,则为痔疮。

> 师曰:热在上焦者,因咳为肺痿;热在中焦者,则为坚;热在下焦者,则尿血,亦令淋秘不通。大肠有寒者,多鹜溏;有热者,便肠垢。小肠有寒者,其人下重便血;有热者,必痔。(《金匮要略》)

积 聚

一、概述

《金匮要略》提出积聚病,积为脏病,聚为腑病,总称为积聚。

问曰:病有积、有聚、有䅽气,何谓也?师曰:积者,脏病也,终不移;聚者,腑病也,发作有时,展转痛移,为可治。(《金匮要略》)

二、病因病机

《诸病源候论》提出积聚症瘕是由于阴阳不和,脏腑虚弱,受到邪害,与脏气相搏结所生,乃成积聚。

《诸病源候论·积聚候》:"积聚者,由阴阳不和,腑脏虚弱,受于风邪,搏于腑脏之气所为也……积者阴气,五脏所生,始发不离其部,故上下有所穷已;聚者阳气,六腑所成,故无根本,上下无所留止,其痛无有常处。诸脏受邪,初未能为积聚,留滞不去,乃成积聚。"

《诸病源候论·症瘕候》:"症瘕者,皆由寒温不调,饮食不化,与脏气相搏结所生也。其病不动者,直名为症。若病虽有结瘕,而可推移者,名为瘕。"

三、临床表现

《金匮要略》和《诸病源候论》提出积病有肿块,始终不会移动,部位固定,上下有边界。聚病发作有时,没有根,能移动,上下无边界。《金匮要略》还提出积病全身上下左右都可以生长,如胸中、喉中、脐旁、少腹、气冲等。张仲景以脉象来判明积之所生的部位,这反映了那个时代的最高水平。但今人对此难以理解,原文不作分析。现今当以现代化的检查作为诊断依据。

诸积大法,脉来细而附骨者,乃积也。寸口,积在胸中;微出寸口,积在喉中;关上,积在脐旁;上关上,积在心下;微下关,积在少腹;尺中,积在气冲。脉出左,积在左;脉出右,积在右,脉两出,积在中央,各以其部处之。(《金匮要略》)

四、类证鉴别

《金匮要略》还提出榖气之病,榖气有胁下痛,按之则愈。复发,为伤食而发生的肠道气聚、积气的病。这是积聚与榖气在做鉴别。榖(gǔ),同穀。

> 榖气者,胁下痛,按之则愈,复发为榖气。(《金匮要略》)

五、治疗

在本篇中未提出积病的治疗方法。在《金匮要略》治疗疟母的症瘕中提出使用鳖甲煎丸,方在疟病篇中。

六、转归和预后

《金匮要略》提出聚病"为可治"。

《诸病源候论》提出积聚之脉,实强者生;脉虚弱沉者死。说明强壮之人可生,虚弱之人会死。

《诸病源候论·积聚候》:"诊得心腹积聚,其脉牢强急者生,脉虚弱急者死。又积聚之脉,实强者生,沉者死。"

七、临床体会

1.积的概念

中医之积为体内有形之物,有食积、饮积、水积、血积、瘀积、痰积、毒积、虫积、气积、症积等,其中症积为肿瘤、癌症。气为无形之物,气积一般称为气滞、气聚或积气胀气。《金匮要略》明确是五脏积聚,本篇当为五脏的症积。症为推之不移的肿块,称为症积,当为癌症肿块。中医认为热结、瘀结、痰结、毒结等结积而成肿块。《内经》有五脏之积:伏梁、肥气、痞气、息贲、奔豚,称为五积,相当于五脏的肿瘤。

《金匮要略》将疟母称为症瘕。疟母为脾脏肿大、巨脾症。

2.瘤与结

《内经》将小的肿块称为结,现代称为结节,大的肿块称为瘤,现代称为肿瘤。

《灵枢·刺节真邪》:"久者数岁乃成,以手按之柔,已有所结,气归之,津液留之,邪气中之,凝结日以益甚,连以聚居、为昔瘤。"

3.关于䅽气

䅽气之病《内经》无记载，《诸病源候论》和后世都没有传承。䅽气原为食物之气，《金匮要略》把它作为一个病论述，有胁下痛，按之则愈。能复发，说明这是气聚，可能为伤于面食而发生肠道积气之证。《金匮要略》只有简单的一小段论述，这是与积聚在做鉴别。

䅽下为禾字，同榖，榖简体字为谷。《金匮要略》第一篇有䅽饦之邪，从口入者，宿食也。馎(bó)饦(tuō)为古代的一种面食。䅽饦之邪意为宿食成邪而致病。

4.治疗方法

现代中医治疗症积使用散结的方法，有清热散结、破瘀散结、化痰散结、软坚散结和解毒散结等。中医中药能够解决的肿块是炎症性结节和免疫性结节。对于肿瘤，不论是良性肿瘤还是恶性肿瘤，中草药都难以消除。只有在手术、放疗、化疗后，癌细胞基本上清除后，或者尚剩余极少量癌细胞时，服用中草药才有可能会有效。对于癌症病人，中草药可以抑制癌细胞复制增殖，并增强人体的免疫功能，增强抵抗力，因而能够使病人长期带瘤生存。

1毫米大小的癌结节就有1亿个癌细胞。癌细胞有增殖期和非增殖期细胞，并有快速增殖和慢速增殖。药物仅能抑制增殖期癌细胞，不能抑制非增殖期癌细胞。中草药药力弱，仅仅是抑制少量慢速增殖的癌细胞，对于快速增殖的癌细胞，中草药显得病重而药轻。对于非增殖期癌细胞，中西药物都难有效。

《金匮要略》人参鳖甲煎丸使用了许多清热破瘀和软坚散结的中草药，并与人参鳖甲同用，既抗癌又扶正，《金匮要略》作出了示范。人参、鳖甲两味药至今仍然是最佳的扶正药、抗癌药。

治疗癌症首先是抗癌，扶正抗癌的概念容易使人理解为扶正就能够抗癌。绝大多数扶正药是抗不了癌症、消除不了肿块的，并且癌细胞会不断地增殖，癌块会不断地增大，即使是良性肿瘤也难以解决。随着癌块不断地增大，所释放的毒素刺激人体，症状会越来越多，人体会越来越弱，扶正药的效果会越来越差，因而扶正抗癌的局限性是很大的。

第十二节　痰饮咳嗽病脉证并治

论一首　脉证二十一条　方十九首

痰 饮 病

一、概述

本篇名痰饮病,论述四个饮证:痰饮、悬饮、支饮和溢饮,实际上论述的都是饮病饮证。

咳嗽为痰饮病的一个症状。《金匮要略》肺痿肺痈咳嗽上气篇的标题中,也有一个咳嗽症状。

二、病因病机

《金匮要略》提出其人素盛今瘦,水走肠间或水流胁下,或归于四肢,从而引起痰饮病。《诸病源候论》痰饮候提出,气脉闭塞,津液不通,水饮气停在胸腑,结而成痰。

问曰:四饮何以为异? 师曰:其人素盛今瘦,水走肠间,沥沥有声,谓之痰饮。饮后水流在胁下,咳唾引痛,谓之悬饮。饮水流行,归于四肢,当汗出而不汗出,身体疼重,谓之溢饮。咳逆倚息,短气不得卧,其形如肿,谓之支饮。(《金匮要略》)

三、临床表现

《金匮要略》论述的痰饮病是一个病名总称,下分四个证:痰饮证、悬饮证、溢饮证和支饮证,总称为痰饮病四饮证。每一个证有许多不同的症状,并有不同的治疗方药。痰饮病中的痰饮证为一个证,两者不可混淆。

> 问曰:夫饮有四,何谓也? 师曰:有痰饮,有悬饮,有溢饮,有支饮。

(《金匮要略》)

(一)四饮证

1.痰饮证

《金匮要略》提出痰饮证为病人素盛今瘦,水走肠间,沥沥有声。肠间是肠内,还是肠与肠之间的腹腔内? 二者都是。肠蠕动增强时气水相搏而发出沥沥之声。腹腔内水液增多,腹水时肠壁水肿,也会气水相搏而发出沥沥之声,并腹泻,病人都会逐渐消瘦。

痰饮证是慢性病,长期患病必然会逐渐消瘦,即使胖人也会成瘦人。

2.悬饮证

悬饮证为水流在胁下,咳唾引痛。胁下的部位在胁之下的腹部,还是在胸部两侧? 应都包括在内,中医常笼统地称为胸胁,较胁下部位稍高,较腋下部位为低。咳嗽唾痰时引发胸胁疼痛,可能有胸腔积液,由胸膜炎引起。

3.溢饮证

溢饮证为水流归于四肢,不汗出,身体疼重,四肢水肿。肺源性心脏病有下肢浮肿。肺心病并发低蛋白血症可有四肢浮肿,并有腹水和胸水。

肾病多为面目及下肢浮肿,《金匮要略》主要在水气病中有论述。因此,不宜将溢饮证归于肾病水肿。

4.支饮证

支饮证有咳嗽,气喘,胸满,心下痞坚,不能平卧,面色黧黑,肿胀等症状。黧黑为暗紫黑色,为严重缺氧的临床表现,因而这是个危重病,如肺源性心脏病、慢性心力衰竭、肺水肿。

> 膈间支饮,其人喘满,心下痞坚,面色黧黑。(《金匮要略》)

(二)各种饮病饮证

除了痰饮病的四饮证外,还有一些饮证,《金匮要略》也有论述。

1. 留饮

《金匮要略》提出留饮为体内水饮留积,可发生在心下、胁下、胸中三个部位。心下留饮,其人背寒,冷如掌大。心下是什么部位?饮留积心下可能为原发性慢性心包积液,有背寒如掌大的症状。如胃脘发生留饮,可能是肠梗阻,会有恶心呕吐。胁下留饮,胁下痛引缺盆,咳嗽会减轻。饮留积在胁下,可能为原发性慢性胸膜炎胸腔积液。历节病四肢关节肿胀疼痛,咳嗽,气短,胸中有留饮为胸腔积液,这是历节病并发了胸中留饮。类风湿关节炎并发间质性肺炎,以及胸膜炎胸腔积液,与免疫性浆膜炎有关。

夫心下有留饮,其人背寒冷如掌大。留饮者,胁下痛引缺盆,咳嗽则辄已。胸中有留饮,其人短气而渴,四肢历节痛。脉沉者,有留饮。
(《金匮要略》)

2. 伏饮

《金匮要略》提出伏饮。留饮积伏在体内膈上,发作时有恶寒发热,满喘咳吐,背腰疼痛,流泪,身体瞤动。膈上伏饮为外邪引发,似为慢性胸膜炎因感染时间长而诱发少量胸腔积液。

膈上病痰,满喘咳吐,发则寒热,背痛腰疼,目泣自出,其人振振身瞤剧,必有伏饮。(《金匮要略》)

按:瞤,原为眼皮跳动,引申为肌肉瞤动之意。

3. 寒饮

《金匮要略》提出寒饮,病人水停心下,有喘满、心悸、短气症状,脉象为双手弦、弦数、偏弦。条文中提出当为饮病,又提出为"寒也"。在另一条中提出寒饮的证名。既有寒饮,那就有热饮,但《金匮要略》没有提,清初喻嘉言才提出热饮的概念。

水停心下是什么部位?笔者认为这是慢性心包炎心包积液急性发作,因而有喘满、心悸与短气症状。为什么冬夏难治?北方冬天寒冷,夏天酷热,容易外感。如果不发生感染,四季是同样的。但在古代,寒饮也不容易治好。

夫病人饮水多,必暴喘满。凡食少饮多,水停心下。甚者则悸,微者短气。脉双弦者,寒也,皆大下后喜虚。脉偏弦者,饮也。

脉浮而细滑,伤饮。脉弦数,有寒饮,冬夏难治。(《金匮要略》)

4.肺饮

《金匮要略》同一条文中提出的肺饮和支饮都有喘满、心悸与短气症状,这是肺饮与支饮在做鉴别。肺饮脉不弦,支饮脉平,都不是弦脉。肺饮和支饮都是肺的病变,肺饮为肺水肿重病,常为支饮的并发症,仅仅凭脉象是难以区别的。后世肺饮就都不提了。

肺饮不弦,但苦喘短气。支饮亦喘而不能卧,加短气,其脉平也。

(《金匮要略》)

四、类证鉴别

《金匮要略》提出五脏都有水病,水在五脏,并不属于痰饮病范畴。《金匮要略》另有水气病篇,论述五脏水病。《金匮要略》在本篇中提出五脏水病,这是痰饮病与水气病在做鉴别。《金匮要略》提出如果发生水病,则使用五苓散治疗。脐下有悸为脐下跳动,肠蠕动或血管搏动,这不是心悸。癫眩为头晕目眩,双手颤动,这不是癫痫。

水在心,心下坚筑,短气,恶水不欲饮。水在肺,吐涎沫,欲饮水。水在脾,少气身重。水在肝,胁下支满,嚏而痛。水在肾,心下悸。

假令瘦人,脐下有悸,吐涎沫而癫眩,此水也,五苓散主之。

五苓散方:泽泻、茯苓、猪苓、白术、肉桂。(《金匮要略》)

五、治疗

(一)痰饮病治疗法则

《金匮要略》提出痰饮病的治疗法则为温药和之。温药和之是什么意思? 古代医家对此有争论。一派认为必须使用温法,使用温性的中药以温化痰饮,并认为是治疗痰饮病的总纲。一派认为温法、清法并用,并提出温药和之的意思是使用温性温和的中药以和胃,保护脾胃之气,以免攻泻药损伤脾胃。

病痰饮者,当以温药和之。(《金匮要略》)

(二)痰饮病治疗方药

《金匮要略》治疗痰饮病的方剂共有15方,直接治疗四饮证的主方有11方,其中苓桂术甘汤与《金匮要略》肾气丸是治疗痰饮病的基本方药。有3方为和胃方,以减轻主方攻下逐饮时刺激胃肠出现的不良反应。最后一方是五苓散,利水,用以治疗水病。

1.苓桂术甘汤

苓桂术甘汤利水,健脾和胃,温化痰饮,是温药和之的代表方剂,治疗积饮、积液、积水有显著效果,临床上至今仍在使用。

心下有痰饮,胸胁支满,目眩,苓桂术甘汤主之。

苓桂术甘汤方:茯苓四两,桂枝、白术各三两,甘草二两。

上四味,以水六升,煮取三升,分温三服,小便则利。(《金匮要略》)

2.肾气丸

肾气丸益肾利水,《金匮要略》用于治疗痰饮病、肾病与虚劳病等,使用范围较广,也是温药和之的代表方剂。叶天士说,外饮治脾,使用苓桂术甘汤;内饮治肾,使用《金匮要略》肾气丸;脾肾同治,则两方同用。

夫短气有微饮,当从小便去之,苓桂术甘汤主之;肾气丸亦主之。

肾气丸方:干地黄八两,薯蓣四两,山茱萸四两,泽泻三两,茯苓三两,牡丹皮三两,桂枝、附子炮,各一两。

上八味,末之,炼蜜和丸梧子大,酒下十五丸,加至二十五丸,日再服。(《金匮要略》)

3.己椒苈黄丸

痰饮病的痰饮证,《金匮要略》使用己椒苈黄丸治疗。汉防己、木防己利水清热,但都有肾毒性和胃痛恶心反应,现已淘汰不用。椒目利水平喘,葶苈子利水蠲饮。本方以清法为主,温清并用,为治疗痰饮病的常用方药。

腹满,口舌干燥,此肠间有水气,己椒苈黄丸主之。

己椒苈黄丸方:防己,椒目,葶苈,熬,大黄各一两。

上四味,末之,蜜丸如梧子大,先食饮服一丸,日三服,稍增,口中有

津液,渴者加芒硝半两。(《金匮要略》)

4.十枣汤

痰饮病的悬饮证,《金匮要略》使用十枣汤治疗,该方中的芫花、甘遂、大戟三味药都是峻下药,研末吞服,治疗大实有羸状的严重腹水,先祛邪,后扶正,十个红枣起温药和之的作用,虽能和胃,但不足以消除三味药之峻下。

笔者过去曾使用芫花三钱至五钱,制甘遂一钱至三钱,大戟一钱至三钱,煎汤服用,治疗肝硬化腹水和癌症胸水、腹水、心包积液,泻下和消水的效果并不明显。如果生甘遂研末吞服,三分至五分(0.9g ~ 1.5g)就会引起严重水泻和腹痛。半夏、芍药、甘草与大枣虽能使甘遂的药性温和一些,但不能阻止生甘遂的峻下。生甘遂用量虽然很小,但并不安全,一般以使用本篇中的葶苈大枣泻肺汤治疗。实在解决不了的实证严重腹水,才能使用十枣汤,或两方同用。

脉沉而弦者,悬饮内痛。病悬饮者,十枣汤主之。

十枣汤方:芫花、甘遂、大戟各等分。

上三味,捣筛,以水一升五合,先煮肥大枣十枚,取八合,去滓,内药末。强人服一钱匕,羸人服半钱,平旦温服之;不下者,明日更加半钱,得快下后,糜粥自养。(《金匮要略》)

5.大青龙汤和小青龙汤

痰饮病的溢饮证,《金匮要略》使用大青龙汤治疗,该方有清热发汗功效,《伤寒论》用以治疗外感发热恶寒。《金匮要略》提出小青龙汤亦可以使用,该方有发汗解表功效,《伤寒论》用以治疗外感,心下有水气,发热咳嗽。

这说明溢饮证是痰饮病外感发热咳嗽所致的四肢浮肿,因而使用大青龙汤和小青龙汤治疗。

病溢饮者,当发其汗,大青龙汤主之;小青龙汤亦主之。

大青龙汤方:麻黄六两,去节,桂枝二两,去皮,甘草二两,炙,杏仁四十个,生姜三两,大枣十二枚,石膏如鸡子大,碎。

上七味,以水九升,先煮麻黄,减二升,去上沫,内诸药,煮取三升,去滓,温服一升,取微似汗。汗多者,温粉粉之。

小青龙汤方:麻黄三两,去节,桂枝三两,去皮、芍药三两,五味子半升,干姜三两,细辛三两,半夏半升,水洗,甘草三两,炙。

上八味,以水一斗,先煮麻黄,减二升,去上沫,内诸药,煮取三升,去滓,温服一升。(《金匮要略》)

6.木防己汤及其加减方

痰饮病之支饮证,《金匮要略》使用木防己汤及其加减方治疗。该方使用木防己、石膏以利水清热,消退发热。使用桂枝、人参益气通阳,改善心肺功能。去石膏加茯苓芒硝汤以加强攻下、泻下的力度。

膈间支饮,其人喘满,心下痞坚,面色黧黑,其脉沉紧,得之数十日,医吐下之不愈,木防己汤主之。虚者即愈,实者三日复发,复与不愈者,宜木防己汤去石膏加茯苓芒硝汤主之。

木防己汤方:木防己三两,石膏十二枚,如鸡子大,桂枝二两,人参四两。

上四味,以水六升,煮取二升,分温再服。

木防己汤加茯苓芒硝汤方:木防己、桂枝各二两,芒硝三合,人参、茯苓各四两。

上四味,以水六升,煮取二升,去滓,内芒硝,再微煎,分温再服,微利则愈。(《金匮要略》)

7.葶苈大枣泻肺汤

《金匮要略》提出支饮喘息不得停息,使用葶苈大枣泻肺汤治疗(方见肺痈篇)。对于支饮证之胸腔积液、心包积液与肺水肿的轻症,笔者至今仍用葶苈子与白芥子、桂枝治疗,是有效的方药。

支饮不得息,葶苈大枣泻肺汤主之。(《金匮要略》)

8.甘遂半夏汤

《金匮要略》提出留饮证表现为心下持续性坚满,使用甘遂半夏汤治疗。《金匮要略》没有说明甘遂用生的或是制的。制甘遂煮汤服用,利水效果和不良反应都较弱,生甘遂研末吞服,泻下作用很强。

病者脉伏,其人欲自利,利反快,虽利,心下续坚满,此为留饮欲去故也,甘遂半夏汤主之。

甘遂半夏汤方:甘遂大者,三枚,半夏十二枚,以水一升,煮取半升,去滓,芍药五枚,甘草如指大,一枚,炙。

上四味,以水二升,煮取半升,去滓,以蜜半升,和药汁煎取八合,顿服之。

9.厚朴大黄汤

厚朴大黄汤的药物组成同《伤寒论》的小承气汤,区别在于三味药的用量不同,用以泻下利水,对于减少体内积水是有利的,但泻下过多,可能会引起电解质紊乱。即使用大黄或芒硝泻下,水泻后也只能取一时之效。

支饮胸满者,厚朴大黄汤主之。

厚朴大黄汤方:厚朴一尺,大黄六两,枳实四枚。

上三味,以水五升,煮取二升,分温再服。(《金匮要略》)

10.泽泻汤

《金匮要略》提出泽泻汤、小半夏汤、小半夏加茯苓汤三方,健脾和胃利水,属于温药和之的治则。这些方都与主方同用,配合主方如木防己汤、十枣汤等攻下逐饮。支饮病人有苦于冒眩的症状,但泽泻、白术并不治疗上冒头眩,泽泻、白术只是配合主方以增效。

心下有支饮,其人苦冒眩,泽泻汤主之。

泽泻汤方:泽泻五两,白术二两。

上二味,以水二升,煮取一升,分温再服。(《金匮要略》)

11.小半夏汤

小半夏汤以和胃为主,止呕有效,化痰有效,可以减少木防己汤、十枣汤对胃肠道的刺激。

呕家本渴,渴者为欲解;今反不渴,心下有支饮故也,小半夏汤主之。

小半夏汤方:半夏一升,生姜半斤。

上二味,以水七升,煮取一升半,分温再服。(《金匮要略》)

12.小半夏加茯苓汤

《金匮要略》提出膈间有水,膈间是什么部位?《内经》有横膈和斜膈,即现代的横膈和纵膈。膈间泛指这些相邻的部位,包括心下、肺下、胃上。卒呕吐,心下痞,这可能是主方攻下逐饮时,发生了急性胃肠反应而呕吐,并发心悸、头眩的症状,使用小半夏加茯苓汤和胃以治疗呕吐。

> 卒呕吐,心下痞,膈间有水,眩悸者,小半夏加茯苓汤主之。

> 小半夏加茯苓汤方:半夏一升,生姜半斤,茯苓三两。

> 上三味,以水七升,煮取一升五合,分温再服。(《金匮要略》)

六、转归和预后

《金匮要略》提出痰饮病非常严重,难以治愈,容易复发,并且冬夏难治,但书中没有提出是否会死亡。痰饮病附篇中《外台秘要》提出支饮家"不卒死""久咳数岁,其脉弱者,可治;实大数者,死",说明古人已经认识到支饮是慢性病,不是突然死亡的,但长期患病是会死亡的。至今慢性支气管肺炎、肺心病病程长,冬夏最容易感染,最容易死亡。

> 脉浮而细滑,伤饮。脉弦数,有寒饮,冬夏难治。(《金匮要略》)

七、临床体会

(一)痰饮病论述的是饮病

《内经》只有积饮,没有"痰"字。《说文解字》和《神农本草经》中都没有"痰"字,本篇名痰饮病,这是张仲景的创新。实际上《金匮要略》论述的都是饮病饮证,说明当时痰的概念还比较模糊。

《金匮要略》提到"痰"字,但没有单独的痰病痰证,也没有记载咯痰吐痰的症状。四饮中有痰饮,论述的还是饮证,而不是痰证。痰饮病篇记载:"膈上病痰,满喘咳吐,发则寒热……必有伏饮。"论述的是伏饮,是一种潜伏在膈上待机而发的痰饮,说的还是痰饮病,而不是后世理解的痰病。在本篇附方中有"痰气"二字,但它是唐朝《外台》的方子。

《金匮要略》肺痿肺痈咳嗽上气病篇中只有"浊唾涎沫""咳唾脓血"及"吐脓如米粥状",当时张仲景并没有提到吐痰,后世才称为吐痰。朱丹溪、张景岳、叶天士逐渐完善,形成了完整的痰病理论和治疗方药,这说明中医对于痰的认识有一个较长的过程。

(二)如何理解《金匮要略》提出的痰饮病

1.四病争论

《金匮要略》提出,痰饮病有痰饮、悬饮、溢饮、支饮,这是四种疾病或四个证,也是同一个疾病的四个阶段、四个证型、四种表现,这两种理解都可以。

过去曾有人认为痰饮相当于腹腔积液,悬饮相当于胸腔积液,溢饮相当于下肢浮肿,支饮相当于慢支肺心病痰多咳喘,这是四个不同的病,并且是由四种不同的病引发,这种理解似乎简单了一些。

如果仅仅是慢性支气管炎,以咳嗽、无痰或有痰、气急为主,《金匮要略》归在咳嗽上气篇中,并不会称之为痰饮病。

2.《金匮要略》提出疾病、证型、症状三个层次

笔者认为《金匮要略》痰饮病是同一个疾病的总称,下分四个证:痰饮证、悬饮证、溢饮证和支饮证,是同一个疾病的四个证。四证有不同的临床表现。张仲景第一次将疾病、证型、症状分成三个层次。疾、病、证、状是《内经》提出来的,汉朝的书中尚没有"症"这个字。

《金匮要略》的目录是痰饮咳嗽病脉证并治,《金匮要略》的每一个病、每一个证都有不同的脉象和不同的症状,并有不同的治疗方药。这说明辨病论治、辨脉论治、辨证论治都是中医的传统,决不可将其割裂开来。

3.痰饮病为一病四证

临床上有没有同一个肺部疾病发生这样四种表现的? 当然有,肺部慢性炎症性疾病,如慢支、阻塞性肺气肿,以及免疫病间质性肺炎,疾病的后期,及其严重的并发症、肺心病、慢性心衰、呼吸衰竭、缺氧、肺水肿、肺脑综合征,或并发胸水、腹水、心包积液,都会出现这样的临床表现。这么严重的病情,笔者过去在病房中都医治过,在门诊上是看不到的。

笔者认为痰饮病一病四证更符合《金匮要略》的原意。

（三）痰饮病的并发症

1.痰饮病是否有发热？

痰饮病是慢性病，有咳嗽、痰多、气喘等症状，急性发病会有发热。篇中只有少数条文记载了发热症状，如伏饮有"寒热"。条文说伏饮"膈上有痰"，痰在胸腔内，为肺底膈上的少量胸腔积液，古代尚没有仪器检查，张仲景是从"满喘咳吐，发则寒热"的临床表现中观察出来的，而不是检查出来的，因而称为伏饮，也是一种痰饮病。

支饮"其面翕热如醉状"，古代没有体温表，只能从身上感热、面上发红、额上发烫的表现中了解到病人在发热，并且是高热。

2.痰饮病关节痛

胸中水饮停留，称为留饮，一方面有气急、口渴的症状，另一方面有四肢历节痛的症状，这可能为历节病并发悬饮。类风湿关节炎并发的浆膜炎所引起的胸腔积液，当为留饮。

胸中有留饮，其人短气而咳，四肢历节痛。（《金匮要略》）

3.饮有寒饮、热饮之分

痰饮病有发热症状，说明这是继发感染，所咳之痰多为黄痰、稠痰，此为热性之痰饮。白色黏稠的痰属于炎症，也为热性之痰，当使用清法治疗。

慢性支气管炎、肺气肿及慢性肺心病，所咳之痰多为白色稀薄的泡沫状痰，此当属于寒性之痰饮，应使用温法治疗，以温化痰饮。胸膜炎的胸腔积液，不论是炎症性的、结核性的、免疫性的还是癌症性的，都属于悬饮，为热性的痰饮。病程长的，正气虚弱，逐渐转向寒热错杂。《金匮要略》的葶苈大枣泻肺汤，葶苈子性凉，红枣性温，将葶苈子塞入十二枚红枣中，既清热，又温化痰饮，起到消除胸水的作用。葶苈子能够泻肺泻饮，但清热之力不足，后世名方泻白散，使用桑白皮，加强了清热泻肺的作用。

（四）对"温药和之"的理解

1."温药和之"是治疗总纲吗？

"病痰饮者，当以温药和之。""苓桂术甘汤主之，肾气丸亦主之。"这是《金匮要略》提出的痰饮病的一个重要治疗法则。后人把它解释为痰饮病的治疗总纲，甚至提出痰饮病必须使用温药治疗，这是对经典著作的片面性理解。

2.张仲景治疗痰饮病温清并重

《金匮要略》痰饮病篇并非只有两方，共有十四张方剂。其中有六张方剂的用药属于温法，六张方剂的用药属于清法，两张方剂属于温清并用，这说明张仲景主张温清二法并重。由于两千年前古代书简的文字比较简略，写了这点，漏了那点，也可能后人抄写时脱漏，这是常有的情况，后人要全面理解其内容。

就痰饮病的代表慢性支气管肺炎、肺气肿及肺心病而论，不同的阶段确实是有寒有热，使用不同的方法应该是温清二法并重。免疫病间质性肺炎，咳嗽、痰多、气喘，即使没有感染，也是有寒有热，治法也是温清并用。

3.《金匮要略》十四张方剂分析

温法的六方为苓桂术甘汤、肾气丸、小青龙汤、小半夏汤、小半夏加茯苓汤和五苓散。清法(包含泻下与攻下)的六方为甘遂半夏汤、十枣汤、木防己汤、木防己加茯苓芒硝汤、厚朴大黄汤及己椒苈黄丸。温清并用的两方为泽泻汤和大青龙汤。尚有附方七张未计其内。

4.以清法为主的提出

清初喻嘉言《医门法律》提出痰饮病当以清法为主。他指出，水饮本为寒邪，但为火所蒸，如温泉那样成为温热之水，成了热饮，这是在《金匮要略》寒饮基础上的发展。这种观点是从临床实践中观察而来的，尤其是在继发感染的情况下，不论黄痰、稠痰、白痰都是热性的痰，即使是胸膜炎胸腔积液，也是以热邪为主，积液是温热性的或者是寒热并重的，因此，痰饮有寒饮、热饮之分。

5."温药和之"是调和脾胃的意思

笔者中年时曾请教过上海老一代名中医金明渊"温药和之"如何理解？他说这是调和脾胃的意思，并且还说使用温药来治疗痰饮病的认识是片面性的。

笔者认为金老的观点是正确的。"温药和之"的意思应理解为使用温性的中药来调和保护脾胃功能，缓和某些烈性中药的不良反应。如痰饮病篇十四张主方中，用桂枝、白术、半夏、茯苓、生姜、干姜、甘草、大枣等温药，其中只有部分温药具有化饮功效,部分温药没有化饮功效,但全部具有温中和胃功效,用以缓和大黄、芒硝、防己、甘遂、芫花及大戟等峻药、攻药的胃肠道反应和毒性反应。

6."温药和之"的临床指导意义

"温药和之"的治法对临床指导意义很大。笔者治疗风湿病、免疫病喜欢使用苦药、寒药、猛药、重药,如生地和生石膏同用,莪术和虎杖同用,黄连、黄芩和苦参同用,山豆根和商陆同用等,并且剂量较大,很容易产生胃肠道不适反应,就需要使用上述的温药缓和药性,保护脾胃。

笔者常用的保护脾胃的温药有陈皮、佛手、枳壳、藿香、白豆蔻、苏梗、半夏、香附、香橼、高良姜、炮姜、干姜、芡实、石榴皮、吴茱萸、木香、丁香、刀豆子、白芍、甘草、大枣等,用以减轻或消除苦药、寒药、猛药、重药引起的食欲减退、恶心、胃痛、腹痛、腹泻等不适反应。常用的方剂有二陈汤、温胆汤、藿香正气散、丁香柿蒂汤、左金丸与理中丸等,经验方有固泻汤。

7.桂枝治疗水饮的临床应用

苓桂术甘汤和肾气丸为治疗痰饮病的主方。二方都使用桂枝,为温药和之的代表性药物。一方与茯苓、白术、甘草同用,一方与地黄、山萸肉、山药、丹皮、泽泻、茯苓同用。

桂枝温阳化饮,为温化寒饮的代表性药物。寒饮包含白痰、泡沫状痰、持久的胸腔积液、腹腔积液和关节腔积液等体内积液、面目下肢肿胀、泡沫尿及泡沫状大便等。这些都属于寒性的水饮,都需要温药治疗。桂枝是化去痰饮水肿积液的主要中药,桂枝对于局部性的肿胀关节、肿胀指、肿胀腿、肿胀面,以及对于全身性僵硬和肿胀,都有很好的效果。

8.临床应用体会

痰饮病温法与清法治疗的争论有助于中医学术的发展。现代临床上治疗痰饮病,温法、清法和温清并用法三种治法都很常见。

慢性支气管炎肺心病长期咳嗽与免疫病肺间质炎能用《金匮要略》的14张方剂吗?大多数能用,14张方剂的药物,如麻黄、桂枝、芍药、半夏、炙紫菀、杏仁、细辛、石膏、五味子、干姜、葶苈子、白术、茯苓等,都是笔者的临床常用药。笔者常用的还有黄芩、白芥子、炙款冬、南星、川贝母、象贝母、炙枇杷叶、筋骨草（又名白毛夏枯草）、合欢皮等。

那些攻下药、反应大的中药和剧毒中药，笔者以前都曾使用过，由于损伤正气，现在只是偶尔使用。因为《金匮要略》的14张方剂中的温和药尚不能缓和或消除这些猛药、峻药的不良反应。

八、关于附方

《金匮要略》痰饮病篇中有附方8张，茯苓饮、十枣汤、小青龙汤、茯苓桂枝五味甘草汤、苓桂五味姜辛汤、苓甘五味加姜辛半夏杏仁汤、苓甘五味加姜辛半杏大黄汤、小半夏茯苓汤。这些方剂并未超出《金匮要略》14方的用药范围，是《金匮要略》方剂的重复和加减，因而不作分析。

　　《外台》茯苓饮：治心胸中有停痰宿水，自吐出水后，心胸间虚气，满不能食，消痰气，令能食。

　　茯苓饮方：茯苓、人参、白术各三两，枳实二两，橘皮二两半，生姜四两。

　　上六味，水六升，煮取一升八合，分温三服，如人行八九里进之。

　　咳家，其脉弦，为有水，十枣汤主之。

　　夫有支饮家，咳烦，胸中痛者，不卒死，至一百日或一岁，宜十枣汤。

　　久咳数岁，其脉弱者，可治；实大数者，死。其脉虚者，必苦冒，其人本有支饮在胸中故也，治属饮家。

　　咳逆，倚息不得卧，小青龙汤主之。

　　小青龙汤下已，多唾口燥，寸脉沉，尺脉微，手足厥逆，气从小腹上冲胸咽，手足痹，其面翕热如醉状，因复下流阴股，小便难，时复冒者，与茯苓桂枝五味子甘草汤，治其气冲。

　　桂苓五味甘草汤方：茯苓、桂枝各四两，五味子半升，甘草三两，炙。

　　上四味，以水八升，煮取三升，去滓，分温三服。冲气即低，而反更咳，胸满者，用桂苓五味甘草汤，去桂加干姜、细辛，以治其咳满。

　　苓甘五味姜辛汤方：茯苓四两，甘草、干姜、细辛各三两，五味子半斤。

　　上五味，以水八升，煮取三升，去滓，温服半升，日三服。

咳满即止,而更复渴,冲气复发者,以细辛、干姜为热药也。服之当遂渴,而渴反止者,为支饮也。支饮者,法当冒。冒者必呕,呕者复内半夏,以去其水。

桂苓五味甘草去桂加干姜细辛半夏汤方:茯苓四两,甘草、干姜、细辛各二两,五味子、半夏各半升。

水去呕止,其人形肿者,加杏仁主之。其证应内麻黄,以其人遂痹,故不内之,若逆而内之者,必厥。所以然者,以其人血虚,麻黄发其阳故也。

苓甘五味加姜辛半夏杏仁汤方:茯苓四两,甘草三两,五味子半升,干姜三两,细辛三两,半夏半升,杏仁半升,去皮尖。

上七味,以水一斗,煮取三升,去滓,温服半升,日三服。

若面热如醉,此为胃热上冲,熏其面,加大黄以利之。

苓甘五味加姜辛半杏大黄汤方:茯苓四两,甘草三两,五味子半升,干姜三两,细辛三两,半夏半升,杏仁半升,大黄三两。

上八味,以水一斗,煮取三升,去滓,温服半升,日三服。

先渴后呕,为水停心下,此属饮家,小半夏茯苓汤主之。(《金匮要略》)

第十三节　消渴小便利淋病脉证并治

脉证九条　方六首

本篇论述的消渴病、淋病标题中间夹了一个"小便利"，这是在说消渴病和淋病都有小便利和小便不利的症状，"小便利"并非一个独立的病。

消 渴 病

一、概述

《金匮要略》提出消谷饮多溲数为消渴，并提出"厥阴之为病，消渴"。意思是消渴属于厥阴之病，与肝经有关。

二、病因病机

《金匮要略》提出虚弱劳累之人，卫气不足，荣气衰弱，气上冲胸，心中疼热。气上冲胸为气逆，内热之气上冲可能会发生心中疼。消渴与内热上冲有关，心中疼与蛔虫上冲有关，泻下之后，蛔虫不肯停止活动。消渴与蛔虫无关。

寸口脉浮为虚为热，脉迟为虚为劳，趺阳脉浮而数，为胃热消谷，下焦气盛则溲数次多，大便必坚，气热相搏，消谷引食，即为消渴。古代没有检测仪器，只能依据脉象来认识病情。书中的"数即消谷而大坚"，大坚可有二解，一为大便坚，一为脉大而坚。笔者按照《金匮要略》的"消谷引食，大便必坚"来解释，大坚为大便坚，因为二十八脉中没有坚脉。

厥阴之为病，消渴，气上冲胸，心中疼热，饥而不欲食，食即吐，下之不肯止。寸口脉浮而迟，浮即为虚，迟即为劳，虚则卫气不足，劳则荣气渴。趺阳脉浮而数,浮即为气,数即消谷而大坚。

趺阳脉数,胃中有热,即消谷引食,大便必坚,小便即数。(《金匮要略》)

三、临床表现

1.症状:《金匮要略》提出消渴病男子为多,消谷善饥,小便多,饮水一斗,小便一斗。后世将多饮、多食、多溲的消渴证称为"三多证"。

2.脉象:张仲景诊断消渴病既切寸口脉,又切趺阳脉。寸口脉浮而迟,为虚为劳。趺阳脉浮而数,脉浮则气盛而溲数,脉数而大便坚,则消谷。坚数相搏,即为消渴。坚数相搏为胃肠之气与内热相搏之意,并非大便坚与内热相搏。

男子消渴,小便反多,以饮一斗,小便一斗,肾气丸主之。

寸口脉浮而迟,浮即为虚,迟即为劳……趺阳脉浮而数,浮即为气,数即消谷而大坚。气盛则溲数,溲数即坚,坚数相搏,即为消渴。

(《金匮要略》)

四、类证鉴别

1.消渴病与水气病鉴别

《金匮要略》提出消渴为气盛之证,不是气虚之证,消渴有小溲数多的症状。《金匮要略》进一步提出,小便不利的人也有口渴症状,但这是水气病,应与消渴相鉴别。

《金匮要略》使用栝蒌瞿麦丸治疗水气病小便不利。

小便不利者,有水气,其人若渴,用栝蒌瞿麦丸主之。

栝蒌瞿麦丸方:栝蒌根二两,茯苓、薯蓣各三两,附子一枚,炮,瞿麦一两。

上五味,末之,炼蜜丸梧子大,饮服三丸,日三服。不知,增至八九丸,以小便利,腹中温为知。(《金匮要略》)

2.消渴病与蛔虫病鉴别

《金匮要略》提出有人饥而不欲食,是由于蛔虫的原因。消渴与蛔虫并不存在因果关系,但都有气上冲胸的表现,这是消渴病与蛔虫病在做鉴别。至于吐蛔,腹中热,气上冲,食即吐蛔,说明蛔虫病在古代很普遍。

心中疼热,饥而不欲食,食即吐。(《金匮要略》)

五、治疗

1.肾气丸

《金匮要略》提出消渴饮多尿多使用肾气丸治疗。《金匮要略》条文中虽然没有直接提出消渴与肾气不足有关,使用肾气丸说明益肾是治疗消渴病的重要方法。

男子消渴,小便反多,以饮一斗,小便一斗,肾气丸主之。(《金匮要略》)

2.白虎加人参汤

《金匮要略》提出渴欲饮水,口干舌燥之人,使用白虎加人参汤。

渴欲饮水,口干舌燥者,白虎加人参汤主之。(《金匮要略》)

3.五苓散

《金匮要略》提出消渴病人也有小便不利的,或饮水即吐的,宜利小便,发汗,用五苓散治疗。消渴并非都是溲数尿多之人。

脉浮,小便不利,微热消渴者,宜利小便、发汗,五苓散主之。

渴欲饮水,水入即吐者,名曰水逆,五苓散主之。(《金匮要略》)

4.文蛤散

《金匮要略》提出,消渴病人渴欲饮水不止者,用文蛤散治疗。《本草纲目》:"文蛤咸走肾,可以胜水气。""能止烦渴,利小便。"因而《金匮要略》使用文蛤散治疗消渴病渴欲饮水之人,以改善心烦、口渴的症状。文蛤并非生津药,有清热除烦的功效。散剂,量很小,小匙中一寸见方大小,必须用水调和才能饮服,饮开水五合,量很大,足以改善口渴。

渴欲饮水不止者,文蛤散主之。

文蛤散方:文蛤五两。

上一味,杵为散,以沸汤五合,和服方寸匕。(《金匮要略》)

六、转归和预后

古代消渴病是有死亡率的,《诸病源候论》通过诊脉来判定消渴病人的生死,这是一千多年前的方法。现代依据病情和检验来判定病人的预后。

《诸病源候论·消渴候》:"诊其脉,数大者生,细小浮者死。又沉小者生,实牢大者死。"

七、临床体会

(一)《内经》的观点

1.关于阳明热结消渴

《内经》提出"二阳结,谓之消"。所谓二阳,就是阳明。《内经》提出二阳合明为阳明,并且为左右足阳明,与胃经有关,二阳结为二阳热结,二阳热结谓之消渴。消渴《内经》又名消瘅、消中、热中。消渴病与阳明热结有关,因而《金匮要略·消渴》提出使用白虎加人参汤,白虎汤清阳明热结。

2.服食甘美多肥的食物

《内经》提出富贵人由于服食甘美芳草、膏粱厚味、石药,热气并于胃,胃热则消谷善饥,内热和湿热则引起消渴。这是阳明热结的病因病机。

膏粱厚味为甘美多肥的肉食类食品。富贵人多食则患消中消渴之病。芳草为芳香类中草药,容易上火。石药多毒性,古人当仙丹服用,以求长生不老。

《素问·腹中论》:"帝曰:夫子数言热中消中,不可服膏粱芳草石药,石药发癫,芳草发狂。夫热中消中者,皆富贵人也。"

《素问·奇病论》:"此人必数食甘美而多肥也,肥者令人内热,甘者令人中满,故其气上溢,转为消渴。"

3.关于肾气虚弱

《内经》提出五脏柔弱则容易病消瘅,尤其与肾虚有关。肾主水主津液,肾虚则津液不足而口热、舌干、咽干。

4.血气逆留

《内经》还提出血气逆留而为消瘅,说明血滞瘀滞也是消渴的病因病机,但《金匮要略》和后世都忽略了。

《内经》中没有"瘀"字。

《灵枢·五变》:"夫柔弱者,必有刚强,刚强多怒,柔者易伤也……胸中蓄积,血气逆留,髋皮充肌,血脉不行,转而为热,热则消肌肤,故为消瘅。"

5.关于血热瘀滞之损伤

《内经》提出消瘅是皮肌充盛之人,血气逆留,血脉不行,内热并消减肌肤,故为消瘅。这有两层意思,一是有血脉内血热血瘀积滞;二是长期瘀滞损伤了血脉血络,并发血管炎,并发下肢肌肤溃疡溃烂。因此,消瘅为瘀热损伤血脉所致的重病,在一千多年前已有记载。

现代人营养过剩,肥人患代谢综合征者逐渐上升,瘦人的血糖、血脂、尿酸升高者也有,但相对少一些。肥人患病以后即使瘦了,血糖和血脂也不可能会自然下降。

(二)《金匮要略》的观点和治疗

1.肾气丸与白虎加人参汤

《金匮要略》中有关肾气、厥阴的观点,与《内经》理论是一脉相承的。在治疗方面,《金匮要略》提出有两种方法:一为益肾,其方剂为肾气丸;另一为清阳明经热,白虎加人参汤,这是治疗消渴的主要经方。

肾气丸是补益肾气的基本方,《金匮要略》用干地黄,即现在用的生地黄。后世改用熟地。大剂量使用生地与熟地,都有降糖效果。

《伤寒论》白虎汤清阳明病气分之热,也能清消渴病阳明之热。人参大补元气,补五脏之气,不入阳明经,因而不宜将白虎加人参汤方名改为人参白虎汤。

现知糖尿病与中枢有关,与遗传有关,单纯用胰岛素治疗有一定的局限性。消渴病肾气亏损,先天之元气不足。生石膏、人参并非作用于胰腺,而是作用于中枢,因而较别的方法效果更好。

2.关于厥阴

《金匮要略》提出"厥阴之为病,消渴"。认为消渴与厥阴有关,但并没有提出方药,说明肝经之药治疗消渴有一定作用。后世使用枸杞子、地骨皮等入肝经之药,有一定的降糖效果,可起辅助作用。

3.关于健脾

《内经》和《金匮要略》都提出消渴与胃热有关,都没有提出消渴与脾虚有关。现代有一些中医专家治疗糖尿病,以健脾为主,使用大剂量的黄芪、黄精、山药、茯苓等,降糖的效果很差。因为这与《内经》和《金匮要略》的中医传统理论不相符。

4.栝蒌瞿麦丸和猪苓汤

《金匮要略》提出治疗口干小便不利的水气病,使用栝蒌瞿麦丸和猪苓汤。栝蒌治疗苦渴,栝蒌根为天花粉,薯蓣为淮山药,两药至今仍在使用,降糖效果很弱。

消渴的尿频、尿多与膀胱病不同,《金匮要略》并非使用固涩的方法。

(三)《诸病源候论》的观点

1.消渴与肾燥和脾热有关

《诸病源候论》传承了《内经》之意,提出消渴之人,必数食甘美而多肥的食物,由人内热所发。

《诸病源候论》:"此肥美之所发,此人必数食甘美而多肥,令人内热。甘者令人满,故其气不溢为消渴。"

《诸病源候论》提出,口渴不止,小便多为消渴,与肾燥和脾热有关。肾燥为肾阴肾水亏损而燥热,脾热为脾胃有热,是实热、湿热,而不是脾虚。

《诸病源候论》:"夫消渴者,渴不止,小便多是也。""则肾为之燥,故引水而不小便也。""此五气之溢也,名曰脾瘅。"脾瘅为脾的湿热,实际上还是脾胃之湿热。

2.消渴并发痈疽

《诸病源候论》提出消渴可并发痈疽。此因热气留于经络,血气壅塞,故成痈疽壅塞。这可能是中医最早记载消渴并发痈疽的书。糖尿病的并发症有下肢溃疡溃烂,继发感染,化脓化毒而成为痈疽。

《诸病源候论·消渴候》:"其病变多发痈疽,此坐热气,留于经络不引,血气壅涩,故成痈脓。"坐:因为之意。

(四)朱丹溪分肺、胃、肾三消

朱丹溪提出消渴分上、中、下三消,这可能是中医首次对消渴进行分类。上消为肺,中消为胃,下消为肾。明确是肺、胃、肾,不是肺、脾、肾。他提出的方剂有麦门冬饮子、地黄饮子、清心莲子饮、川黄连丸、白虎加人参汤、六味地黄丸等,养阴清火益肾,中消是清胃火,而不是健脾气。

《丹溪心法·消渴》:"消渴,养肺、降火、生血为主,分上中下治。""上消者,肺也,多饮水而少食,大小便如常;中消者,胃也,多饮水而小便赤黄;下消者,肾也,小便浊淋如膏之状,面黑而瘦。"

(五)笔者的观点

1.现代中医临床是协助治疗

古代没有检验仪器,只能根据症状来辨证,常常是典型的三消证,病情已较重。现代血糖很高的病人早就使用西药降糖,三消证基本上看不到了,临床上大多是体检中发现的血糖偏高的人,尚达不到糖尿病诊断标准,或者已经使用西药控制,但血糖仍然偏高,有的对降糖药耐药,有的发生了胰岛素抵抗,空腹血糖在7~20mmol/L,病人希望通过中草药降血糖,对于这种没有症状也不口干的患者,即使采用中医协助治疗,也不容易将血糖降下来。

2.继承传统,有所创新

有的西医说中药降不了血糖,中医治疗糖尿病无效。中药降糖确实比较弱,但绝不是完全无效。只知道使用益气健脾中药黄芪、黄精、山药、葛根、党参、白术、茯苓、莲子等的中医,他们没有掌握治疗消渴病的精髓。

《内经》提出二阳结理论和血气逆留理论,《金匮要略》提出胃热、肾气、厥阴的观点,并提出使用肾气丸与白虎加人参汤。朱丹溪提出肺、胃、肾三消的观点,张景岳提出益肾气与清胃热同用的玉女煎,说明消渴病与肺、胃、肾有关,与热瘀有关,而不是与脾虚、气虚有关。

笔者常将此综合起来,组成新方,使用化瘀药鬼箭羽、水牛角、莪术、赤芍等协助降糖,是有可能提高疗效的。

上海中医在寻找特效药方面曾做出了努力,过去临床使用桃树胶有一定的效果,但药源不多。上海民间曾流行用南瓜皮、玉米须、蚕茧壳,效果不明显,都淘汰了。

3.关于经验方地黄鬼箭羽汤

笔者主要从事自身免疫病的中医治疗。自身免疫病西医普遍使用泼尼松等激素治疗,泼尼松等激素具有促进血糖、血脂、血压升高的不良反应。笔者在使用红斑汤治疗红斑狼疮的过程中,泼尼松必须维持原来剂量一段时间。笔者发现长期服用红斑汤加减的病人,空腹血糖常常比较稳定,很少有升高的情况,说明红斑汤对于稳定血糖有一定的效果。

血糖已经升高的病人,为了降糖或不使血糖继续升高,在红斑汤中加入具有降糖效果的中药,可同时治疗两病,当时的经验方名麦冬鬼箭羽汤。两方合用加减名地黄鬼箭羽汤,降糖有一定的效果。

麦冬鬼箭羽汤:麦冬30g,鬼箭羽30g,地骨皮30g,虎杖30g,泽兰30g。

红斑汤加减:生地30g,生石膏30g,黄芩30g,秦皮30g,金雀根30g,水牛角30g,莪术30g,郁金12g,丹皮12g,赤芍30g,香附12g,甘草3g。

4.关于经验方地麦降糖汤

对于非自身免疫病,仅有代谢病的高糖血症、糖尿病轻症,有的病人希望不服西药只服中药,有的希望服用西药的同时中药能够增效,或者希望西药能够逐渐减量。笔者将麦冬鬼箭羽汤与白虎加人参汤、玉女煎同用,取名地麦降糖汤,取得了一定效果。高糖血症病人,最快的半个月血糖下降4~6mmol/L,一个月下降了8~10mmol/L,也有的降至了正常范围。

地麦降糖汤:麦冬30g,生晒参3g,生地15g,熟地15g,生石膏30g,地骨皮30g,鬼箭羽30g,水牛角30g,莪术30g,赤芍30g,虎杖12g,知母12g,甘草3g。

5.中老年人的化验指标控制在安全范围之内

笔者认为中老年人的许多慢性疾病的化验指标恢复至正常范围很难,一些退行性改变不可能完全康复,即使化验的指标偏高、偏低一些,如有人长期血糖、血脂、血尿酸偏高,白细胞、血小板偏低,只要能够控制在安全的范围之内,没有并发症,没有感染,不会影响到生命,不影响健康长寿就可以了。如果你一定要恢复至正常,服用一些有不良反应、毒副作用很大的西药,反而会影响健康。

淋 病

一、概述

淋病为小便淋沥不尽之病,《金匮要略》中仅有两条条文。

二、病因病机

《诸病源候论》提出淋病是由肾虚膀胱热引起,有尿数、尿涩及淋沥不宣的症状。

《诸病源候论·淋病诸候》:"诸淋者,由肾虚膀胱热故也。""肾虚则小便数,膀胱热则水下涩。数而且涩,则淋沥不宣。故谓之为淋。"

三、临床表现

《金匮要略》提出淋病的表现为小便淋沥不尽,浑浊如粟状,小便数,小便不利,还可能有小腹急痛牵引脐中,大便坚的症状。

淋之为病,小便如粟状,小腹弦急,痛引脐中。(《金匮要略》)

四、类证鉴别

1.与消渴病鉴别

《金匮要略》在"淋之为病……痛引脐中"之下,接着论述"趺阳脉数,胃中有热,即消谷引食,大便必坚,小便即数"。消谷引食为胃热,消渴可以发生,淋病也可以发生。放在同一段中,是淋病与消渴在做鉴别。

2.与水气病鉴别

《金匮要略》在本篇中提出猪苓汤治疗水气病,发热,渴欲饮水,小便不利。淋病与水气病都有小便不利,这是两病在做鉴别。

脉浮,发热,渴欲饮水,小便不利者,猪苓汤主之。

猪苓汤方:猪苓去皮、茯苓、阿胶、滑石、泽泻各一两。

上五味,以水四升,先煮四味,取二升,去滓,内阿胶烊消。温服七合,日三服。(《金匮要略》)

五、治疗

《金匮要略》书中没有直接提出淋病的治疗方法,但提出小便不利的治疗方法。

(一)《金匮要略》方

1.栝蒌瞿麦丸

方中栝蒌根现名天花粉,有清热功效,方中的茯苓、瞿麦为治疗小便不利之药。三药同用,清热利水。水气病阴盛阳衰,薯蓣为淮山药,与附子同用,两药有温阳健脾功效,适用于水气滞留之小便不利,健脾温阳以利水。《金匮要略》在服法方面,提出饮服三丸,日三服,无效果,增至七八丸,以小便利,腹中温为知,有一个从少量起服逐渐加量的过程。

小便不利者,有水气,其人若渴,栝蒌瞿麦丸主之。

栝蒌瞿麦丸方:栝蒌根二两,茯苓、薯蓣各三两,附子一枚,炮,瞿麦一两。

上五味,末之,炼蜜丸梧子大,饮服三丸,日三服。不知,增至七八丸,以小便利,腹中温为知。(《金匮要略》)

2.蒲灰散

《金匮要略》提出淋病小便不利,使用蒲灰散治疗。蒲灰为蒲草灰。两药的剂量蒲灰为七分,滑石为三分,合为一钱(3g),打六折,为六分(1.8g)。吞服的剂量很小。

小便不利,蒲灰散主之。滑石白鱼散、茯苓盐戎汤并主之。

蒲灰散方:蒲灰七分,滑石三分。

上二味,杵为散,饮服方寸匕,日三服。(《金匮要略》)

3.滑石白鱼散

滑石白鱼散方:滑石二分,乱发二分,烧,白鱼二分。

上三味,杵为散,饮服半钱匕,日三服。(《金匮要略》)

4.茯苓戎盐汤

茯苓盐戎汤方:茯苓半斤,白术二两,戎盐弹丸大,一枚。

上三味,先将茯苓、白术煎成,入戎盐,再煎,分温三服。(《金匮要略》)

5.白虎加人参汤

口渴是非特异性的,消渴病、发热病、淋病等,都有口渴症状。白虎加人参汤可以治疗消渴病与淋病的口渴。

渴欲饮水,口舌干燥者,白虎加人参汤主之。(《金匮要略》)

6.猪苓汤

《金匮要略》提出猪苓汤治疗水气病,发热,渴欲饮水,小便不利。《金匮要略》与《伤寒论》223条的条文相同,一字不差。这是淋病在与水气病做鉴别。

脉浮,发热,渴欲饮水,小便不利者,猪苓汤主之。

猪苓汤方:猪苓去皮、茯苓、阿胶、滑石、泽泻各一两。

上五味,以水四升,先煮四味,取二升,去滓,内阿胶烊消。温服七合,日三服。(《金匮要略》)

六、转归和预后

《金匮要略》提出淋家不可发汗,发汗可能会引起便血,这是禁忌。发汗药为麻黄、桂枝,药性温热,可能会引起出血,尤其桂枝引起出血的可能性更大。

淋家不可发汗,发汗即必便血。(《金匮要略》)

七、临床体会

1.关于淋病

《金匮要略》提出淋病的表现为小便淋沥不尽,并有小便数、小便不利、小便浑浊的症状。这里的淋病泛指各种尿路疾病。

《诸病源候论》提出淋病有石淋、气淋、膏淋、劳淋、热淋、血淋和寒淋,计有七淋。朱丹溪将淋病分为五淋:石淋、热淋、血淋、膏淋和气淋。

《丹溪心法•淋》:"淋有五,皆属于热。""大凡小肠有气则小便胀,小肠有血则小便涩,小肠有热则小便痛,痛者为血淋,不痛者为尿血。败精结者为沙,精结散者为膏,金石结者为石,小便涩常有余沥者为气……执剂之法,并用流行滞气,疏利小便,清解邪热,其于调平心火,又三者之纲领焉。"

现代理解:石淋为尿路结石;热淋为急性尿路感染;血淋为血尿;膏淋为乳糜

尿;气淋为尿路感染后功能失调,出现尿路综合征。因此,中医的淋病泛指肾盂、输尿管、膀胱、尿道整个尿路的疾病。西医性病的淋球菌感染之淋病属于中医的热淋范畴,因有小便淋沥症状,借用了中医淋病的名称。

2.关于小便利和小便不利

小便利和小便不利的概念比较含糊。小便利在《金匮要略》中安排在消渴之后淋病之前,但篇中没有条文。小便利应指正常人,也可以理解为消渴病小便通利,尿多是消渴病的一个症状。

小便不利是病理性的,是症状。小便数,小便淋沥不尽,排尿不畅,尿少,甚至于无尿等小便不正常,应都属于小便不利范围。小便不利是非特异性症状,消渴病、淋病和水气病都有小便不利的症状。

3.小便不利的治疗

《金匮要略》提出小便不利的治疗方药,有蒲灰散、滑石白鱼散、茯苓戎盐汤。三方都用以利小便,没有讲清是消渴小便不利,还是淋病小便不利,可理解为三方是治疗消渴病和淋病小便不利的共同方药。至于水气病小便不利,则使用栝蒌瞿麦丸、猪苓汤治疗。

4.本篇涉及的中草药

利小便的中草药较多,《金匮要略》上有三味药较为生疏,并且都是杵为散吞服的,剂量非常小,必须介绍一下。

蒲灰,为香蒲烧灰。《本草纲目》转载"利小便""止消渴",符合《金匮要略》治疗消渴和小便不利的原理效。《本草纲目》记载,白鱼,"生江湖","开胃下气,去水气",符合《金匮要略》用白鱼治疗淋病小便不利。

白鱼首载宋朝《开宝本草》,与《金匮要略》之白鱼可能是同一品种。白鱼生长在江河湖泊之中。《本草纲目》记载,戎盐又名胡盐、羌盐,可能为四川西部地区的井盐。盐利尿,因而《金匮要略》用茯苓戎盐汤治疗消渴和淋病的小便不利。

5.临床经验

现代使用散石、排石法治疗尿路结石。血尿必须进一步检查,结石、肾病、肿瘤等都有血尿,止血是对症治疗。急性、慢性尿路感染,绝大多数病人使用抗生素治疗,也有久治不愈的慢性病人使用中药治疗。尿路综合征必须使用中药治疗。

长期服用激素的慢性免疫病的女病人,常有尿路感染。她们中的很多人要求服用中药治疗。曾有一位慢性狼疮女病人突发急性尿路感染,来院就诊时,尿常规白细胞满视野。笔者考虑,绝大多数病人为大肠杆菌感染,一方面作尿液细菌培养,同时使用白头翁汤加八正散加减,清热解毒,通利小便,祛邪外出。

白头翁30g,秦皮30g,黄连9g,黄柏9g,黄芩30g,乌蔹莓30g,扁蓄草30g,车前子30g,金樱子12g,覆盆子12g,半夏9g,陈皮6g,佛手6g,甘草3g,三帖。病人复诊诉说,一帖药服下后,当天晚上尿频、尿急、尿痛症状明显好转;第二帖药后,症状消除;三帖后复诊,尿常规白细胞化验正常。七天后尿培养报告为大肠杆菌。病人说比邻居服用西药效果要快,而且不留后遗症。邻居化验正常后,尿频、尿急依然存在,服用中草药好长时间后才好了。

对于慢性尿路感染,治疗方法大致相同,黄柏太苦,宜去掉,尿路综合征属于后遗症,六味地黄汤加固涩药金樱子、覆盆子、沙苑子的治疗效果显著。

6.淋病不可用补气药

朱丹溪提出淋病最不宜使用补气药,因为会加重病情。当时李东垣补中益气理论盛行,人参、黄芪滥用的情况可能较多,并且发生了许多不良后果,因而朱丹溪在治疗许多疾病时提出不可使用参、芪。笔者为什么也强调不可滥用补气药,因为现今临床上滥用大剂量黄芪的大有人在,尤其是慢性免疫病滥用参、芪加重了病情。

《丹溪心法·淋》:"最不可用补气之药,气得补则愈胀,血得补则愈涩,热得补则愈盛,水窍不行,加之谷道闭遏,未见其有能生者也。"

第十四节　水气病脉证并治

论七首　脉证五条　方九首

一、概述

《金匮要略》提出水气病为面目手足浮肿和小便不利之病。

二、病因病机

《金匮要略》水气病的病因病机为风气相搏,风强则为隐疹,气强则为水。风气相击,身体"洪肿",难以俯仰。

> 风气相搏,风强则为隐疹……气强则为水,难以俯仰。风气相击,身体洪肿。(《金匮要略》)

《金匮要略》论述较为简略,《诸病源候论》提出肾主水,肾虚则水妄行,流溢于皮肤,引起身体面目悉肿,可作补充。《诸病源候论》不提隐疹,隐疹并不属于水气病。

《诸病源候论·皮水候》:"肺主皮毛,肾主水,肾虚则水妄行,流溢于皮肤,故令身体面目悉肿,按之没指而无汗也。"

三、临床表现

(一)水气病临床表现

《金匮要略》提出水气病有风水、皮水、正水、石水,此外还有黄汗。

> 师曰:病有风水、有皮水、有正水、有石水、有黄汗。(《金匮要略》)

1.风水

《金匮要略》提出风水有面目肿大,目裹上微肿,如蚕新卧起状,颈脉搏动明显,手足按之凹陷不起,并有发热、咳嗽、脉浮的症状。《金匮要略》明确这属于太阳病表证,从症状看,这是上呼吸道感染所引起的急性肾炎。

> 风水,其脉自浮,外证骨节疼痛,恶风;寸口脉沉滑者,中有水气,面
> 目肿大,有热,名曰风水。视人之目窠上微拥,如蚕新卧起状,其颈脉
> 动,时时咳,按其手足上,陷而不起者,风水。

> 太阳病,脉浮而紧,法当骨节疼痛,反不疼,身体反重而酸,其人不
> 渴,汗出即愈,此为风水。

> 恶寒者,此为极虚,发汗得之。(《金匮要略》)

2. 皮水

皮水为下肢浮肿,按之没指,不恶风,腹大如鼓,不渴。说明上呼吸道感染早已消除,病程已长,皮下水肿严重,而且腹大如鼓,并发了腹水。

> 皮水,其脉亦浮,外证胕肿,按之没指,不恶风,其腹如鼓,不渴,当
> 发其汗。(《金匮要略》)

3. 正水

《金匮要略》论述正水很简略,脉象沉迟。脉沉为水,脉迟为寒,说明这是有寒气的水病。"正"字是什么意思?笔者认为不是正气、正常、正确等。"正"字是正在发作的意思,是水气病正在发作的一个阶段。因此,《诸病源候论》上未提正水,后世各家也都未提及正水。

外证有二解:一为另外的症状,一为外表的症状。外证自喘,表证能引起气喘;里证也可引起气喘,引起气喘的病较多。中医习惯上称为表证,不称为外证。因而笔者认为外证指另外的症状,意思是另外还有喘证。气喘病人可有水肿,水肿病人也可有气喘。外证自喘的意思,可理解为水病正在发作的病人会发生喘证。

> 正水,其脉沉迟,外证自喘。(《金匮要略》)

4. 石水

《金匮要略》论述石水也很简略,《诸病源候论》上有阐述。其临床表现有小腹肿大,坚硬如石,引胁下胀痛而不喘,名曰石水。其脉沉。石水是下腹腔积液的一种表现,可能发生了胀气,下面是水,上面是气,腹胀腹满,腹鼓如石,并引及

胁下胀痛。这种情况常常见于肝硬化腹水、肿瘤腹水,患者走动困难而气急气喘。对于肾病腹水、低蛋白血症腹水,除非伴有癌块,一般不至于坚硬如石那么严重。这不是心源性腹水、肺源性腹水,当然不喘。

> 石水,其脉自沉,外证腹满不喘。(《金匮要略》)

《诸病源候论·石水候》:"肾主水,肾虚则水气妄行,不根据经络,停聚结在脐间,小腹肿大,硬如石,故云石水。其候引胁下胀痛,而不喘是也。脉沉者,名曰石水。尺脉微大,亦为石水。肿起脐下,至小腹垂垂然,上至胃脘,则死。"

5.黄汗

《金匮要略·水气病》提出黄汗,条文中没有展开讲。黄汗是指汗出染衣而泛黄,这是水气病可能会发生的一个临床表现,历节病篇也有黄汗记载:"历节黄汗出,故曰历节。"

(二)各种水病

1.里水

《金匮要略》提出里水当在体内,一身面目黄肿,黄为面黄肌瘦,并有小便不利症状。里水与风水、皮水不同,是一个笼统的概念。这似为慢性肾病水肿或营养不良性水肿,或各种慢性疾病所致的水肿。口渴为缺少津液,病水之人,口渴、口不渴的人都有,不能作为水病辨证的依据。口渴之人要饮水,小便不利者则会增加水肿程度,小便自利者则能饮水。

> 里水者,一身面目黄肿,其脉沉,小便不利,故令病水。假如小便自利,此亡津液,故令渴也,越婢加术汤主之。(《金匮要略》)

2.五脏之水肿

《金匮要略》提出五脏水肿病:心水者,病人身重,少气,不能平卧,烦躁,阴部水肿,这似为心脏病的心源性水肿。肝水者,病人腹大有水,自己不能转侧,胁下腹痛,小便断续通下,口中自生津液,这似为肝硬化肝源性水肿。肺水者,病人身肿,小便难,有时大便溏薄。脾水者,病人腹大有水,四肢苦重,津液不生,少气,小便难,这似为营养不良,低蛋白性水肿。肾水者,病人腹大有水,腹肿至脐,腰痛,不得小便,阴囊潮湿,足逆冷,面反肿,这似为慢性肾病的肾源性水肿、腹水。

这些五脏水肿病,都是晚期重症,因而《金匮要略》没有提出治疗方法。

> 心水者,其身重而少气,不得卧,烦而躁,其人阴肿。肝水者,其腹大,不能自转侧,胁下腹痛,时时津液自生,小便续通。肺水者,其身肿,小便难,时时鸭溏。脾水者,其腹大,四肢苦重,津液不生,但苦少气,小便难。肾水者,其腹大,脐肿腰痛,不得溺,阴下湿如牛鼻上汗,其足逆冷,面反瘦。(《金匮要略》)

(三)水病的脉象及其鉴别

张仲景非常重视脉象,寸口脉、趺阳脉都切,足背切脉很不方便,自晋朝王叔和《脉经》后,只切寸口脉,趺阳脉退出了临床。现代理化检查很多,普遍不太重视切脉。本篇脉象有五段,这是根据脉象,水病与别的病在做鉴别。

1.水病的脉象

《金匮要略》提出,脉浮为风、为热、为表实,脉迟为潜、为沉、为虚热。脉沉、沉滑,脉伏、沉伏为有水,这是水病的脉象。小便难,水走皮肤,即为水肿病。

> 寸口脉沉滑者,中有水气。

> 师曰:寸口脉浮而迟,浮脉则热,迟脉则潜,热潜相搏,名曰沉。趺阳脉浮而数,浮脉即热,数脉即止,热止相搏,名曰伏。沉伏相搏,名曰水。沉则络脉虚,伏则小便难,虚难相搏,水走皮肤,即为水矣。(《金匮要略》)

2.疝瘕的脉象

《金匮要略》提出趺阳脉反紧,有寒,这是疝瘕。腹中痛,医反而下之,即发生胸满短气。趺阳脉数,为有热,消谷,小便数,今反而小便不利,这是将要发生水病。

> 趺阳脉当伏,今反紧,本自有寒,疝,瘕,腹中痛,医反下之,下之即胸满短气。趺阳脉当伏,今反数,本自有热,消谷,小便数,今反不利,此欲作水。(《金匮要略》)

3.隐疹的脉象

《金匮要略》提出脉浮而洪,脉浮为风,脉洪为气,风气相搏,风强则为隐疹,身体痒,日久成为痂癞。气强则为水,风气相击,身体"洪肿",难以俯仰,汗出乃愈。恶风而虚者,此为风水。这是风水之风与隐疹之风在脉象上相鉴别。

> 脉浮而洪,浮则为风,洪则为气,风气相搏,风强则为隐疹,身体为痒,痒为泄风,久为痂癞。气强则为水,难以俯仰。风气相击,身体洪肿,汗出乃愈,恶风则虚,此为风水。(《金匮要略》)

《内经》有泄风病,症状为多汗,口干,身痛,畏寒,不耐疲劳。《金匮要略》之泄风病"为隐疹,身体为痒",相当于过敏性皮炎。但泄风病这一名称早已不用。

《素问·风论》:"泄风之状,多汗,汗出泄衣上,口中干,上渍,其风不能劳事,身体尽痛则寒。"痂和癞为皮肤寄生虫病,癞痂疮和癞痢头笔者小时候看到过,现在已经消灭。隐疹日久是否会继发痂癞,笔者理解,这在古代是有可能的。

4.痰饮病的脉象

《金匮要略》提出寸口脉弦而紧,为卫气不行,恶寒,水走于肠间,则为痰饮病。

> 水走肠间,沥沥有声,谓之痰饮。

> 寸口脉弦而紧,弦则卫气不行,即恶寒,水不沾流,走于肠间。(《金匮要略》)

按:水不沾流为水不流走于三焦水道。

5.影响血分的脉象

《金匮要略》提出寸口脉沉而迟,沉则为水,迟则为寒,寒水相搏。趺阳脉伏,水谷不化,脾虚则大便溏薄,胃衰则身肿。少阳三焦脉微,少阴肾脉细,男子则小便不利,妇人则经水不通,说明水气影响到了血分。

> 师曰:寸口脉沉而迟,沉则为水,迟则为寒,寒水相搏,趺阳脉伏,水谷不化,脾气衰则鹜溏,胃气衰则身肿。少阳脉卑,少阴脉细,男子则小便不利,妇人则经水不通。经为血,血不利则为水,名曰血分。(《金匮要略》)

6.影响气分的脉象

《金匮要略》提出寸口脉迟而涩,迟则为寒,涩为血不足。趺阳脉微而迟,微则为气,迟则为寒,寒气不足,则手足逆冷。荣卫不利则腹满胁鸣,气水相逐,影响膀胱。阳气不通即身冷;阴气不通即骨疼,阳气先通则恶寒未复,阴气先通则痹不仁。阴阳相得相和,其气乃行。阴阳之气转化,大气松散。实则矢气,虚则遗尿,说明水气影响到了气分。

> 师曰:寸口脉迟而涩,迟则为寒,涩为血不足。趺阳脉微而迟,微则为气,迟则为寒,寒气不足,则手足逆冷;手足逆冷,则荣卫不利;荣卫不利,则腹满肠鸣相逐,气转膀胱,荣卫俱劳;阳气不通,即身冷,阴气不通,即骨疼;阳前通,则恶寒,阴前通,则痹不仁;阴阳相得,其气乃行,大气一转,其气乃散;实则矢气,虚则遗尿,名曰气分。(《金匮要略》)

四、类证鉴别

1.水气病与脾胀相鉴别

《金匮要略》提出咳而喘,不渴者,其状如肿,发汗即愈,此为脾胀。水肿与脾有关,脾虚能水肿,脾胀也能水肿。其他病的水肿,如口渴而下利者,小便数者,皆不可发汗,这是水气病与脾胀在做鉴别。脾胀《内经》有论述,但其症状《内经》与《金匮要略》完全不同。

> 咳而喘,不渴者,此为脾胀,其状如肿,发汗即愈。然诸病此者,渴而下利,小便数者,皆不可发汗。(《金匮要略》)

《灵枢·胀论》:"脾胀者,善哕,四肢烦闷,体重,不能胜衣,卧不安。"

2.风水病与肺胀相鉴别

《金匮要略》咳嗽上气病篇中提出咳嗽上气,喘而躁者属肺胀。欲作风水,指可能会发生风水。这是肺胀与风水病在做鉴别,二者都是发汗则愈。

> 上气喘而躁者,属肺胀,欲作风水,发汗则愈。(《金匮要略》)

五、治疗

(一)治疗法则

1.利尿发汗

《金匮要略》提出对于各种水病,腰以上肿,当发汗;腰以下肿,当利小便。

> 师曰:诸有水者,腰以下肿,当利小便,腰以上肿,当发汗乃愈。(《金匮要略》)

2.下法

水病,面目浮肿,并有光泽,正气尚存,腹大有水,小便不利,可以使用下法治疗。

夫水病人,目下有卧蚕,面目鲜泽,脉伏,其人消渴。病水腹大,小便不利,其脉沉绝者,有水,可下之。(《金匮要略》)

(二)治疗方药

1.防己黄芪汤

《金匮要略》提出风水使用防己黄芪汤治疗。腹痛加芍药,防己黄芪成为治疗肾病水肿的常用药,白芍是治疗腹痛的常用药。

"风水,脉浮身重,汗出恶风者,防己黄芪汤主之。腹痛加芍药。"在《金匮要略》风湿病篇中记载:"风湿脉浮,身重汗出恶风者,防己黄芪汤主之。"两篇的条文一为风湿,一为风水,仅一字之差,两个不同的病都用防己黄芪汤治疗,说明防己黄芪汤主要用以治疗水湿引起的身重。

2.越婢汤

风水有表证者,即上呼吸道感染尚未完全治愈者,《金匮要略》使用越婢汤治疗,清热解表。附子治风、治寒都有效。

风水,恶风,一身悉肿,脉浮不渴,续自汗出,无大热,越婢汤主之。

越婢汤方:麻黄六两,石膏半斤,生姜三两,甘草二两,大枣十五枚。

上五味,以水六升,先煮麻黄,去上沫,内诸药,煮取三升,分温三服。恶风者,加附子一枚,炮,风水加术四两。(《金匮要略》)

3.越婢加术汤

《金匮要略》提出里水使用越婢加术汤治疗。

里水者,一身面目黄肿,其脉沉,小便不利,故令病水。假如小便自利,此亡津液,故令渴也,越婢加术汤主之。见上,于越婢汤内加白术四两。

4.防己茯苓汤

皮水,水气在皮肤中,四肢肿,嗫嗫动,使用防己茯苓汤治疗。

皮水为病,四肢肿,水气在皮肤中,四肢聂聂动者,防己茯苓汤主之。

防己茯苓汤方:防己三两,黄芪三两,桂枝三两,茯苓六两,甘草二两。

上五味,以水六升,煮取二升,分温三服。(《金匮要略》)

按:"聂"通"喔",嘴巴嚅喔,四肢似嘴之喔动。

5.蒲灰散

《金匮要略》在消渴淋病篇中提出,小便不利使用蒲灰散。在本篇中,皮水之小便不利,手足逆冷,也使用蒲灰散,用蒲灰以利水。

厥而皮水者,蒲灰散主之。(《金匮要略》)

6.越婢加术汤和甘草麻黄汤

里水使用越婢加术汤治疗。白术、甘草、麻黄这三味药,风水、里水都可以使用。

里水,越婢加术汤主之;甘草麻黄汤亦主之。

甘草麻黄汤方:甘草二两,麻黄四两。

上二味,以水五升,先煮麻黄,去上沫,内甘草,煮取三升,温服一升,重覆汗出,不汗,再服,慎风寒。(《金匮要略》)

7.麻黄附子汤与杏子汤

胀有水胀气胀,虚胀实胀。肾主水,肾病水胀,脉沉、沉小者为肾气不足,为虚胀。水为实邪,可发其汗,宜麻黄附子汤,麻黄附子以发汗、温肾阳。脉浮者为有风邪,宜杏子汤,条文中杏子汤没有药物,有人提出恐是麻杏石甘汤,清热祛风解表。

水之为病,其脉沉小,属少阴;浮者为风;无水虚胀者,为气。水,发其汗即已,脉沉者,宜麻黄附子汤;浮者,宜杏子汤。

杏子汤方:未见,恐是麻杏石甘汤。

麻黄附子汤方:麻黄三两,甘草二两,附子一枚,炮。

上三味,以水七升,先煮麻黄,去上沫,内诸药,煮取二升半,温服八分,日三服。(《金匮要略》)

8.桂枝去芍药加麻辛附子汤

气分之水饮,宜使用桂枝去芍药加麻辛附子汤。心下坚,大如盘,边如旋杯,这似为腹腔囊肿。该方温阳发汗,用以治疗气分之水饮,并非治疗心下坚。

气分,心下坚大如盘,边如旋杯,水饮所作。桂枝去芍药加麻辛附子汤主之。

桂枝去芍药加麻辛附子汤方:桂枝三两,生姜三两,甘草二两,大枣十二枚,麻黄、细辛各二两,附子一枚,泡。

上七味,以水七升,煮麻黄,去上沫,内诸药,煮取二升,分温三服,当汗出,如虫行皮中即愈。(《金匮要略》)

9.枳术汤

枳实理气,白术理水,二药理论上是正确的,但病重药轻,恐难以有效。两方治疗同一种病,可以合用,以除气分之水饮。

心下坚大如盘,边如旋杯,水饮所作,枳术汤主之。

枳术汤方:枳实七枚,白术二两。

上二味,以水五升,煮取三升,分温三服,腹中软,即当散也。(《金匮要略》)

10.附方

《外台》防己黄芪汤:"治风水,脉浮为在表,其人或头汗出,表无他病。病者但下重,从腰以上为和,腰以下当肿及阴,难以屈伸。方见风湿中。"

(三)张仲景的一则医话

《金匮要略》提出水肿病人,全身面目四肢皆肿,小便不利,但脉象并非水病的沉脉、伏脉。脉象反映的是胸中痛,气上冲咽,如炙伤肉状,微有咳喘。这应该是什么脉象?师曰:寸口脉沉而紧,沉为水,紧为寒,寒气结在关元。起病时轻微,盛年时不觉,老了之后阳气衰损,荣卫相干,阳衰阴盛,关元结寒微动,肾气上冲,咽喉塞噎,胁下急痛。前医以为留饮而大下之,无效,再以吐之,吐后损伤了胃气,水谷不化,小便不利,面目手足浮肿;又与葶苈丸下水,当时略有好转,进食多了,肿复如前,胸胁苦痛,似为奔豚,水气扬溢,则浮肿咳喘气逆。

这是张仲景的一则医话,所述疾病究竟相当于什么病,可能是心肺功能逐渐损害、病情逐渐加重的慢性病。

张仲景提出的治疗方法,一是先治卫气;二是治咳,咳止喘平。先治新病,后治旧病。攻击卫气使用什么方药,书中没有记载,但说明这是卫气过盛而致病,宜用攻法,如黄连、黄芩、大黄等,并非增强卫气。这符合《内经》卫气内伐、卫气调节的理论。

> 问曰:病者苦水,面目身体四肢皆肿,小便不利。脉之,不言水,反言胸中痛,气上冲咽,状如炙肉,当微咳喘,审如师言,其脉何类? 师曰:寸口脉沉而紧,沉为水,紧为寒,沉紧相搏,结在关元。始时当微,年盛不觉,阳衰之后,荣卫相干,阳损阴盛,结寒微动,肾气上冲,喉咽塞噎,胁下急痛。医以为留饮而大下之,气击不去,其病不除。后重吐之,胃家虚烦,咽燥欲饮水,小便不利,水谷不化,面目手足浮肿。又与葶苈丸下水,当时如小差,食饮过度,肿复如前,胸胁苦痛,象若奔豚,其水扬溢,则浮咳喘逆。当先攻击卫气,令止,乃治咳;咳止,其喘自差。先治新病,病当在后。(《金匮要略》)

六、转归和预后

《金匮要略》提出少阴肾病,小便即难,身体肿重,有可能会死亡。石水则死不治。

> 少阴脉紧而沉,紧则为痛,沉则为水,小便即难。脉得诸沉,当责有水,身体肿重,水病脉出者死。石水则死不治。(《金匮要略》)

七、临床体会

(一)关于水病及其治疗

1.关于水病

水病又称水气病、水肿病,病情复杂而难治。这是《金匮要略》篇幅较长的一篇。本篇虽然提出四种水证和黄汗,但主要论述的是风水和皮水,以及里水。

风水相当于急性肾炎,皮水相当于慢性肾病,皮下水肿严重,而且并发了腹水。里水较为复杂,体内聚水的疾病较多,相当于慢性肾病水肿或营养不良性水肿,或者是各种慢性疾病所致的水肿,是一个范围较宽的笼统的概念。正水相当于正在发作的水病,不是一个独立的病。石水相当于腹腔肿瘤并发了腹水,因而坚硬如石,并且死不治。黄汗不是一个独立的病,《金匮要略》是为了做鉴别而提出来的。

2.各种水肿病

《金匮要略》提出五脏的水肿病,现代认识到水肿分为心源性、肝源性、脾源性、肺源性、肾源性以及营养不良性、癌症性等,肾病也有急性、慢性,感染性、免疫性、风湿性、过敏性等。

3.水肿病脉象鉴别

本篇论述了可能发生水肿的病,并加以鉴别,主要是各种证型与一些脉象的鉴别,以及气水相合、血水相合的病,在本篇中用了大量篇幅论述,虽然较难理解,但必须进行诠释。

4.治疗以三法和二方为主

在治疗方面,《金匮要略》提出汗、利、下三法,使用防己黄芪汤和越婢汤两方进行加减。过去在中医肾病专科,最常用的方药是防己黄芪汤加减。黄芪、白术至今仍然是治疗慢性肾炎的重要药物。现代发现木防己、汉防己都有肾毒性,基本上已经淘汰不用。

越婢汤加减治疗风水有表证者,即上呼吸道感染尚未完全治愈,通过清热解表以治疗急性肾炎。《金匮要略》常用的中药,除了黄芪、白术、防己、甘草与麻黄、石膏、生姜、甘草、大枣外,尚有附子、桂枝、茯苓等。将这些中药组合或加减一两味,我给它们取了一个新的方名,如此有了八九个方剂,其实这八九个方剂大同小异。

5.关于肾气丸

治疗慢性肾病,应该还有一方是肾气丸。《金匮要略》用它治疗痰饮病和消渴病,都是肾气不足,水饮为患,方中除了附子、桂枝、茯苓外,地黄也是治疗慢性肾病重要的中药,也是笔者治疗慢性肾病尿蛋白的常用药,也是治疗糖尿病和慢性咳嗽气喘的常用药。因这些慢性病后期都会影响到肾气,导致肾虚,不论是肾阴虚、肾阳虚还是肾精虚、肾气虚,首先都要用地黄,生地黄或熟地黄。

汉唐时期只有干地黄,即生地黄。至宋朝才有熟地黄,明朝才普及熟地黄。

6.关于影响血分和影响气分

《金匮要略》在水气病的脉象中提出影响血分和影响气分,在治疗中又提出使用桂枝去芍药加麻辛附子汤和枳术汤治疗气分之水饮。

气分之水饮有全身性的,也有局部性的。阳气衰减,影响全身水运发生水肿者,使用桂枝去芍药加麻辛附子汤温阳发汗,治疗全身性水肿。局部性的气分之水饮,实则矢气,虚则遗尿,即水气病影响到下焦的肠道和膀胱功能,《金匮要略》用枳术汤治疗矢气,调节肠道功能。影响膀胱功能,小便不利者,《金匮要略》使用蒲灰散治疗,通利小便。虚则遗尿,宜使用肾气丸治疗。气分之水饮,不论全身性与局部性,肾与膀胱病变的最佳方子应是肾气丸。

7.关于黄芪、桂枝、麻黄

本篇使用黄芪复方治疗肾病水肿,防己黄芪汤是第一方,另有防己茯苓汤、桂枝加黄芪汤、芪芍桂酒汤。至今黄芪仍然是治疗各种肾病水肿的重要中药。黄芪既能利尿,又具有抑制尿蛋白的作用,现今广泛用于治疗慢性肾病尿蛋白,并且用的剂量很大。大剂量黄芪有一定的效果,但仍有许多慢性肾病病人的尿蛋白没有降下来,因而必须寻求更有效的中草药复方。

笔者治疗狼疮性肾炎有大量尿蛋白但并不水肿的病人,辨证与肾病水肿不同,黄芪基本无效。笔者用肾气丸,且用大剂量的地黄。

本篇肾气丸中有桂枝,防己茯苓汤有桂枝,桂枝去芍药加麻辛附子汤,以及桂枝加黄芪汤、芪芍桂酒汤,《金匮要略》使用桂枝复方治疗肾病水肿。至今桂枝仍然是治疗各种水肿积液的最佳中药。除了肾病水肿外,风湿病之肿胀指、肿胀关节、肿胀皮肤、肿胀面、关节腔积液、胸腔积液、腹腔积液、盆腔积液及心包积液等,桂枝都有效果,但桂枝不能消除尿蛋白。

本篇使用麻黄复方治疗肾病水肿,有越婢汤、越婢加术汤、甘草麻黄汤、麻黄附子汤、麻杏石甘汤、桂枝去芍药加麻辛附子汤。麻黄既能发汗也能利尿,是治疗水肿的重要中药,但麻黄也不能消除尿蛋白,这是古代中医认识上的局限性。

(二)关于黄汗

黄汗是汗液染污了内衣而变成了污黄色。笔者小的时候,人们冬天很少洗澡,很少换洗内衣,何况在古代。取暖后可能出汗多了一些,汗出而沾衣,时间长了,内衣就染成了污黄色,因此,黄汗不是一个独立的病,更不是黄疸病所出的汗水。本篇水气病五证的最后一证是黄汗。《金匮要略》中提到黄汗的地方较多,本篇都作了论述,这些都是在做类证鉴别。

1.黄汗之一:皮肤感染之黄汗

《金匮要略》在本篇提出的四肢头面肿、胸满的病人,会有黄汗,并有发热,胸满,痈脓。这可能是皮肤脓疡一类病引起水肿的并发症,因而黄汗并非水气病的一种类型,这是水气病在与皮肤感染性疾病引起的四肢头面肿胀做鉴别。

黄汗其脉沉迟,身发热,胸满,四肢头面肿,久不愈,必致痈脓。(《金匮要略》)

2.黄汗之二:发热入浴之黄汗

《金匮要略》水气病篇提出发热时身体肿,汗出,口渴,并有黄汗,症状如风水。这是由于汗后入水中浴,水气再从汗孔进入体内,黄如柏汁。发热时出汗,未及时换洗内衣,内衣很容易成为污黄色,这并非风水病。《金匮要略》提出使用芪芍桂酒汤治疗黄汗,至于能否治疗发热则另当别论。

问曰:黄汗之为病,身体肿,发热汗出而渴,状如风水,汗沾衣,色正黄如柏汁,脉自沉,何从得之? 师曰:以汗出入水中浴,水从汗孔入得之,宜芪芍桂酒汤主之。

芪芍桂酒汤方:黄芪五两,芍药三两,桂枝三两,苦酒。

上三味,以苦酒一升,水七升相和,煮取三升,温服一升,当心烦,服至六七日乃解;若心烦不止者,以苦酒阻故也。(《金匮要略》)

3.黄汗之三:历节病之黄汗

《金匮要略》历节病篇中曾提及"历节黄汗出"。历节病,又生恶疮,发热不止,身必甲错,身疼重,烦躁,小便不利,黄汗出,如水气病那样,但并非水气病。

本篇使用桂枝加黄芪汤,就是桂枝汤加黄芪、黄芪桂枝五物汤去甘草。该方用以治疗黄汗,小便不利,身疼重,如水气病那样。至于能否治疗历节病和恶疮,不是本篇讨论内容。

黄汗之病,两胫自冷;假令发热,此属历节。食已汗出,又身常暮卧盗汗出者,此劳气也。若汗出已反发热者,久久其身必甲错;发热不止者,必生恶疮。若身重,汗出已辄轻者,久久必身瞤,瞤即胸中痛,又从腰以上必汗出,下无汗,腰髋弛痛,如有物在皮中状,剧者不能食,身疼重,烦躁,小便不利,此为黄汗,桂枝加黄芪汤主之。

桂枝加黄芪汤方:桂枝、芍药各三两,生姜三两,甘草二两,大枣十二枚,黄芪二两。

上六味,以水八升,煮取三升,温服一升,须臾饮热稀粥一升余,以助药力,温服取微汗;若不汗,更服。(《金匮要略》)

4.黄汗之四:周痹之黄汗

《金匮要略》历节病篇中记载"历节黄汗出"。水气病篇记载病人身肿而冷,症状如周痹,骨节痛,烦躁不得眠,痛在骨节,这是周痹在与历节病做鉴别。

渴而不恶寒者,此为皮水。身肿而冷,状如周痹,胸中窒,不能食,反聚痛,暮躁不得眠,此为黄汗,痛在骨节。(《金匮要略》)

5.黄汗之五:上焦有寒,口多涎水之黄汗

《金匮要略》提出小便通利,不恶风,上焦有寒者,口多涎水,也会有黄汗。口涎与黄汗并不直接相关,口涎和黄汗都与上焦有寒有关。《内经》认为汗为心之液,上焦心肺有热,热迫汗出。谁都知道正常人寒冷时不会出汗,但某些慢性疾病会引起冷汗、虚汗。冷汗、虚汗时间久了,内衣染成了污黄色,称为黄汗。

不恶风者,小便通利,上焦有寒,其口多涎,此为黄汗。(《金匮要略》)

(三)笔者的经验

笔者治疗了大量的狼疮性肾炎,绝大多数病人没有浮肿,只有在发生低蛋白血症时,患者才会有浮肿。狼疮性肾炎尿蛋白是通过检验发现的,古代没有检验仪器,因而无此记载。现在治疗狼疮性肾炎,不仅仅要退去浮肿,而且必须尿蛋白和红细胞转为阴性,因而治疗不用利水的方法。狼疮性肾炎辨证为瘀热毒加肾虚,治疗以清热解毒、凉血化瘀和益肾为主,还需要使用具有能够抑制尿蛋白作用的特效药。笔者据数十年临床经验,研制了经验方第三代清肾汤,许多狼疮

性肾炎病人,24小时尿蛋白从10g左右逐渐下降至0.3g以下。

笔者后又将此方移用于治疗慢性肾炎尿蛋白的病人,也取得了良好效果。

经验方第三代清肾汤:生地黄30g,熟地黄18g,生石膏30g,黄芩30g,忍冬藤30g,水牛角30g,莪术30g,郁金12g,丹皮12g,金雀根30g,羊蹄根30g,接骨木30g,秦皮30g,山豆根9g~30g,半夏9g,陈皮6g,佛手6g,藿香9g,白豆蔻3g,甘草3g。山豆根有不良反应,必须从小剂量(9g)开始,没有不良反应,才可以逐渐增大,最大用至30g。每1~3个月检查肝肾功能,正常者才可以继续使用。

第十五节 黄疸病脉证并治

论二首 脉证十四条 方七首

一、概述

《金匮要略》提出黄疸病,病人有面黄,一身尽黄,并有发热症状。黄疸病简称为疸病,《金匮要略》分为五疸,实际上只有四疸一黄家。

二、病因病机

1.湿热所致

《金匮要略》提出黄疸病为湿热所致,黄疸发病时发热,再火劫其汗,两热相得,湿热得之,称为阳黄。

病黄疸,发热烦喘,胸满口燥者,以病发时,火劫其汗,两热所得。然黄家所得,从湿得之。(《金匮要略》)

2.瘀热所致

《金匮要略》提出黄疸病为瘀热所致。《伤寒论》提出外感风寒之阳明病,并发黄疸,有瘀热在里。两者可以相互印证,并与外感中风之痹相鉴别。

寸口脉浮而缓,浮则为风,缓则为痹。痹非中风,四肢苦烦,脾色必黄,瘀热以行。

脾为土,土色黄,因而脾色必黄。(《金匮要略》)

阳明病,发热、汗出者,此为热越,不能发黄也。但头汗出,身无汗,剂颈而还,小便不利,渴饮水浆者,此为瘀热在里,身必发黄,茵陈蒿汤主之。(《伤寒论》)

3.寒湿在里

《伤寒论》提出黄疸病为外感后寒湿在里,不能解散,故称为阴黄。

> 伤寒发汗已,身目为黄,所以然者,以寒湿在里,不解故也,不可下,以寒湿中求之。(《伤寒论》)

> 趺阳脉紧而数……紧则为寒,食即为满。(《金匮要略》)

4.《金匮要略》提出黄疸病脾肾两伤

《内经》提出黄疸与肾有关。《灵枢·经脉》:"肾所生病为黄疸。"《金匮要略》又提出寸口尺脉浮,为伤肾。趺阳脉紧,为伤脾,因而黄疸病脾肾两伤。

> 趺阳脉紧而数,数则为热,热则消谷,紧则为寒,食即为满。尺脉浮为伤肾,趺阳脉紧为伤脾。(《金匮要略》)

三、临床表现

《金匮要略》提出黄疸病分为五种:谷疸、酒疸、黑疸、女劳疸,以及黄家,后世一般总称为五疸,实际上是四疸一黄家。

(一)黄疸病

《金匮要略》提出黄疸病有发热心烦而喘,胸满口燥,面黄,肚热的症状。黄疸病为各种疸病的总称。

发于阴部,发于脏部,则呕吐;发于阳部,发于腑部,则发热而寒战。肝为脏,为阴,发黄为阴黄。胆为腑,为阳,发黄为阳黄。肝胆相表里,都能发生黄疸病。发于肝,急性肝炎会有恶心呕吐症状;发于胆,急性胆囊炎会有寒战发热症状。说明《金匮要略》以脏腑分类,发于肝脏为阴黄,发于胆腑为阳黄;以寒热分类,发于寒湿为阴黄,发于湿热为阳黄。

> 师曰:病黄疸,发热烦喘,胸满口燥者,以病发时,火劫其汗,两热所得,然黄所得从湿得之,一身尽发热而黄,肚热热在里,当下之……发于阴部其人必呕,阳部其人振寒而发热也。(《金匮要略》)

> 伤寒七八日,身黄如橘子色,小便不利,腹微满者,茵陈蒿汤主之。(《伤寒论》)

(二)谷疸

谷疸是五疸中最常见的黄疸病,《金匮要略》论述较为详细。

1.谷疸的概念

《金匮要略》提出,谷疸是由于谷气不能消化,胃中苦于浊气,阴脏被寒所侵,所得的黄疸病,名为谷疸。

> 风寒相搏,食谷即眩,谷气不消,胃中苦浊……阴被其寒,热流膀胱,名为谷疸。(《金匮要略》)

2.谷疸的病因病机

《金匮要略》提出,谷疸是由于谷食所伤,谷气与风寒相搏,阴脏被寒气所侵,则身体尽黄,故名谷疸。此阴脏泛指五脏之阴,主要是肝脏。谷疸以脏腑和阴阳分类,属于肝病,属于阴黄。

《金匮要略》又提出,谷气与外感风寒相搏,传于阳明,湿热熏蒸,久久发黄而成为谷疸。胃中浊气下流,热流膀胱,则小便不通,肝脏之阴被寒所侵,则身体尽黄,成为谷疸。说明谷疸有阴黄,也有阳黄。

> 浊气下流,小便不通,阴被其寒,热流膀胱,身体尽黄,名曰谷疸。

(《金匮要略》)

《伤寒论》提出谷疸为饱食所伤,与《金匮要略》谷疸为谷食所伤的观点是一致的,但《伤寒论》没有说谷疸为寒气所侵。《金匮要略》则提出谷疸为风寒相搏所诱发并加重。

> 阳明病,脉迟,食难用饱。饱则微烦头眩,必小便难,此欲作谷疸,虽下之,腹满如故。所以然者,脉迟故也。(《伤寒论》)

3.谷疸的临床表现

《金匮要略》提出谷疸发病则恶寒发热,心胸不安,不能进食,食即头眩,身体尽黄,腹满,虽下之而如故,是为谷疸。

> 谷疸之为病,寒热不食,食即头眩,心胸不安,久久发黄,为谷疸。

(《金匮要略》)

综上所述,谷疸为谷食所伤,谷气与风寒相搏,伤于肝,有恶寒发热,腹满,不能进食,身体尽黄等症状,可能是急性病毒性黄疸性肝炎。

(三)酒疸

《金匮要略》提出酒疸,不能食,时欲吐,腹满,心中懊侬而热,足下热;或无热,鼻燥,脉浮,吐之能缓和。说明古人已经认识到酒疸与长期饮酒过量而发病有关。古人嗜豪饮,久之必伤肝,可能会逐渐转化为酒精性肝炎和酒精性肝硬化。

　　腹如水状不治。心中懊侬而热,不能食,时欲吐,名曰酒疸。

　　夫病酒黄疸,必小便不利,其候心中热,足下热,是其证也。

　　酒黄疸者,或无热,靖言了了,腹满欲吐,鼻燥,其脉浮者,先吐之;沉弦者,先下之。酒疸,心中热,欲呕者,吐之愈。(《金匮要略》)

(四)黑疸

《金匮要略》提出膀胱急,少腹满,身尽黄,额上黑。酒疸下之,久久转为黑疸,面虽黑微黄,但目青,说明巩膜没有黄染。下后大便发黑,皮肤抓之没有感觉,脉浮弱。黑疸为黄疸已久所转化而发黑,黑褐带黄色,说明病情逐渐加重而至晚期,转化为肝硬化或肝癌。

《金匮要略》所说"目青"怎样解释?有一种解释,认为目青可能是目黄误抄。但笔者认为有三种情况有这样的表现:一是正常人面黑、面黑微黄,但目青,这是健康之色,这不是黑疸病。二是肝硬化、肝癌,这两种病至晚期并发腹水,肝功能异常,胆红素偏高,黄疸或隐性黄疸,全身暗黑,面色灰暗,消瘦,临床上巩膜发黄与没有发黄的病人都有。但笔者认为除了上述的病人外,尚有第三种情况,晚期癌症病人,如胃癌,重度营养不良,消瘦,恶液质,全身暗黑而目青,表现为黑疸,这种情况是很多的。

　　膀胱急,少腹满,身尽黄,额上黑,足下热,因作黑疸。

　　酒疸下之,久久为黑疸,目青面黑,心中如啖蒜齑状,大便正黑,皮肤爪之不仁,其脉浮弱,虽黑微黄,故知之。(《金匮要略》)

(五)女劳疸

《金匮要略》提出额上黑,微汗出,手足热,傍晚即发,小便急,能自利,为女劳疸,没有明确是否有面黄、身黄。女劳疸是女子的疸病,还是男子好色所得的疸病?笔者认为是女子虚劳所得的疸病。虚劳怎么会得疸病?不是外感,说明不是感染性疾病,而是内伤虚劳之证。书上所描述的症状都是一些非特异性症状,不像是肝胆胰腺疾病。黑疸有额上黑,但《金匮要略》明确是女劳疸。腹胀如有水状,不是腹水,可能是腹腔出血;大便溏黑,说明这是上消化道出血。因而笔者考虑女劳疸可能是溶血性黄疸,并发腹腔胃肠溶血性出血黑便,当然难治。

有一种观点认为,女劳疸是男子好色所得的结核性黄疸病。但肺结核病、淋巴结核病都没有黄疸,肝结核病是罕见病,因而女劳疸不考虑是结核病。

> 额上黑,微汗出,手足中热,薄暮即发,膀胱急,小便自利,名曰女劳疸。

> 腹胀如水状,大便必黑,时溏,此女劳之病,非水也。腹满者难治。

(《金匮要略》)

《诸病源候论》提出女劳疸身目皆黄,发热恶寒,小腹满急,小便难,为虚劳发热进行性交后入水所致,这似与《金匮要略》所描述的症状有所不同,交媾和入水是诱发黄疸病加重的因素。

《诸病源候论·黄病诸候》女劳疸候:"女劳疸之状,身目皆黄,发热恶寒,小腹满急,小便难。由大劳大热而交接,交接竟入。"

四、类证鉴别

《金匮要略》提出,黄家是面色发黄之人从湿得之。每日下午发热,肚热,恶寒,女子虚劳所得。

黄家有面黄,腹满,肚热,热在里,烦躁不得睡眠,渴欲饮水,但小便不利而发黄,舌苔痿黄。黄家不是黄疸,黄疸病《内经》和《金匮要略》都称为疸病,为胆汁之色,不一定为黄色,也有黑色、黑褐色。黄疸病小便发黄,但小便发黄的人很多,这是湿热,与黄疸病大多无关。

> 黄家日晡所发热,而反恶寒,此为女劳得之。
> 腹满,舌痿黄,躁不得睡,属黄家。
> 脉沉,渴欲饮水,小便不利者,皆发黄。
> 然黄家所得,一身尽发热而黄,肚热,热在里,当下之。(《金匮要略》)

五、治疗

（一）治疗法则

1.下法

《金匮要略》提出黄疸病，肚热，热在里，当用下法。

一身尽发热而黄，肚热，热在里，当下之。

表和里实，当下之。（《金匮要略》）

2.清热祛瘀化湿

《金匮要略》提出黄疸病，瘀热以行，从湿得之，当用清热祛瘀、清热化湿之法。

3.温化寒湿

《伤寒论》提出寒湿中求之，当用温化寒湿之法。

（二）治疗方药

1.茵陈蒿汤

《金匮要略》提出使用茵陈蒿汤治疗谷疸，与《伤寒论》使用茵陈蒿汤治疗黄疸是一致的。茵陈蒿汤三药组方合理，符合《金匮要略》的治疗法则，是治疗黄疸病的第一方。茵陈为君，清热化湿，利胆退黄，是治疗黄疸的最佳中药，用量很大，以促使黄从小便中排出。栀子为臣，清热解毒，"解五种黄病"，自古以来是治疗黄疸的重要中药。大黄为佐使，清热泻下，促使黄疸从大便中排出。

谷疸之为病，寒热不食，食即头眩，心胸不安，久久发黄，为谷疸，茵陈蒿汤主之。

茵陈蒿汤方：茵陈蒿六两，栀子十四枚，大黄二两。

上三味，以水一斗，先煮茵陈，减六升，内二味，煮取三升，去滓，分温三服。小便当利，尿如皂角汁状，色正赤，一宿腹减，黄从小便去也。

（《金匮要略》）

2.茵陈五苓散

《金匮要略》提出黄疸病使用茵陈五苓散，利尿化湿，退黄清热，加强利尿，促使黄疸从小便中排出。

黄疸病,茵陈五苓散主之。

茵陈五苓散方:茵陈蒿末十分,五苓散五分。

上二物和,先食饮方寸匕,日三服。(《金匮要略》)

3.栀子大黄汤

《金匮要略》提出使用栀子大黄汤治酒疸,栀子、大黄清热泻下,这是保肝治疗,并非醒酒,去掉茵陈,利胆作用会显著减弱;加用豆豉成为栀子豉汤,清热除烦,治疗心中懊侬,可与《伤寒论》栀子豉汤相互印证。

酒黄疸,心中懊侬,或热痛,栀子大黄汤主之。

栀子大黄汤方:栀子十四枚,大黄一两,枳实五枚,豉一升。

上四味,以水六升,煮取二升,分温三服。(《金匮要略》)

心中懊侬,栀子豉汤主之。

栀子十四个,香豉四合。(《伤寒论》)

4.硝石矾石散

《金匮要略》提出女劳疸使用硝石矾石散治疗,用以清热泻下,祛痰化湿,促使湿热随大小便泻去。

其腹胀如水状,大便必黑,时溏,此女劳之病,非水也。腹满者难治。硝石矾石散主之。

硝石矾石散方:硝石、矾石烧,等分。

上二味,为散,以大麦粥汁和服方寸,日三服。(《金匮要略》)

病随大小便去,小便正黄,大便正黑,是候也。

《本草纲目》记载:硝石"能破积散坚,治诸热病"。"矾石用有四:吐利风热之痰涎……治痰饮泄痢崩带风眼"。

5.大黄硝石汤

《金匮要略》提出黄疸小便短赤而不利,此为里实之证,宜清热泻下,使用大黄硝石汤。

黄疸腹满,小便不利而赤,自汗出,此为表和里实,当下之,宜大黄硝石汤。

大黄硝石汤：大黄、黄柏、硝石各四两，栀子十五枚。

上四味，以水六升，煮取二升，去滓，内硝，更煮取一升，顿服。(《金匮要略》)

6.柴胡汤

《金匮要略》提出黄疸腹痛而呕，为肝木侮土，肝气犯胃，用柴胡汤。原文中没有写明大小，后人疑为小柴胡汤。笔者认为应是大柴胡汤。大柴胡汤中有大黄，清热泻下，符合《金匮要略》"当下之"的治法。小柴胡汤中有人参，呕者不宜。现代大柴胡汤加减仍是治疗肝胆胰腺炎症性疾病的常用方药。

诸黄，腹痛而呕者，宜柴胡汤。必小柴胡汤。(《金匮要略》)

7.猪膏发煎方

猪膏为猪之油膏，《本草纲目》记载能通小便，除五疸水肿。乱发为人之头发，主治大小便不通，并能止血，治疗鼻衄等出血。本方为治疗五疸的辅助性用药。现代猪膏肥腻，当菜肴调味品用。乱发现药名血余、血余炭，用以止血。

诸黄，猪膏发煎主之。

猪膏发煎方：猪膏半斤，乱发如鸡子大三枚。

上二味，和膏中煎之，发消药成，分再服，病从小便出。(《金匮要略》)

《本草纲目》：猪膏，"利胃肠，通小便，除五疸水肿"。

《本草纲目》：乱发，"主治咳嗽，五淋，大小便不通。止血，鼻衄"。时珍曰："发为血余，故能治血病。"

8.小半夏汤

《金匮要略》提出黄疸病哕逆者使用小半夏汤，这是对症治疗，为治疗呕吐的特效方药，治疗哕逆也有效果。

黄疸病，小便色不变，欲自利，腹满而喘，不可除热，热除必哕，哕者，小半夏汤主之。

小半夏汤方：半夏、生姜。(《金匮要略》)

9.小建中汤

《伤寒论》提出治黄寒湿中求之，但未出方子。《金匮要略》则提出使用小建中汤,即桂枝汤加饴糖。《金匮要略》虚劳病篇中小建中汤治疗"悸、衄、腹中痛"。《伤寒论》小建中汤治疗"心中悸烦""腹中急痛"。《金匮要略》小建中汤用以治疗男子虚劳黄病之黄,腹痛,这是面黄肌瘦之黄;并非治疗疸病之黄,因而不需要消退黄疸。

> 男子黄,小便自利,当与虚劳小建中汤。(《金匮要略》)

10.桂枝加黄芪汤

本方是桂枝汤加黄芪,在《金匮要略》水气病篇中用以治疗黄汗,小便不利,身疼重。在《金匮要略》血痹虚劳篇中,该方去了甘草为黄芪桂枝五物汤,治疗血痹;小建中汤加黄芪为黄芪建中汤,治疗"虚劳里急"。本篇既不是水气病、血痹病,也不是黄疸病,而是治疗黄家面黄肌瘦的虚劳发黄,与小建中汤属于同一类型的方剂。

> 诸病黄家,但利其小便。假令脉浮,当以汗解之,宜桂枝加黄芪汤主之。(《金匮要略》)

11.瓜蒂汤

《金匮要略》所载瓜蒂汤为附方,但原文中没有写明出于何书。张仲景善用瓜蒂,《伤寒论》中用以引吐寒邪。

《金匮要略》治疗暍病、黄疸,方中瓜蒂都为君药。因而笔者认为这个附方应是张仲景的方剂。瓜蒂之散剂吞服探吐用3g,吞服3g以下能致食欲减退,但不能致吐。保肝治黄疸煮服则加大剂量,笔者在复方中每次用甜瓜蒂9g,水煎服,治疗肝病降酶退黄,大多没有恶心呕吐的不良反应。

> 瓜蒂汤,治黄疸。

> 瓜蒂汤方:瓜蒂二十七个,以水一升,煮取五合,去滓顿服。(《金匮要略》)

《伤寒论》:"胸中有寒也,当吐之,宜瓜蒂散。""病在胸中,当吐之,宜瓜蒂散。"瓜蒂散方:赤小豆、瓜蒂,熬黄,各一分。

12.附方

《千金方》麻黄醇酒汤,治黄疸。

麻黄三两。

上一味,以美清酒五升,煮取二升半,顿服尽。冬月用酒,春月用水煮之。

麻黄醇酒汤治疗黄疸,这是孙思邈的经验。现代证实麻黄具有利胆作用,因而能够退黄。

六、转归和预后

《金匮要略》提出黄疸病十八日为一疗程,治疗十日以上可以逐渐好转,如果反而加剧为难治,并发腹水则不治。现代治疗急性黄疸型肝炎,7~14天基本上好转了。肝硬化并发黄疸腹水则难度很大,为不治之病。肝癌并发黄疸腹水则已至晚期,将不久于人世。

腹如水状,不治。

黄疸之病,当以十八日为期,治之十日以上瘥,反剧为难治。疸而渴者,其疸难治;疸而不渴者,其疸可治。(《金匮要略》)

七、临床体会

(一)关于各种疸病

1.黄疸有眼目黄染

黄疸是临床表现。《金匮要略》提出四疸一黄家,总称为黄疸,后世笼统称为五疸。《金匮要略》提出疸病面黄,一身尽黄。黄家仅仅是面黄,黄家不属于疸病范围,《金匮要略》提到黄家,是黄疸病在与黄家做鉴别。

目黄是《内经》最早提出来的,并提出齿垢黄,爪甲上黄。但《金匮要略》没有提出黄疸病有目黄的表现,只提出面黑微黄,但目青,巩膜色白,不是色青;目青可能是目黄之误抄。

《素问·平人气象论》:"目黄者曰黄疸。"《灵枢·论疾诊察》:"寒热,身痛而微黄,齿垢黄,爪甲上黄,黄疸也。"

《诸病源候论》综合《内经》和《金匮要略》的记载,提出黄疸候"令身体面目及爪甲小便尽黄""齿垢黄",并分为急黄,"卒然发黄"的急性黄疸,"热毒加之""而不发热"的阴黄,描述得较为详细。朱丹溪则提出"眼如栀子水染"。栀子水为黄色,现代称为巩膜黄染,青白色的巩膜染成了黄颜色,二者的意思是一致的。黄染的概念沿用至今。

《丹溪心法·疸》:"戴云:五疸,周身皮肤并眼如栀子水染。"疸病以黄疸为多,尚有黑疸,黑中带黄之疸病。

2.关于黄家

黄家,《金匮要略》条文中只有面黄,没有提及目黄,一身尽黄。中国人都是黄皮肤,有的偏白一些,有的偏黄一些,有的偏黑黄一些,这些都是正常人的面色。慢性病营养不良之人、贫血之人,很多面黄,面色痿黄也很多,《金匮要略》将这些病人笼统地称为黄家。这是黄疸病在与黄家做鉴别,面黄不一定就是黄疸病,面黄肌瘦、营养不良之人也有面黄、面色痿黄,缺少光泽,但是这些人目青,而不是目黄。

3.各种肝胆病之黄疸

《金匮要略》提出黄疸可由伤食引起,外感风寒可诱发加重,发病初期可能有上呼吸道感染症状,相当于急性传染性病毒性肝炎。上海于1988年曾发生甲型病毒性肝炎大流行,大量病人因进食受到污染的毛蚶而致病,有黄疸,茵陈蒿汤发挥了重要作用,基本上全部治愈。在1800年前,张仲景早已经认识到黄疸病是由于外感伤食致病,并提出了正确的治疗方药,长期指导中医临床。

慢性乙型肝炎、丙型肝炎等各型肝炎,以及肝硬化、肝癌引起的黄疸,都是肝细胞性黄疸。肝硬化、肝癌晚期面色发黑,《金匮要略》称为黑疸,预后不良,现代死亡率仍然很高。

肝炎分为病毒性、免疫性、酒精性、脂肪性及中毒性几类,发热病人较少,大多不发热。肝脓疡有发热,肝癌也会有发热,急性胆囊炎也常有发热。

4.关于黑疸、酒疸、女劳疸

现代可能发生黄疸的疾病除了传染性肝炎之外,尚有胆囊炎、胆结石以及胆囊癌、胰腺癌、阻塞胆管的阻塞性黄疸,晚期常表现为黑疸。

现在白酒的酒精含量远远高于古代,酒精性肝炎发病也远远高于古代。现代人营养过剩,豪饮者常常患有酒精性肝炎合并脂肪性肝炎。医治条件好了,发生黄疸的病人较少，但胆红素升高的隐性酒疸还是不少，其中部分病人会演变为早期肝硬化。

5.关于女劳疸

女劳疸是女子虚劳所得的疸病，还是男子好色虚劳所得的疸病？《金匮要略》所描述的症状复杂。笔者考虑女劳疸可能是溶血性黄疸。临床上原发性溶血性贫血不是常见病，并发溶血性黄疸的病人更少。笔者临床上所见原发性溶血性贫血、系统性红斑狼疮继发溶血性贫血的女性病人都有女劳疸的症状，其中少数病人总胆红素偏高，隐性黄疸，巩膜都没有黄染，身体都较虚弱，症状复杂，各不相同，似乎比较符合女劳疸。

6.张景岳和叶天士的创新

张景岳将黄疸分为阳黄、阴黄、表邪、胆黄四种。阳黄，"即所谓湿热证也"。阴黄，"黄疸绝无阳证阳脉者，便是阴黄"，多由内伤不足所致。表邪黄疸为外感未清，湿热内盛，表里兼见。胆黄因伤胆所致，张景岳已看到了胆囊受损而黄疸，这是他的发现。

《景岳全书·黄疸》："黄之大要有四，曰阳黄曰阴黄曰表邪曰胆黄。"叶天士提出黄疸有身黄、目黄、尿黄的临床表现，而不分为五疸。明确提出有在腑、在脏的区别，并提出阳黄之作，为胆热液泄，为胆病瘀热所引起。现代多为胆囊胆管病引起的黄疸。阴黄之作，脾阳不振，湿从寒化，胆液为湿所阻，浸淫肌肉，溢于皮肤。

叶天士的医案中，使用鸡肫皮（鸡内金）、海金沙治疗黄疸。这显然是在治疗胆结石阻塞性黄疸，这是他的创新。现代加用金钱草成了三金汤，金钱草是近代发现的，是治疗结石病的常用药。

7.关于阴黄、阳黄

《金匮要略》虽然提出了黄疸发于阴部，发于脏部；发于阳部，发于腑部；发于寒湿，发于湿热，但未明确提出阴黄、阳黄的概念。阴黄、阳黄的概念可能是张景岳最先提出来的。

张景岳是以外感和内伤分阴黄和阳黄的，外感为阳黄，内伤为阴黄，这种分法不如《金匮要略》以脏腑与寒热的分法明确。

(二)治疗体会

1.关于茵陈蒿汤

《金匮要略》治疗疸病的方剂有茵陈蒿汤、茵陈五苓散、栀子大黄汤等,至今还在使用。现已证实茵陈、栀子、大黄具有保肝降酶、利胆退黄的作用,加用理气药、利尿药、缓泻药,加速排泄,改善症状。硝石矾石散、大黄硝石汤之硝石、矾石二药,现在基本上已经不用。

2.关于茵陈

茵陈蒿汤为治疗黄疸病的第一方,但并非对所有的肝病都有效果。吴又可提出,如果只用茵陈,不用大黄,其效果就难说了。

吴又可《温疫论·发黄》:"设去大黄,而服栀子、茵陈,是忘本治标,鲜有效矣,或用茵陈五苓散,不惟不能退黄,小便间亦难利。"

现代研究表明,茵陈的药理作用主要是收缩胆囊,扩张胆管,包括扩张毛细胆管与胆总管,加速胆汁和胰液排泄,减轻肝细胞损害。因而能治疗胆囊炎、胰腺炎之胆红素升高和黄疸。临床上并将茵陈用于治疗慢性无黄疸型乙型肝炎、中毒性肝炎、免疫性肝病的转氨酶升高,以及总胆红素升高,直接或间接胆红素升高,黄疸之轻症。

茵陈单用治疗肝炎、肝细胞性黄疸,保肝降酶的作用较弱,退黄的效果较差。吴又可说得有些道理,但太绝对化了。

3.关于栀子和大黄

栀子清热解毒,具有抑制血红素向胆红素转化的作用,可减少胆红素的产生,因而治疗胆红素升高有效,治疗溶血性黄疸有效,治疗肝细胞性黄疸也有效,尤其治疗慢性无黄疸型肝炎,胆红素升高,其效果较茵陈好。治疗溶血性黄疸,只有栀子有效,茵陈无效。

大黄清热化瘀,具有抗炎作用,可促进胆汁、胰液的排泄,具有泻下作用,减轻了肠道的下压作用,有利于胆汁排泄,治疗黄疸效果较好。因而茵陈蒿汤利胆退黄、保肝降酶是三药的综合作用。

栀子大黄汤不仅用以除烦,治疗酒黄疸,心中懊恼,而且可用以治疗女劳疸,溶血性胆红素升高。生栀子可能会导致恶心、胃痛反应,现一般用焦栀子,《金匮要略》和《伤寒论》栀子的用量都是14枚。

笔者经验,焦栀子的剂量,除烦是改善症状,宜用9g;治疗胆红素升高,这是治病,宜用30g,多加和胃药。大黄同用可增效,可以不用茵陈。

4.三药退黄机制

栀子退黄主要作用于肝前和肝内,茵陈退黄主要作用于肝内和肝后,大黄退黄主要作用于肝后胆管。三药退黄效果较好,但保护肝细胞,减轻肝细胞损害的作用较弱。因而治疗肝细胞损害,还需要寻找更好的中草药,以加强保肝降酶作用。

5.关于瓜蒂汤

瓜蒂汤的瓜蒂为甜瓜的蒂,现已证实含葫芦素B,具有保肝降酶、利胆退黄的作用,是一味非常好的治疗肝胆疾病的药,研末吞服剂量大了会引起恶心呕吐,煎汤服用一般没有恶心呕吐反应。

瓜蒂小剂量长期服用,抑制胃蠕动,减少食欲,可以减肥,治疗脂肪性肝炎,消除脂肪肝。

6.关于柴胡和柴胡汤

张仲景的大柴胡汤和小柴胡汤,《伤寒论》和《金匮要略》两书上都有。柴胡疏肝清热,理气解郁,具有保肝降酶、扩张胆管、调节胃肠功能的作用,至今仍然是治疗肝胆胰腺胃肠疾病的重要药物。黄芩清热解毒,具有保肝降酶作用,宜重用。

《金匮要略》论述:"诸黄,腹痛而呕者,宜柴胡汤。必小柴胡汤。"此柴胡汤只有方名而无药物。笔者认为本篇的柴胡汤应是大柴胡汤,是后世抄写之脱漏,大黄是适宜的,但人参、党参是不宜使用的,因而不宜用小柴胡汤。

后世创新的逍遥散、柴胡疏肝散等,更切合临床疏肝解郁,调理肝胆之气滞,改善症状。柴胡退热,现代已经开发了新剂型,临床上已广泛应用,但并不用于治疗肝胆疾病。

7.更多中草药

现代治疗黄疸,不仅仅要退黄,改善症状,而且要求肝功能各项化验指标必须全部都在正常范围,茵陈蒿汤对于乙肝等各种肝病的效果尚不尽如人意,对于免疫性肝病,脂肪性、酒精性肝炎基本无效。吴又可否定茵陈的作用有一定的道理,因此,必须寻找更好的保肝降酶中草药。肝病专家在这方面做出了很多努力,例如,垂盆草、鸡骨草、黄芩、黄连、虎杖、连翘、郁金、姜黄等,都有很好的效果,而且没有不良反应,可以放在复方中大剂量使用,以增强疗效。

经验方保肝降酶汤:垂盆草、鸡骨草、黄芩、姜黄、枳壳、虎杖。

8.少数中草药的肝毒性

少数中草药有肝毒性,由于中草药作用弱,效果慢,常常导致慢性隐性肝损害,服用一段时间后才发现。

有较强肝毒性的中草药有黄药子、铁树叶、千里光、苍耳子等。这些药以前都有报道,曾发生过医疗事故。临床必须要用,只宜短期使用常规剂量,七天后必须化验肝功能。

有较轻的肝毒性的中草药尚有川楝子、椿根皮、青风藤、独活等,大剂量长期使用也必须化验肝功能。此外还有一些中草药有很轻的肝毒性,无肝病史的人使用常规剂量,一般不受影响。还有一些抗癌中草药有肝毒性,这里就不举例了,雷公藤、昆明山海棠的肝肾毒性已众所周知。

(三)临床经验

2015年,曾有一例邻省来沪就诊的中年女性病人,长期转氨酶1000u/L降不下来,总胆红素也高。当地已经排除了各型病毒性肝炎,超声波检查没有脂肪浸润,不喝酒。初诊时检验了各种抗体,ANA阳性1:3200,抗SSA阳性,抗SSB阳性,AMA-M_2>800(抗线粒体抗体),阳性;ALT1200,TBIL增高,眼科查了泪水,显著减少;口腔科做了活检,诊断为干燥综合征并发免疫性肝炎。

笔者使用经验方生芦润燥汤加保肝降酶汤:生地黄30g,生石膏30g,黄芩30g,忍冬藤30g,秦皮30g,南北沙参各12g,水牛角30g,莪术30g,郁金12g,丹皮12g,焦栀子12g,垂盆草30g,鸡骨草30g,姜黄30g,虎杖18g,陈皮6g,佛手6g,枳壳6g,白豆蔻3g,甘草3g。服药一个月后复查,转氨酶下降,三个多月转氨酶接近正常,病人精神体力逐渐恢复。大约治疗半年,肝功能正常,复查AMA-M^2,下降至300多,服药一年,复查肝肾功能正常,AMA-M^2<25以下,阴性,口眼干燥显著好转。病人恢复正常工作,服药两年后复查,各项指标全部在正常范围内,症状完全缓解,病人每三个月就诊一次,每年全面检查一次,一帖药服用三天,以巩固疗效。到2018年底复查,各项指标都正常。

第十六节　惊悸吐衄下血胸满瘀血病脉证并治

脉证十二条　方五首

本篇讨论了惊悸、吐衄下血、胸满瘀血病,其中惊悸、瘀血都论述得过于简略,只能用《金匮要略》各篇与后世相关内容加以补充。

惊　悸

一、概述

《金匮要略》提出寸口脉动为惊,脉弱为悸。惊悸的病仅有两条论述。

寸口脉动而弱,动即为惊,弱则为悸。(《金匮要略》)

二、病因病机

《金匮要略》既提出因惊而悸,又提出外感火邪可引起心悸。《伤寒论》提出火攻引起惊狂。

火邪者,桂枝去芍药加蜀漆牡蛎龙骨救逆汤主之。(《金匮要略》)

三、临床表现

《金匮要略》提出因惊而悸,惊恐为情志,心悸是症状,即所谓吓得心怦怦乱跳。因而惊和悸是两个不同的概念,是有因果关系的不同病情。

四、类证鉴别

《金匮要略》没有论述类证鉴别。

五、治疗

1.桂枝救逆汤

《金匮要略》论述本方较为含糊,仅仅提出"火邪者",没有病情症状。《伤寒论》有此方,可以相互印证。

《伤寒论》论述前医火攻引起的惊狂卧起不安,用桂枝去芍药加蜀漆牡蛎龙骨救逆汤治疗,但没有说是否有悸。火攻致人惊狂虽然也属于火邪,火邪所致的惊恐,可能会有心悸。因而笔者认为这是外感火邪,既可引起发热,而且高热时常会发生心悸,但并非因惊而悸,而是因火而悸。

> 火邪者,桂枝去芍药加蜀漆牡蛎龙骨救逆汤主之。
>
> 桂枝救逆汤方:桂枝三两,去皮,甘草二两,炙,生姜三两,牡蛎五两,熬,龙骨四两,大枣十二枚,蜀漆三两。
>
> 上为末,以水一斗二升,先煮蜀漆,减二升,内诸药,煮取三升,去滓,温服一升。(《金匮要略》)

《金匮要略》和《伤寒论》都使用桂枝救逆汤治疗惊悸。方中龙骨牡蛎重镇救逆,至今仍用于治疗惊悸、心悸。蜀漆有清热逐邪功效,《神农本草经》用以治疗疟疾寒热和咳逆痞结。《金匮要略》用蜀漆散治疗疟疾,本篇用以清火退热,逐邪治逆。桂枝是治疗外感常用药,去芍药因不需要和营。现代治疗发热一般不用桂枝和蜀漆;治疗心悸怔忡,龙骨、牡蛎是有效的中药。

《伤寒论》112条:"伤寒脉浮,医以火迫劫之,亡阳,必惊狂,起卧不安者,桂枝去芍药加蜀漆牡蛎龙骨救逆汤主之。"

《神农本草经》:蜀漆"治疟及咳逆寒热,腹中症坚痞结"。

2.仲景半夏麻黄丸

《金匮要略》提出心下悸,并非心悸、惊悸。心下泛指心的下方,包含心包、胃脘等部位。《金匮要略》治疗心下悸仅有一方——半夏麻黄丸。方中的半夏和胃化痰,麻黄解表利水,治疗心下痰饮而悸。真正的心悸不宜使用麻黄,麻黄能加速心率,加重心悸。

> 心下悸者,半夏麻黄丸主之。

半夏麻黄丸方:半夏、麻黄,等分。

上二味,末之,炼蜜和丸,小豆大,饮服三丸,日三服。(《金匮要略》)

六、转归和预后

张景岳提出怔忡惊恐的病人必须有良好的心态,积极治疗,才有可能保全身体,延年益寿。

然必宜洗心涤虑,尽释病根,则庶可保全也。(《景岳全书》)

七、临床体会

(一)《内经》和各家观点

1.《内经》提出惊恐属于火

《内经》理论心主神明,心主血脉。惊恐也是《内经》提出的,属于火,损伤肾气。

《素问·阴阳应象大论》:"肾在志为恐,恐伤肾。"

《素问·至真要大论》:"胕肿疼酸惊骇,皆属于火。"

《素问·举痛论》:"恐则气下。"

2.《金匮要略》之火邪心悸

《金匮要略》提出外感火邪可引起心悸,这是能够发生的,一是感染而发热,脉数并有心悸,发热消退后脉数心悸能自行恢复。二是慢性病低热内热,常有脉数心悸表现。三是病毒性心肌炎,发热后引起的心悸会长期存在。四是风湿热、风湿性心肌炎,瓣膜损伤,心悸会长期存在。至于慢性心脏病,室早、房颤等,属于虚损,不属于火邪引起的心悸。

3.《伤寒论》之脉微欲绝

《伤寒论》少阴病有脉微细,沉微欲绝,手足厥逆、清冷的表现,为急性下利呕吐后的心血管病变的并发症,血压下降,休克,心衰,提出使用四逆汤、四逆加人参汤、吴茱萸汤等,主要中药为附子、人参、吴茱萸、干姜等,这些中药具有强心升压作用,药力也较强,至今仍然用于治疗慢性心脏病、心肌炎、心力衰弱、室性早搏、心动过缓、血压下降等,长期使用有助于强心。老年人长期服用有助于抗心肌功能衰退。

4.朱丹溪的观点

朱丹溪提出心主血,心血虚,心神不守而惊悸。惊者由于恐怖而发生,心虚而郁痰。悸者由于心不自安,心虚而停水。惊恐和心悸都与心虚有关。惊恐与郁痰有关,因而神经官能症有治痰一法。心悸与停水有关,心包积液有心悸症状,但停水只是少数,大多与心火有关。

《丹溪心法•惊悸怔忡》:"惊悸,人之所主者心,心之所养者血。心血一虚,神气不守,此惊悸之所肇端也。曰惊曰悸,其可无辨乎? 惊者恐怖之谓,悸者怔忡之谓,心虚而郁痰……使人有惕惕之状,是则为惊。心虚而停水……心不自安,使人有怏怏之状,是则为悸。"

5.张景岳的观点

张景岳提出惊有二证,因病而惊,因惊而病。什么是因病而惊? 没有说清。

《景岳全书•怔忡惊恐》:"惊有二证,有因病而惊者,有因惊而病者。"此外,《诸病源候论》有心痛候,没有心悸候。《临证指南医案》有惊,无悸,无怔忡。说明古代中医对于心悸的认识不足。

(二)关于脉象

1.因惊而悸是生理性反应

正常人的心脏都在搏动,但正常人感觉不到搏动。受到惊吓后自己会感到心在怦怦地跳动。脉象是医生把脉的感觉,按之强而快速,反映了心脏跳动。

《金匮要略》提出脉弱为悸。脉弱是医生按脉的感觉,脉弱反映病人的心脏搏动乏力,可能是正常人心脏搏动较弱,也可能患有心脏疾病,因而心脏搏动减弱。《金匮要略》提出动即为惊,弱即为悸,都比较简略。因惊而悸,这是神经紧张,是生理性反应,属于功能性变化,安静下来后,能够自己恢复,这不是疾病,也不需要治疗;但也可能是神经官能症,心电图提示正常或阵发性心动过速。

2.脉数为热象

西医认为每分钟脉搏80次以上为心动过速。中医认为每分钟脉搏80次以上为数象,100次以上为脉数。脉数为热象,数有细数、濡数、浮数、滑数、弦数等,因而心动过速为热象。

(三)朱丹溪提出怔忡

1.朱丹溪最先提出怔忡的病名

怔忡是由朱丹溪最先提出的,在《丹溪心法》之前的著作中尚未提及,因而张景岳认为怔忡"古无是名"。

朱丹溪将怔忡解释为心中不安,如人将捕之。张景岳进一步解释,怔忡之病为心胸振动,惶惶惕惕,没有安宁之时,说明长时期感到心悸,并且与惊吓无关,与因惊而悸的惊悸不同。张景岳提出怔忡是由于肾精不足所引起。这与《内经》恐伤肾的观点是一致的。

《丹溪心法•惊悸怔忡》:"戴云:怔忡者,心中不安,惕惕然如人将捕者是也。"

《景岳全书•怔忡惊恐》:"怔忡之病,心胸筑筑振动,惶惶惕惕,无有得宁者是也。然古无是名。""凡治怔忡惊恐者,虽有心脾肝肾之分,然阳统乎阴,心本乎肾,所以上不宁者,未有不由乎下,心气虚者,未有不因乎精。"

2.《内经》结、代、促、散四脉

《内经》二十八脉中有结、代、促、散四脉,都是脉律不齐的表现,这是心律失常时出现的脉象。临床上结代常同称,为早搏、二联律、三联律等;促散常同称,为房颤。有这些脉象的病人有心跳心悸的症状,为病理性的,心脏传导系统病变,或心肌病变、瓣膜病变,都是心脏的器质性病变,已经超出惊悸范畴,属于什么病? 张仲景没有说,当属于朱丹溪提出的怔忡范畴。

3.病理性心动过速属于怔忡

病人经常感到心脏跳动,不受惊吓也会感到心跳,每分钟心率100次以上,这是窦性心动过速,可能是功能性的,属于心悸范畴;也可能是病理性的,如病毒性心肌炎、风湿性心肌炎、免疫性心肌炎,以及冠心病等。这些都属于朱丹溪提出的怔忡的范畴,与内火瘀滞和心虚、肾虚有关,与《金匮要略》提出的火邪引起的心悸不同。

(四)治疗法则

中医自古以来对于心脏病的治疗是比较弱的,《金匮要略》对于心悸的认识尚在起步阶段,只有两方,没有提出直接治疗心悸的方药,尚不能解决复杂的心脏病临床问题,这也为后世留下了发展空间,但后世论述心脏病心悸怔忡的著作也很少,而且缺少专著。

1.丹溪四法

朱丹溪提出治疗惊悸怔忡有四法:豁痰定惊、逐水消饮、调养心血、和平心气。有的有方,有的无方。逐水消饮之剂为仲景半夏麻黄丸,朱丹溪未出方。

《丹溪心法·惊悸怔忡》:"惊者,与之豁痰定惊之剂;悸者,与之逐水消饮之剂。所谓扶虚不过调养心血、和平心气而已。"

2.治疗心悸的方药

朱丹溪和张景岳对心悸怔忡论述较多,有观点有方药,但有时将神经官能症的惊恐、失眠、心悸混在一起。两人治疗心悸的方药主要有养心汤、宁志丸、朱砂安神丸、平补镇心丹、柏子养心丸、天王补心丹等。其中既有传承的古方,也有朱丹溪创制的新方。用得较多的有人参、当归、生地、熟地、麦冬、天冬、茯神、枣仁、柏子仁、五味子、远志、石菖蒲等,至今这些仍然是治疗心悸怔忡和失眠的常用方药。

(五)治疗方药

1.丹溪朱砂安神丸

朱丹溪提出经常惊悸的病人使用朱砂安神丸。其功效有三:治疗心悸、治疗怔忡、治疗失眠。过去广泛使用,效果是好的,但由于朱砂有肝肾毒性,应慎用。

《丹溪心法·惊悸怔忡》:"惊悸有时,以朱砂安神丸。"朱砂安神丸:生地、当归、黄连、朱砂、甘草,治怔忡不寐或寐中惊悸。

2.丹溪养心汤

朱丹溪提出养心汤治疗血少不能养心,惊悸不宁。本方为调养方剂,治疗惊悸不宁,如果为窦性心动过速可能不会有效。整方药性较温,会上火。

养心汤:黄芪、茯神、茯苓、当归、川芎、半夏曲、枣仁、柏子仁、人参、远志、五味子、肉桂、姜汁、炙甘草。治心虚血少,惊悸不宁。

3.景岳养心汤

张景岳提及的方子较多,有养心,有治寐,有宁神,有治惊,而治悸者的方子较少。景岳养心汤较丹溪养心汤,减去了黄芪、肉桂、远志、姜汁四味药,更为平和。

《景岳全书·怔忡惊恐》:"心虚血少,神志不宁而惊悸者,养心汤或宁志丸。心血不足,肝火不清,血热多惊者,朱砂安神丸。"

养心汤:当归、生地、熟地、人参、麦冬、茯神、枣仁、柏子仁、五味子、炙甘草。治心虚惊悸。

4.景岳宁志丸

景岳宁志丸治疗怔忡惊悸,方中使用了琥珀,可以镇静,既能调节心率,又能治疗失眠。至于枣仁、柏子仁,古方有柏子养心丸。

宁志丸:人参、酸枣仁、柏子仁、当归、茯神、茯苓、远志、石菖蒲、琥珀、乳香、朱砂。治怔忡惊悸。

5.其他三方

《景岳全书》中尚有局方平补镇心丹、集验柏子养心丸、天王补心丹三方。第一方中使用了龙齿镇心镇静,对于窦速减慢心率是有效的。柏子养心丸和天王补心丹是非常有名的中成药,一方中使用了犀角、辰砂,此二药已淘汰;一方中使用了丹参。此三方都是古方。

平补镇心丹:人参、龙齿、茯神、茯苓、五味子、天冬、麦冬、远志、酸枣仁、朱砂、山药、车前子。治心血不足,怔忡,梦多。

柏子养心丸:柏子仁、酸枣仁、茯苓、生地、当归、五味子、辰砂、犀角、炙甘草。治心劳太过,神不守舍,梦遗。

天王补心丹:人参、生地、玄参、丹参、远志、茯苓、五味子、当归、天冬、麦冬、酸枣仁、柏子仁、桔梗、朱砂。宁心保神,养心气,除惊悸。

(六)有关养心强心的方药

1.人参

养心强心的最佳中药是人参,长期服用人参的人,心率、心律都会调节至正常范围,早搏也能消除。人参是治疗心肌炎、早搏、心力衰竭的最佳中药。中成药生脉散人参、麦冬、五味子同用,心动过速或心动过缓的人都能使用。

2.天王补心丹

天王补心丹人参、生地、丹参、五味子等同用,配伍平稳合理,治疗心肌炎、早搏,效果良好,可以长期服用。

3.柏子养心丸

中成药柏子养心丸,治疗神经官能症、失眠、心慌效果显著。由于辰砂、犀角被禁用,中成药现已停止生产。

4.朱砂安神丸

朱砂有肝肾毒性,朱砂安神丸应慎用。笔者年轻时,中成药朱砂安神丸是很受欢迎的。肝肾功能正常的人,服用一段时间,身体不受影响,但慢性肝肾功能不全的病人则不宜使用。本方生地、黄连、当归配伍,去掉朱砂,生地养心强心,黄连清火养心,治疗心律失常还是有效果的,至今煎药方中仍在使用。

至于磁朱丸,朱砂有毒,磁石会引起恶心呕吐,该方宜淘汰。

5.笔者的经验

笔者的治疗经验,重镇药龙齿、龙骨同用,是治疗心悸、心动过速的最佳中药。养阴药玉竹含铃兰强心苷,具有强心作用,能减慢心率,可用于治疗心动过速。附子强心,能增快心率,可用于心动过缓。活血药鬼箭羽、泽兰,所含卫矛素、泽兰素,具有强心、扩张血管作用,而且没有不良反应,可以与上述中药,如人参、生地、麦冬、丹参、赤芍、五味子、黄连等配伍一起使用。

系统性红斑狼疮心肌损害与病毒性心肌炎后,心律失常、T波改变时,笔者采用经验方强心汤:生地30g,鬼箭羽30g,泽兰30g,赤芍30g,玉竹18g,附子9g,龙齿30g,五味子9g,黄连9g,吴茱萸3g,甘草9g,效果较好。

吐衄下血

一、概述

《金匮要略》本篇主要论述吐血、衄血、下血,及其止血的方药。

二、病因病机

《金匮要略》提出，饮酒过度之人发生咳嗽，必定会引起吐血。慢性咽喉炎、慢性支气管扩张、肺结核及肺癌等咳嗽严重的病人很容易吐血。饮酒过度之人胃十二指肠溃疡，咳嗽剧烈时也很容易引起呕血和便血。

夫酒客咳者，必致吐血，此因极饮过度所致也。（《金匮要略》）

三、临床表现

1.芤脉、革脉会大出血

《金匮要略》提出，寸口脉弦而大，似弦脉，重按又衰减，像大脉，又中空如芤脉，这是里寒血虚。虚寒相击，则为革脉。芤脉、革脉都是大出血时的脉，发生在妇人半产漏下，男子亡血。亡有逃亡之意，亡血为出血而血虚之意。

寸口脉弦而大，弦则为减，大则为芤，减则为寒，芤则为虚，寒虚相击，此名曰革，妇人则半产漏下，男子则亡血。（《金匮要略》）

2.出血则面无血色

《金匮要略》提出病人脉沉弦者衄血。脉浮弱，手按之脉绝者为下血。烦咳者必定会吐血，出血之人则面无血色。

病人面无色，无寒热。脉沉弦者，衄；浮弱，手按之绝者，下血；烦咳者，必吐血。（《金匮要略》）

3.关于目衄

《金匮要略》提出目睛晕黄，眼珠子及其周边出现晕黄色，可知目衄未止。晕黄退去，眼明睛亮，可知衄血停止。

师曰：尺脉浮，目睛晕黄，衄未止。晕黄去，目睛慧了，知衄今止。

（《金匮要略》）

4.衄血一年四季都会发生

《金匮要略》提出春夏衄者属于太阳，秋冬衄者属于阳明，这是传承《内经》的观点。《灵枢》记载，手阳明经"是主津液所生病者，目黄、口干、鼽衄"。足太阳经"是主筋所生病者，目黄、泪出、鼽衄"。鼽为鼻流清涕，鼽衄为鼻衄。鼻衄一年四季都会发生，尤其孩子更多见。太阳少气多血，阳明多气多血。多血之经脉容易为内火所迫而血行,发生鼻衄。

又曰:从春至夏衄者,太阳;从秋至冬衄者,阳明。(《金匮要略》)

四、类证鉴别

目睛晕黄为目衄未止,不能理解为黄染之黄疸。

五、治疗

(一)治疗原则

《金匮要略》提出衄血病人不可发汗,汗出必定会引起两眼凹陷,两眼直视不能瞬动示意,不得眠。

衄家不可汗,汗出必额上陷,脉紧急,直视不能眴,不得眠。(《金匮要略》)

(二)治疗方药

1.柏叶汤

《金匮要略》提出,对于吐血不止者,使用柏叶汤治疗。侧柏叶、侧柏炭至今仍然是止血的重要中药,常用剂量为18g～30g。艾叶、陈艾炭也是止血的常用中药,常用剂量为9g～18g。

吐血不止者,柏叶汤主之。

柏叶汤方:柏叶、干姜各三两,艾三把。

上三味,以水五升,取马通汁一升,合煮,取一升,分温再服。(《金匮要略》)

2.黄土汤

《金匮要略》提出,远血者,使用黄土汤治疗。远血为上消化道出血,黑色或暗褐色。地黄、阿胶、黄芩、灶中黄土同用,至今仍然是治疗大便出血的常用中药。灶中黄土又名伏龙肝,有良好的止血效果,可促进凝血,在出血部位涂上一层伏龙肝,可以封住出血病灶。后世使用白及,止血效果更显著,可以同用。

下血,先便后血,此远血也,黄土汤主之。

黄土汤方:甘草、干地黄、白术、附子,炮,阿胶、黄芩各三两,灶中黄土半斤。

上七味,以水八升,煮取三升,分温二服。(《金匮要略》)

3.赤小豆当归散

《金匮要略》提出,近血者,使用赤小豆当归散治疗。近血为近肛门之血,包括直结肠出血、肛门出血、痔疮肛裂出血,鲜红色或暗红色。《金匮要略》用的是散剂,赤小豆浸令芽出,为赤小豆和豆芽,并且剂量较大,日服三次。

下血,先血后便,此近血也,赤小豆当归散主之。

赤小豆当归散:赤小豆三升,浸令芽出,曝干;当归。

上二味,杵为散,浆水服方寸匕,日三服。(《金匮要略》)

4.泻心汤

《金匮要略》提出,吐血、衄血,使用泻心汤治疗。三药清火,大黄有一定的止血效果,并且是一次顿服。

心气不足,吐血衄血,泻心汤主之。

泻心汤方:大黄二两,黄连、黄芩各一两。

上三味,以水三升,煮取一升,顿服之。(《金匮要略》)

六、转归和预后

《金匮要略》提出,出血病人不可发汗,汗出则寒战。吐血病人咳嗽气喘,发热,不能平卧者会死亡。

亡血不可发其表,汗出则寒栗而振。

夫吐血,咳逆上气,其脉数而有热,不得卧者,死。(《金匮要略》)

七、临床体会

1.各种出血

出血,《金匮要略》分为吐血、衄血、下血三种,都很常见,都是离体之血,能流出体外,是看得见的出血。吐血是从口中吐出之血,有唾血、呕血、咯血、咳血,包含口腔咽喉部出血,支气管肺部出血,食道、贲门、胃、十二指肠出血,血都是从口中吐出来的。唾是唾液,为口中之液,唾血也是从口中吐出之血,是口腔咽喉出血,现代统称为吐血。呕血为呕出之血,从口中呕吐出大量的血,当为上消化道出血,咳血、咯血为上焦之肺出血。衄血包含鼻衄、齿衄、目衄以及肌衄。下血包含大便、小便出血,大便出血有鲜红、暗红、黑色,可分为近血和远血。

近血、远血的概念是《金匮要略》最先提出来的。这是指大便出血的远近。《诸病源候论》解释:"远近者言病在上焦下焦也。"远血为上消化道出血,属于中焦或上焦;近血为直结肠肛门出血,属于下焦。

《诸病源候论•血病诸候》将出血分得更为详细。吐血候,是指胃出血:"胃得血,气逆故吐血也。"呕血候,是指肝心出血:"肝心二脏伤",肝火、心火上炎,气逆则呕而出血。唾血候,是指肺出血:"唾上如红缕者,此伤肺也。"还有舌上出血候、大便下血候、小便血候、九窍四肢出血候、汗血候,都是离体之血,能流出体外。虽然提到四肢出血,但没有内容。其中吐血、唾血、呕血三种表述得并不清楚,汗血是非常少见的。

《金匮要略》之吐血、下血,以及衄血中鼻衄、齿衄,都是离体之血,能流出体外。肌衄则不能流出体外,在皮下凝为瘀血,成为小点状或斑片状的出血斑点。

2.大出血的脉象

《内经》二十八脉中有弦脉、芤脉、革脉。弦脉如弦线之紧,肝火肝阳亢盛之人很容易颅内出血,发生脑出血、脑梗死。芤脉脉大而中空,这是大出血时的脉象。革脉脉硬如皮革而乱,这出现在动脉硬化晚期,或者是大出血时的脉象。《金匮要略》提出妇人则半产漏下,男子则亡血,这些都是大出血的表现。

3.朱丹溪提出出血俱是热证

朱丹溪将出血分为咳血、咯血、呕血、衄血、尿血、下血六种,与现代分类比较接近。并且提出吐血、呕血、咳血、衄血俱是热证,与火炎和内热有关。妄言寒者,是错误的。陈血、瘀血才与寒凝有关。临床上热迫血行而出血占大多数,朱丹溪的观点是正确的。

《丹溪心法•咳血》:"戴云:咳血者,嗽出,痰内有血者是;呕血者,呕全血者是;咯血者,每咳出皆是血疙瘩;衄血者,鼻中出血也;溺血,小便出血也;下血者,大便出血也。唯有各名色分六,俱是热证,但有虚实新旧之不同,或妄言为寒者,误也。"

《丹溪心法•吐血》:"吐血,阳盛阴虚,故血不得下行,因火炎上之势而上出。"

"呕血,火载血上,错经妄行。""咳血,火升,痰盛,身热。""衄血,凉血行血为主。""溺血属热。""下血,色鲜红为热……血色瘀者为寒。"

4.关于脾不统血、不摄血而出血的观点

明朝薛己提出脾统血的观点,把胃出血归于脾不统血。其代表方剂为《金匮要略》的黄土汤。使用黄土汤治疗慢性胃出血的效果是很好的。

明朝龚廷贤提出气为血之帅,气行则血行的观点。大出血将要气脱时,就必须先使用独参汤大补元气以救其气脱,称为益气摄血。独参汤不是止血,而是救脱,使用人参的目的是强心和升高血压。

临床上的出血大多数是热迫血行;脾不统血、气不摄血而出血的病人是有的,但是少数。朱丹溪讲得很清楚。近代有些中医对热迫血行与脾不统血的认识比较模糊,治疗常使用大剂量黄芪,健脾益气止血,反而增加了出血。

《薛氏医案》:"心主血,肝藏血,脾能统摄于血。"

《寿世保元•血气论》:"盖气者,血之帅也……气有一息之不运,则血有一息之不行。"

5.关于治疗

古代中医非常重视出血,且有专著,如葛可久的《十药神书》,唐容川的《血证论》。现代绝大多数急性出血病人去急诊室打止血针,甚至输血。出血控制后,如果仍有少量出血和慢性出血,部分病人就会服用中药继续治疗。

朱丹溪认为吐血属胃火上炎,治疗宜用补阴抑火的方法,采用的古方除张仲景的胶艾汤、黄土汤、柏叶汤外,尚有千金犀角地黄汤,陈自明的四生丸,葛可久的十灰散,瑞竹堂的蒲黄散,许令公方,以及青黛丸、小蓟饮子、槐花散、血余炭方、百药煎方等,涉及许多止血方药,治疗各系统的出血,指导中医临床数百年,至今仍然是止血的常用方药。其中十灰散有详细的加工方法,引药藕汁、萝卜汁与京墨都有很好的止血功效。朱丹溪用得最多的中药是生地黄,大剂量生地黄汁凉血、止血效果显著,用于各种急性、慢性出血。

《丹溪心法•吐血》:"吐血,阳盛阴虚,故血不得下行,因火炎上之势而上出,脉必大而芤,大者发热,芤者血滞与失血也。大法补阴抑火,使复其位。"

6.常用止血方药介绍

《丹溪心法》既引用了前人的方药,也有朱丹溪本人自创的方药。遗憾的是他没有全部标出原著。

《千金方》犀角地黄汤:犀角、生地黄、丹皮、芍药。

《妇人良方》四生丸:生荷叶、生艾叶、生柏叶、生地黄。治吐血,阳乘于阴,血热妄行。

青黛丸:青黛、瓜蒌仁、诃子、海粉、山栀。治吐血。

瑞竹堂蒲黄散:补骨脂炒,蒲黄炒,千年石灰。治尿血。

许令公方:生地黄汁一升,生姜汁一合。治尿血。

《济生方》小蓟饮子:生地、小蓟、滑石、通草、淡竹叶、蒲黄炒,藕节、当归酒浸,栀子炒,甘草炙。治下焦热结,血淋。

茜根散:茜草根、阿胶蛤粉炒、黄芩、生地、侧柏叶、生甘草。治鼻衄不止。

槐角丸:槐角、防风、地榆、当归、黄芩、枳壳。治诸痔,肠风下血。

《丹溪心法》槐花散:槐花、苍术、厚朴、陈皮、当归、枳壳、乌梅、甘草。治胃肠胀满下血。

《普济本事方》槐花散:槐花、侧柏叶、荆芥、枳壳。治肠风下血。

《十药神书》十灰散:大蓟、小蓟、柏叶、荷叶、茅根、茜根、丹皮、山栀、大黄、棕榈灰。治劳症呕血、咯血、嗽血,先用此遏之。上等分,烧灰研细,用纸包,碗盖地上一夕,出火毒。同时,先以白藕捣碎绞汁,或萝卜捣绞汁亦可,磨真京墨半碗,调灰五钱,食后服。病轻用此立止,病重血出升斗者,如神之效。

7.临床经验

20世纪70年代,我院曾收住许多上消化道出血病人,柏油样大便。中医医院当先使用中草药治疗。绝大多数辨证属热迫血行,主要用生地黄、白及、地榆、生大黄,同时输液,补充电解质,效果非常显著。一般1～3天出血止住,黑便转黄,大便隐血试验转为阴性。少数病人出血量大,血红蛋白持续下降,采用输血治疗。

20世纪80年代,我院曾收住一位老人,80多岁,大便出血一个月左右,大便潜血试验强阳性。使用西药输液止血与服用中药止血,都没有效果。同时检查诊断为胃溃疡,并排除了胃癌。输血暂时止血一两天,接着仍然黑便。再三思考,使用黄土汤加减治疗,三帖药大便转黄,大便潜血试验弱阳性,尚有少量出血,继续服用黄土汤,大便潜血试验转为阴性,再服用一段时间巩固疗效,并促使血红蛋白上升。这一病例说明,持续性上消化道出血、病程稍长的病人,有可能属于脾不统血,使用黄土汤加减,治疗效果显著。

胸满瘀血

一、概述

胸满是症状,满指胀满。《金匮要略》本篇论述的是瘀血所致的胸满,因此将胸满瘀血合在一起作为病名。

二、病因病机

瘀血是病理产物,心肺积饮、积痰、瘀血、气滞等病邪积聚,都可能发生胸满。《金匮要略》将胸满瘀血放在一起,说明病人是由于瘀血引起了胸满。

三、临床表现

《金匮要略》提出病人胸满,唇痿舌青口燥,都是瘀滞的表现。口燥饮水漱口,没有咽下,无寒热,脉迟,腹不满,却言腹满,为有瘀血。唇痿是口唇不华,失去原有的光泽,不是萎缩;口干而不欲饮水,一般辨证是湿滞湿阻,但《金匮要略》认为是瘀血,说明湿滞、瘀滞都可以发生这种症状。

> 病人胸满,唇痿舌青,口燥,但欲漱水不欲咽,无寒热,脉微大来迟,腹不满,其人言我满,为有瘀血。(《金匮要略》)

四、类证鉴别

《金匮要略》提出病人胸满,瘀血在胸部,而不是在腹部,因而腹不满。病人自己说腹满,有可能是搞错上下部位了。古代中医常不分心口痛、心痛胃痛。这是胸满与腹满在做鉴别。

五、治疗

(一)治疗原则

《金匮要略》提出瘀血潜伏在体内,当使用下法治疗。书中的"阴伏",意为体内属于阴,血属于阴,瘀血潜伏在体内。

> 病者如热状,烦满,口干燥而渴,其脉反无热,此为阴伏,是瘀血也,当下之。(《金匮要略》)

(二)治疗方药

《金匮要略》本篇没有提出方药。在《金匮要略》全书中活血化瘀共有七方:大黄䗪虫丸、大黄牡丹汤、王不留行散、下瘀血汤、红蓝花酒、桂枝茯苓丸、抵当汤抵当丸,这些方剂分散在各篇中,大多数方剂符合下法。

六、转归和预后

《金匮要略》对胸满瘀血没有提出预后。

七、临床体会

(一)关于瘀血与胀满

1.关于瘀血

《金匮要略》治瘀七方,其中抵当汤、抵当丸中药相同,并与《伤寒论》重复,加上伤寒桃核承气汤,张仲景治瘀合计有八方。这为瘀血治疗奠定了基础,影响了中医临床一千八百多年,但在本篇中没有提出治瘀血的方药。

2.关于当归、大黄等方药

《金匮要略》中一些有当归、川芎、芍药的方剂,如当归散、当归芍药散、芎归胶艾汤、温经汤等,有的中医专家把它们归入活血化瘀类。这些方药有活血的一面,但化瘀不足,如四物汤,整方以活血养血调经为主,因此,笔者不将其归入活血化瘀类。

大黄有清热化瘀的一面,但其主要功效是清热泻下,必须依据其配伍分类,如桃核承气汤、大黄䗪虫丸和大黄牡丹汤等属于活血化瘀类。而《金匮要略》包含大黄的方剂很多,如大小承气汤、大黄甘遂汤、大黄硝石汤等,不属于活血化瘀类。

3.《诸病源候论》瘀血候

《诸病源候论》妇人杂病诸候有瘀血候,这是由于血得寒冷凝结成瘀,瘀久而变成积聚症瘕。虽然与胸满无关,但有瘀血证候。

《诸病源候论·瘀血候》:"此或月经痞涩不通,或产后余秽未尽,因而乘风取凉,为风冷所乘,血得冷则结成瘀也。血瘀在内,则时时体热面黄,瘀久不消,则变成积聚症瘕也。"

4.活血化瘀理论的发展

《诸病源候论》以后的中医著作,虽然也有一些活血化瘀的方剂,如桃红四物汤、失笑散、复元活血汤、丹参饮等,以及伤科、外科、妇科的一些化瘀方剂,这些都是方剂学方面的创新,瘀血理论基本上是停滞的。直到清朝后期,王清任在《医林改错》中才系统性地论述了瘀血理论,并提出系列逐瘀方剂,主要有六方。

5.关于瘀血与胀满

《金匮要略》提出胸满一证。满指胀满,上焦心肺积饮、积痰、瘀血、气滞,病邪积聚,都可能会有胸满症状。历代中医书上只有痞满、胀满,没有胸满一证。《伤寒论》有痞证,为阳明病的兼证。朱丹溪提出胀满痞塞是脾胃之病。这些都与胸满的部位不同。《丹溪心法·痞》说"胀满痞塞者,皆土之病也"。

(二)临床治疗体会

1.弥漫性肠出血的病例分析和经验方

从一例非常难治的弥漫性肠出血病例来分析下血和瘀血热毒,脾虚、肾虚、脾统气摄的关系,以及如何运用中医理论辨证用药。

笔者曾于2016年初治疗一例35岁的女病人,她每天大便五到七次,每次大便都出血,腹隐痛长达三年多,多次肠镜检查发现降结肠、横结肠、升结肠有弥漫性肠溃疡伴有弥漫性出血病灶。各家医院诊断意见不同,有的诊断为弥漫性溃疡性结肠炎伴出血,有的诊断为克罗恩病,还有的诊断为白塞病。使用过各种止血药、止血针、抗生素、免疫抑制药,短期服用过泼尼松,都没有效果。病人血红蛋白下降至4g,红细胞下降至150万/立方毫米左右,每星期必须回老家输血400毫升,西医已嘱咐家属准备后事,患者抱着一线希望来找笔者医治。

初诊时,患者面色、指甲苍白,血常规检查血红蛋白4g,大便暗红色,隐血试验强阳性。ANA、抗ENA、抗dsDNA、ANCA等均阴性,曾一度有口腔溃疡,已多年未发。笔者诊断为肠道免疫病,倾向于贝尔切特综合征,弥漫性肠溃疡伴严重出血。针对慢性便血,笔者第一张处方使用了黄连阿胶汤加减,病人只勉强服了两帖药,非但无效,而且恶心,将中药汤吐了出来,便血没有减少。说明这是药不对症,胃拒药,辨证错了。

笔者再三思考,重新辨证为血热瘀滞湿毒。第二张方子按照笔者治疗白塞病的经验方,芩连土茯苓汤合固泻汤加减,14帖。患者服药后没有不适反应,服用了一个月,大便出血次数减少。服用了三个月,出血次数、出血量显著减少,血红蛋白、红细胞开始上升,输血逐渐减少。服用了六个月,面容有了血色,不苍白了。血红蛋白已上升至8g,红细胞上升至300万/立方毫米左右。停止输血,继续服药一年,腹痛缓解,大便转黄,每天两三次,潜血阴性,精神好转,病情稳定,血红蛋白已上升至10g,现每年来沪复诊一次,病情稳定。

基本方药:生地9g,熟地9g,黄芩30g,黄连9g,土茯苓30g,秦皮30g,水牛角30g,莪术30g,徐长卿30g,赤芍30g,地榆炭30g,白及12g,木香6g,香橼12g,香附12g,吴茱萸3g,半夏9g,陈皮6g,石榴皮12g,芡实12g,炮姜12g,甘草3g。

加减药有丹皮、郁金、白豆蔻、藿香、当归、陈艾炭、槐花米,以及土茯苓60g,枳壳6g,砂仁3g。

2.临床体会

便稀次数多,中医常辨证为脾虚、肾虚,肠道出血辨证为脾不统血,气不摄血;贫血辨证为气血两虚。

因而笔者第一次用黄连阿胶汤加减,未取效,说明笔者所应用的中医理论和方药错了。

频繁的弥漫性肠道出血已不能使用脾统气摄来解释和治疗,也不是止血药能够解决的。笔者认为,应该辨证为有瘀热和湿毒。长期出血必然会贫血,输血也解决不了,必须将出血止住。因此治疗必须使用凉血化瘀、清热解毒的方法,兼顾固涩肠道以止血。

凉血药生地容易滑肠便稀,不能不用,也不能多用,笔者治疗免疫病,生地的常规剂量是30g,这里改为9g;加用不会滑肠的熟地9g。大剂量的凉血化瘀药与大剂量的清热解毒药才能治病,并且选用治疗肠道病的中药。固涩止血也必须选用归经肠道的中药,而不是随意选药。这是慢性病,治疗有一个过程,每服一次减轻一点,日积月累,3~6个月甚至1~3年,才能逐渐好转而治愈。

严重的难治性肠道疾病,用药量大,不同于一般的调理方。本方许多中药都用30g,整方23味药,加减后一般22~24味药,总剂量大约300g,否则病重药轻,达不到治疗目的。基本上不用全草类、叶类等质地较轻的中草药。整方的体积不是很大,否则不便于煎药。而且所选用的中草药必须无毒无害,没有不良反应,可以长期服用。还需要保护好胃气,长期服用苦寒的、较重的药,容易损伤胃气,影响食欲,必须保证病人食欲良好,长期服用才不会发生胃不舒服的情况。因而方中使用了许多和胃理气药。

肠道清热药最佳的古方当为葛根芩连汤、白头翁汤,其中黄芩、黄连、秦皮,现知三药具有抗炎、抗过敏、抗变态反应的作用,适用于胃肠炎症性疾病与肠道免疫性疾病;抑制黏膜溃疡最佳的中草药为土茯苓。这些中草药构成了笔者经验方芩连土茯苓汤,用以治疗肠道炎症、黏膜溃疡。止血药仅仅是对症治疗,可结合使用。失血性贫血止血后依靠营养就能生血,可以不用补血药。

第十七节　呕吐哕下利病脉证并治

论一首　脉证二十七条　方二十三首

呕吐、哕、下利是急性胃肠道感染性疾病、慢性胃肠道溃疡、肿瘤并发梗阻等疾病的症状,《金匮要略》将这三个症状放在同一节中讨论,内容较多。

呕　吐

一、概述

《金匮要略》呕和吐不分,合在了一起。呕吐是临床表现,在此作为病名。

二、病因病机

1.外邪所致而呕吐

《金匮要略》提出病人脉数为外热之邪客入体内,应当消谷引食。今呕吐是由于发了汗,阳气微,膈气弱,胃中虚冷,不能消谷。

> 问曰:病人脉数,数为热,当消谷引食,而反吐者,何也? 师曰:以发其汗,令阳微,膈气虚,脉乃数,数为客热,不能消谷,胃中虚冷故也。(《金匮要略》)

2.胃气虚冷而成胃反

《金匮要略》提出胃气衰退虚冷,久之可变为慢性呕吐,成为胃反,朝食暮吐。

> 脉弦者虚也。胃气无余,朝食暮吐,变为胃反。(《金匮要略》)

3.错误治疗导致气血虚弱

《金匮要略》提出寒在于上,医反下之,进而影响到全身,脉微而数,微则气弱,气不足而荣虚,气血两亏。

> 寒在于上,医反下之,今脉反弦,故名曰虚。寸口脉微而数,微则无气,无气则荣虚;荣虚则血不足,血不足则胸中冷。(《金匮要略》)

三、临床表现

(一)五个症状

《金匮要略》提出了"诸呕吐,谷不得下者""干呕、吐逆、吐涎沫"五个概念。

1.诸呕吐

《金匮要略》提出诸呕吐,呕和吐原为两个不同概念,吐为口中所吐出,包含吐痰、吐唾液、吐涎沫、吐酸水、吐食物等。呕为呕出胃中所吃进去的各种食物。自《金匮要略》起将呕和吐合为一个概念,称之为呕吐。

2.谷不得下

呕吐时当然不能进食。胃休息后仍然不能进食,一是一般性的食欲不振,二是病情可能发生了变化,变得严重而复杂,如食道、胃十二指肠、胰腺的梗阻性病变,因而谷不得下。

3.干呕

呕而没有东西吐出来,称为干呕。

4.吐涎沫

涎沫为稀薄的痰液,口腔、食管、胃、十二指肠的炎症反应与各种病变,都有可能会有涎沫吐出。鼻腔、肺支气管吐出之物则不称为涎沫,而称涕液、痰液、痰浊。

5.吐逆

吐逆为呕吐上逆。上逆概念较广,气上逆为嗳气,胃气上逆为恶心,肺气上逆为气喘。吐逆当为胃气上逆的嗳气、恶心、呕吐。

(二)胃反

《金匮要略》提出胃反的概念,朝食暮吐,暮食朝吐,称为胃反,胃中之物不下而上吐出来。由于胃气衰退,脾伤不磨,宿谷不能消化,因而朝食暮吐,暮食朝吐,说明食物在胃中滞留了一天。胃反后世称为反胃噎膈,为胃肠道梗阻所引起。病情较一般性的胃病重,因而其病难治,《金匮要略》没有提出治疗方药。

　　趺阳脉浮而涩,浮则为虚,涩则伤脾,脾伤则不磨,朝食暮吐,暮食朝吐,宿谷不化,名曰胃反。脉紧而涩,其病难治。(《金匮要略》)

四、类证鉴别

1.痈脓

痈疡有肺痈疡之肺痈,肝痈疡之肝痈,肠痈疡之肠痈,没有胃痈疡之胃痈。肺痈疡会呕脓,脓呕尽则热退病愈。肝痈疡、肠痈疡之脓液呕不出来,可用泻下方法,脓尽则能自愈。

　　夫呕家有痈脓,不可治呕,脓尽自愈。

2.支饮

呕家本渴,呕后口渴饮水,胃中舒适,说明病情已经缓解。口渴饮水后呕吐,说明心下胃脘有水停积,此属支饮,支饮有许多临床表现,这是呕吐与支饮在做鉴别。

　　先呕却渴者,此为欲解。先渴却呕者,为水停心下,此属饮家。呕家本渴,今反不渴,以心下有支饮故也。此属支饮。

　　呕家本渴,渴者为欲解,今反不渴,心下有支饮故也。(《金匮要略》)

五、治疗

(一)半夏汤类方剂,治疗恶心、呕吐

治疗干呕、恶心、呕吐、吐涎沫、吐食物,最有效的中药为半夏,与生姜或干姜同用可增效。

《金匮要略》有生姜半夏汤、半夏干姜散、大半夏汤、小半夏汤,都是以制半夏为君药。生半夏有毒性,为了去除毒性,古代有许多炮制的方法。半夏都是水煎服的,即使是散方杵末后,《金匮要略》中仍然用水煎服。

1.大半夏汤

　　胃反呕吐者,大半夏汤主之。

　　大半夏汤方:半夏二升,人参三两,白蜜一升。

　　上三味,以水一斗二升,和蜜汤之二百四十遍,煮药取二升半,温服一升,余分再服。(《金匮要略》)

2.小半夏汤

《金匮要略》提出诸呕吐,谷不得下者,说的是各种病因引起的呕吐,都可以使用小半夏汤,以温中和胃止呕。

诸呕吐,谷不得下者,小半夏汤主之。

小半夏汤方:半夏、生姜。(《金匮要略》)

3.生姜半夏汤

《金匮要略》提出似喘不喘,似呕不呕,似哕不哕,这些症状都是气上逆引起的,胃热、胃寒都可能发生气上逆。生姜半夏汤温中和胃,说明这是胃寒引起的气上逆。

病人胸中似喘不喘,似呕不呕,似哕不哕,彻心中愦愦然无奈者,生姜半夏汤主之。

生姜半夏汤:半夏半升,生姜汁一升。

上二味,以水三升,煮半夏,取二升,内生姜汁,煮取一升半,小冷,分四服,日三夜一服。止,停后服。(《金匮要略》)

按:愦愦:昏乱、糊涂,心乱如麻之意。《楚辞•九思》:"心烦愦兮意无聊。"

4.半夏干姜散

《金匮要略》提出干呕、吐逆、吐涎沫,使用半夏干姜散,即使是散剂,也需要煎服。

干呕吐逆,吐涎沫,半夏干姜散主之。

半夏干姜散方:半夏、干姜各等分。

上二味,杵为散,取方寸匕,浆水一升半,煎取七合,顿服之。(《金匮要略》)

(二)泻心汤类方剂,治疗胃肠道炎症

1.半夏泻心汤

《金匮要略》提出有呕吐、心下痞、肠鸣症状的,使用半夏泻心汤。泻心汤的主药为黄连、黄芩,二药清胃肠之热,为治疗急性、慢性胃肠道炎症的常用中药,至今仍在使用,没有不良反应。本篇的黄芩加半夏生姜汤也属于泻心汤加减。

现今呕吐时不用人参,一般呕吐停止、进食后身体就能够康复。只有在人体虚弱、长久不能康复时才使用人参。

呕而肠鸣,心下痞者,半夏泻心汤主之。

半夏泻心汤方:半夏半斤,洗,黄连一两,黄芩、人参、干姜各三两,甘草三两,炙,大枣十二枚。

上七味,以水一斗,煮取六升,去滓,再煮,取三升,温服一升,日三服。(《金匮要略》)

2.黄芩加半夏生姜汤

《金匮要略》提出干呕并有下利者,使用黄芩加半夏生姜汤,黄芩清胃热,半夏、生姜和胃止呕止恶心,兼治较轻的腹泻。

干呕而利者,黄芩加半夏生姜汤主之。

黄芩加半夏生姜汤方:黄芩三两、甘草二两,炙,芍药三两,半夏半斤,生姜三两,大枣十二枚。

上六味,以水一斗,煮取三升,去滓,温服一升,日再夜一服。(《金匮要略》)

(三)茱萸汤类方剂,治疗恶心,泛吐涎沫

《金匮要略》提出恶心、呕吐、吐涎沫、胸满,使用吴茱萸汤治疗。涎沫为稀薄的呕吐物,多为胃液。胸脘满闷、吐涎沫都是胃部的炎症反应,胃蠕动减弱和逆蠕动所致。吴茱萸、生姜,温胃散寒,具有调节胃肠蠕动的作用。这是对症治疗,具有调节作用,但不能治疗炎症。头痛是兼症,干呕治愈了,头可能就不痛了。专治头痛本方无效,也不用本方。

干呕吐涎沫,头痛者,茱萸汤主之。

呕而胸满者,茱萸汤主之。

吴茱萸汤方:吴茱萸一升,人参三两,生姜六两,大枣十二枚。

上四味,以水五升,煮取三升,温服七合,日三服。(《金匮要略》)

(四)柴胡汤类方剂,治疗呕吐并发热

《金匮要略》提出呕吐并发热者,使用小柴胡汤治疗。《伤寒论》用小柴胡汤治疗寒热往来、心烦喜呕等症。

至今退热仍在使用柴胡。只呕吐不发热,是不宜使用柴胡的。和胃止呕当是半夏。黄芩清热和胃,以助退热,并助止呕。

呕而发热者,小柴胡汤主之。

小柴胡汤:柴胡半斤,黄芩三两,半夏半斤,人参三两,生姜三两,甘草三两,大枣十二枚。

(五)文蛤汤,治疗上焦发热

《金匮要略》提出呕吐后,口渴而贪饮者,多饮水不算什么问题,为什么要使用文蛤汤治疗?《金匮要略》原文除贪饮外,尚有头痛、脉紧,可能还有发热症状,至今发热仍然主张多饮水。说明这是风热恋于上焦和肺胃,因而需要继续清肺胃之热。柴胡退热药力不强,如为高热,必须使用生石膏,麻杏石甘汤是清上焦肺热的名方。《金匮要略》记载汗出即愈,说明汗出而热退。

文蛤为海蛤壳,有清肺化痰功效。海蛤壳退不了热。方名为文蛤汤,实际上这是麻杏石甘汤与文蛤同用,以清肺胃痰热。在《金匮要略》消渴篇中有文蛤散,用以治疗发热并利水。

方中杏仁五十个,剂量很大,现今常用12g,最大不超过30g。度量衡制度虽然古今变化很大,但个数是不变的。杏仁有毒性,煮后毒性大减。

吐后,渴欲得水而贪饮者,文蛤汤主之;兼主微风,脉紧头痛。

文蛤汤方:文蛤五两,麻黄、甘草、生姜各三两,石膏五两,杏仁五十个,大枣十二枚。

上七味,以水六升,煮取二升,温服一升,汗出即愈。

六、转归和预后

《金匮要略》提出呕吐发热者,"汗出即愈",实为汗出热退而愈。

七、临床体会

1.关于呕吐

《内经》呕和吐是两个概念。《素问·至真要大论》:"诸痿喘呕,皆属于上","诸呕吐酸,暴注下迫,皆属于热"。诸呕吐酸为诸呕与吐酸二者。

呕为呕出胃中所吃进去的各种饮料食物,甚至于呕出胃酸胆液,因而《内经》称为诸呕。吐为口中所吐出,吐出之物来自口腔、鼻腔、咽喉、食管、肺、胃、十二指肠等;其物有唾液、涎沫、痰液、血液、食物、鼻涕等,甚至于吐出蛔虫。《金匮要略》将呕和吐合为一个概念,称为呕吐。

《金匮要略》提出诸呕吐,包含各种因素引起的诸多呕吐,如急性、慢性胃十二指肠炎症性呕吐,肝胆胰腺疾病引起的呕吐,眩晕呕吐,晕船晕车呕吐,药物性呕吐,中毒性呕吐,妊娠呕吐,以及呕血等。

2.历代的发展

《丹溪心法·呕吐》:"凡有声有物谓之呕吐,有声无物为哕,有物无声为吐。"《丹溪心法·恶心》:"恶心有痰有热有虚。""恶心者无物无声。"

张景岳将呕吐分为虚实二证,大多为实证,包括寒凉所伤、饮食所伤、胃火所伤、肝气所伤、痰饮水气所伤,以及表邪传里等,总结得较为全面。虚证为胃气虚,论述较为简略。

《景岳全书·呕吐》:"呕吐一证,最当详辨虚实,实者有邪,去其邪则愈;虚者无邪,则全由胃气之虚也。所谓邪者,或暴伤寒凉,或暴伤饮食,或因胃火上冲,或因肝气内逆,或因痰饮水气聚于胸中,或以表邪传里,聚于少阳阳明之间,皆有呕证,此皆呕之实邪也。"

3.关于半夏和姜

治疗恶心、呕吐最佳的方剂为《金匮要略》提出的小半夏汤等四个方剂,药物为半夏和姜。各种恶心呕吐都可以使用,温中和胃止呕。后世则有二陈汤、温胆汤、藿香正气散等。《金匮要略》半夏二升,剂量是很大的。

生半夏有毒性,《金匮要略》含半夏的方剂都是炮制的。历代中医非常重视半夏的炮制,有姜半夏、仙半夏、法半夏、半夏曲等,现统一用制半夏,是由明矾炮制的,明矾能破坏半夏的有毒成分。明矾解半夏毒,《本草纲目》上有记载。

土中挖出的鲜半夏如黄豆粒大,咀嚼后口会发麻,声音会哑,立即吐掉,半天时间声音才能恢复。如果咽下去会发生全身中毒。

半夏的有毒成分极少溶解于水。笔者过去常使用生半夏一两,水煎服,较

《金匮要略》使用的剂量还是小得多,大量病人长期服用没有发现有中毒反应。生半夏的饮片煎煮后仍然有毒,因而古代中医极少使用丸剂、散剂吞服。《金匮要略》的半夏干姜散是散剂,为了服用安全,用水煎服,不主张制半夏研末丸散吞服。

半夏与姜同用和胃,止恶心止呕的效果增强,生姜、干姜都可以。姜不能破坏半夏的有毒成分。

4.关于泻心汤

泻心汤加减使用较多,在《金匮要略》中共有三方,除本篇的半夏泻心汤外,在惊悸吐衄病篇中有泻心汤,由黄连、黄芩、大黄三药组成;在百合狐惑病篇中有甘草泻心汤。《伤寒论》中共有五方:生姜泻心汤、大黄黄连泻心汤、附子泻心汤、半夏泻心汤和甘草泻心汤,主要治疗痞证。加上《金匮要略》的泻心汤,去掉重复,共有六方,黄芩加半夏生姜汤也属于泻心汤加减方。

泻心的意思,泻为清热泻火,中医所说的心,包含心脏和胃。胃痛又名心头痛,《丹溪心法·心脾痛》:"心痛即胃脘痛。"说明古代中医心痛、胃痛不分。现今泻心汤既能治疗胃病,也能治疗心脏病,用以清泻心胃之火,消除心胃之炎症。

5.关于吴茱萸汤

吴茱萸汤包括四味药:吴茱萸、人参、生姜、大枣。张仲景用吴茱萸汤治疗两个病,但是用量不同。一是《金匮要略》用它治疗"干呕,吐涎沫"。《伤寒论》用它治疗阳明病"食谷欲呕";二是《伤寒论》用它治疗少阴病,吐利,手足逆冷之证。相当于严重吐泻并发血压下降,休克,甚至于可能会死亡。

吴茱萸汤中的吴茱萸、人参,现代研究具有升高血压的作用。吴茱萸用9g以上剂量,能够在不知不觉中升高血压,与人参同用升压效果则更快更强。

吴茱萸小剂量使用,传统用来治疗胃病。临床观察吴茱萸3g以下,治疗胃病的效果是好的。吴茱萸具有舒张胃肠平滑肌的作用,故而有解痉止痛的效果,并且没有不良反应。葛洪《肘后方》吴茱萸和黄连合用,《丹溪心法》取名左金丸,温凉反佐,效果更好。其剂量一方为黄连六两,吴茱萸一两或半两,另一方为吴茱萸三两,黄连八两,黄连用量是吴茱萸的3~12倍。现代黄连用量一般为吴茱萸的3倍左右。使用小剂量吴茱萸没有升压作用。

《伤寒论》243条："食谷欲呕,属阳明也。吴茱萸汤主之。"210条："少阴病,吐利,手足逆冷,烦躁欲死者,吴茱萸汤主之。"

哕

一、概述

哕(yuě)、哕逆现称为呃逆、打呃,是症状。

二、病因病机

《内经》提出哕由于寒气与新谷气入于胃,新故相乱,真邪相攻,胃气上逆为哕。《丹溪心法》提出哕逆为胃寒和胃热所生,因而哕逆有三:气逆、寒逆、热逆。

《素问·宣明五气论》："胃为气逆为哕为恐。"《灵枢·口问》："今有故寒气与新谷气俱还,入于胃,新故相乱,真邪相攻,气并相逆,复出于胃,故为哕。"

三、临床表现

《金匮要略》既论述了哕逆一个症状,也有哕逆并腹满者。腹满,上腹部胀满,多为气胀食积,《金匮要略》提出视其前后,前为前阴排小便,后为后阴排大便,哪个部位不利索,通利后可以治愈,哕逆、腹满可以缓解。《伤寒论》上有相同的条文。

> 哕而腹满,视其前后,知何部不利,利之即愈。(《金匮要略》)
> 哕而腹满,视其前后,知何部不利,利之即愈。(《伤寒论》)

四、类证鉴别

《金匮要略》在三个条文中提及哕和哕逆,治疗相同,没有提出类证鉴别。

五、治疗

1.橘皮汤

《金匮要略》提出干呕、哕逆,可能会有手足厥冷,使用橘皮汤治疗。

> 干呕、哕,若手足厥者,橘皮汤主之。
> 橘皮汤方:橘皮四两,生姜半斤。
> 上二味,以水七升,煮取三升,温服一升,下咽即愈。(《金匮要略》)

2.橘皮竹茹汤

《金匮要略》提出,单纯的哕逆,使用橘皮竹茹汤治疗。在橘皮汤的基础上加竹茹、甘草、人参、大枣,加强了疗效。橘皮用的是陈皮,不是新鲜的橘子皮。陈皮、竹茹、姜,治疗恶心、哕逆轻症有效,至今仍在使用。

哕逆者,橘皮竹茹汤主之。

橘皮竹茹汤方:橘皮二升,竹茹二升,大枣三十枚,生姜半斤,甘草五两,人参一两。

上六味,以水一斗,煮取三升,温服一升,日三服。(《金匮要略》)

六、转归和预后

《金匮要略》提出轻症哕逆能自愈,或通利后可治愈。朱丹溪提出此证寒呃最危。

七、临床体会

1.《内经》与《金匮要略》的认识

《内经》最先提出哕,认为是由于吃饭时新谷气与寒气入胃相乱,胃气上逆而为哕。《金匮要略》提出哕逆既有单纯一个症状,也有哕而腹满的症状。《金匮要略》治疗哕逆有两个方剂,橘皮汤和橘皮竹茹汤,温胃理气。橘皮、生姜、竹茹、人参等这几味药治疗恶心有效,治疗呃逆是否有效,难说。《金匮要略》提出视其前后。什么意思?胃脘分上脘、中脘、下脘。腹部一般称上腹部、下腹部,习惯上称前腹部、后腹部。《金匮要略》提出视其前后,知何部不利,前后当指部位,为前后哪个部位不利索。这是古今文字之演变,只可理解,不可死扣文字,对号入座。此外,如果理解为病情前后,则与上下文不相一致。

2.朱丹溪的认识

朱丹溪将呃逆称为咳逆,他依据的是《内经·素问·至真要大论》:"阳明之后,呕吐咳哕。"咳哕应为咳和哕。咳逆的概念成为他的一家之言,并且容易与咳嗽气逆相混淆。他认为呃逆有寒呃和热呃之分。寒呃为寒气自下逆上而呃,此证最危。

《丹溪心法·咳逆》:"咳逆为病,古谓之哕,近谓之呃,乃胃寒所生。寒气自逆而呃上,此证最危。亦有热呃,已见伤寒证。"

3.现代的认识

哕逆是个症状,常以小儿为多,吃饭时不慎吸了一口冷气,发生了呃逆,吃一口热饭,不咀嚼,直接咽下,呃逆很快就缓解了,这是功能性膈肌痉挛之呃逆。炎症性哕逆则不会自愈,胃肠肝胆胰腺的炎症肿胀,影响膈肌功能而呃逆。后世提出使用丁香柿蒂汤、刀豆散,其效果较橘皮竹茹汤更好,可数方同用,以复方治疗顽固的重症炎症性哕逆。癌症晚期转移致膈肌粘连的呃逆,无药可医,危在旦夕,即将在两三天内死亡,使用一些中药可以减轻死亡前的痛苦。

4.笔者的经验

20世纪80年代,曾有弟子询问笔者,食道下端贲门癌,放疗后,患者连续不断呃逆已有半月余,曾使用了橘皮竹茹汤、丁香柿蒂汤,也针灸过,都没有效果。怎么办? 笔者告诉他,使用刀豆子30g,水煎服,加入原方中,一帖药减轻,三帖药治愈,证实了《本草纲目》"刀豆止呃,优于柿蒂"的记载。

下 利

一、概述

《金匮要略》提出下利,后世称为痢病或泄泻。下利之利与利大便、利小便之利,一为名词,一为动词,都是利,容易混淆。后世改称为痢或痢疾。《金匮要略》的下利包含痢疾和肠炎等肠道感染性疾病以及肠癌之腹泻。

二、病因病机

《金匮要略》提出下利脉数为热邪所引起。

下利脉数……必清脓血,以有热故也。(《金匮要略》)

三、临床表现

1.下利口渴

《金匮要略》提出下利口渴,脉数,能自愈,当为轻症肠炎腹泻。

下利,脉数而渴者,今自愈。(《金匮要略》)

2.下利脓血

如果不能缓解，大便必有脓血者，寸脉浮数，尺脉涩，此为痢疾，因为肠中有热。

> 设不差，必清脓血，以有热故也。

> 下利，寸脉反浮数，尺中自涩者，必清脓血。（《金匮要略》）

3.下利发热

《金匮要略》提出下利有微热，发热而口渴者，轻症肠炎有可能会自愈，但肠炎一般并不发热。一些腹泻病人有可能会发热，如感冒性肠炎有发热，为病毒感染，并能自愈。细菌性痢疾有发热症状，在当时的条件下，所谓"自愈"，意思是轻症有可能会缓解，但不可能完全自愈，并有可能转为慢性肠炎、慢性痢疾。

> 下利，有微热而渴，脉弱者，今自愈。下利，脉数，有微热，汗出，今自愈；设脉紧，为未解。

> 下利，脉反弦，发热身汗者，自愈。（《金匮要略》）

并发症

一、上气脚缩

《金匮要略》提出六腑之气绝于外，气逆脚缩，手足寒。说明这是呕吐泻下后并发了严重的失水与电解质紊乱。五脏气绝于内，泻下不止。严重者，手足不仁，说明并发了中毒性周围神经症状。现代都能够及时调节纠正，临床已经看不到"上气脚缩"的症状。

> 夫六腑气绝于外者，手足寒，上气脚缩；五藏气绝于内者，利不禁，下甚者，手足不仁。下利，脉沉弦者，下重；脉大者，为未止。（《金匮要略》）

二、戴阳

《金匮要略》下利病篇与《伤寒论》厥阴病篇，都提出下利并发戴阳证，二者的条文一字不差，内容相同。症状为身有微热，腹泻，下利清谷，面赤，为戴阳证。戴阳的意思为面红，面红如妆。红为阳色，为虚阳上亢，手足微厥，上盛下虚，真寒假热之证。

下利,脉沉而迟,其人面少赤,身有微热,下利清谷者,必郁冒,汗出而解,病人必微热。所以然者,其面戴阳,下虚故也。(《金匮要略》)

下利,脉沉而迟,其人面少赤,身有微热,下利清谷者,必郁冒,汗出而解,病人必微热。所以然者,其面戴阳,下虚故也。(《伤寒论》)

三、谵语

《金匮要略》说腹中有燥屎。腹泻转化为燥屎,说明发生了严重的伤津脱液。痢疾并发谵语,《金匮要略》没有说是否并发了昏迷。现代理解,这是体内失水,可能发生了严重的脱水和电解质紊乱,从而神志改变,说胡话。

下利谵语者,有燥屎也。(《金匮要略》)

四、类证鉴别

《金匮要略》提出胃反呕吐而口渴思水,使用温中和胃,兼用健脾利水的方法治疗。这是呕吐口渴思水与腹泻口渴思水在做鉴别。

五、治疗

(一)治疗法则

1.利小便

利小便是治疗腹泻的方法之一。《金匮要略》提出,下利气多即腹中气多胀气的腹泻患者,可使用利小便的方法,符合中医利小便所以实大便的治法,但并非所有的腹泻都可以利尿,利尿会加重脱水和电解质紊乱,只有在肠黏膜水肿和腹水时的大便稀薄可以利尿。

《伤寒论》治疗腹泻共有十法,传承至今,并非仅有利小便一法,利小便是举了个例子。

下利气者,当利其小便。(《金匮要略》)

2.两个不可——下利不可汗,欲吐不可下

《金匮要略》提出下利两个不可,其一是在水泻时不可攻治其表,即解表发汗,这在现代已不可能会发生。但《金匮要略》在许多篇中提出不可发汗,说明古代发汗是常用的治疗方法,已达到滥用的程度。其二是病人欲吐时,不可使用下法。病在胃,下之无效,反伤正气。

　　　下利清谷,不可攻其表,汗出必胀满。

　　　病人欲吐者,不可下之。(《金匮要略》)

(二)治疗方药

1.白头翁汤

《伤寒论》和《金匮要略》都提出使用白头翁汤治疗"热利下重",这是痢疾的表现。

　　　热利下重者,白头翁汤主之。

　　　白头翁汤:白头翁二两,黄连、黄柏、秦皮各三两。

　　　上四味,以水七升,煮取二升,去滓,温服一升,不愈更服。(《金匮要略》)

2.猪苓散类方剂

《金匮要略》提出,胃反呕吐后体内有所失水,因而口渴思水,欲饮水,急与饮水,并同时使用温中和胃,兼以健脾利水的方法治疗,加速体内水液的流通。但这不是治疗腹泻,这是治疗呕吐后脾胃有寒气而口渴,用以解除口渴。中草药是弱的利尿剂,将所饮之水排出,保持体内水液平衡。如果已经处于失水状态,利水作用即使非常弱,也不宜使用利尿中药。

(1)猪苓散

　　　呕吐,而病在膈上,后思水者,解,急与之。思水者猪苓散主之。

　　　猪苓散方:猪苓、茯苓、白术各等分。

　　　上三味,杵为散,饮服方寸匕,日三服。(《金匮要略》)

(2)茯苓泽泻汤

　　　胃反,吐而渴,欲饮水者,茯苓泽泻汤主之。

　　　茯苓泽泻汤:茯苓半斤,泽泻四两,桂枝二两,白术三两,生姜四两,甘草二两。

　　　上六味,以水一斗,煮取三升,内泽泻,再煮服二升半,温服八合,日三服。(《金匮要略》)

3.大黄汤类方剂

《金匮要略》提出使用大黄、小承气汤和大承气汤。书上有五种情况使用泻下：一是食已即吐者，说明胃肠可能发生了梗阻。二是按之心下坚者，上腹部按之腹肌坚硬，可能发生了急性胰腺炎等急腹症。三是下利脉迟而滑者，下利脉反滑者，说明这是实证，可能是急性细菌性痢疾，当使用通因通用之法。四是下利已缓解，但会复发者，说明病未治愈，因而使用大承气汤泻下。五是腹中有燥屎，下利谵语者，可能是脱水电解质紊乱而说胡话。

(1)大黄甘草汤

食已即吐者，大黄甘草汤主之。

大黄甘草汤方：大黄四两，甘草一两。(《金匮要略》)

(2)大承气汤

下利，三部脉皆平，按之心下坚者，急下之，宜大承气汤。下利，脉迟而滑者，实也。利未欲止，急下之，宜大承气汤。下利，脉反滑者，当有所去，下乃愈，宜大承气汤。下利已差，至其年月日时复发者，以病不尽故也，当下之，宜大承气汤。(《金匮要略》)

大承气汤：大黄、芒硝、枳实、厚朴。

(3)小承气汤

下利谵语者，有燥屎也，小承气汤主之。

小承气汤：大黄四两，枳实二两，炙，厚朴二两。

上三味，以水四升，煮取一升二合，去滓，分温二服，得利则止。(《金匮要略》)

4.赤石脂类方剂

《金匮要略》和《伤寒论》提出下利便脓血，使用桃花汤固涩止泻治疗。急性肠炎，下利清谷，水泻严重的病人，可能会发生许多并发症。严重的脱水，必须使用固涩药，赤石脂固肠止血止泻，后世还创制了真人养脏汤，使用罂粟壳以固涩止泻。笔者将赤石脂移用于中草药引起的滑肠泻下或肠溃疡便血次数多，可与灶心土同用。

细菌性痢疾有大便脓血、里急后重的症状,一般使用通因通用的方法治疗,不宜使用固涩药。

下利便脓血者,桃花汤主之。

桃花汤方:赤石脂一斤,一半挫,一半筛末,干姜一两,粳米一升。

上三味,以水七升,煮米令熟,去滓,温七合,内赤石脂末方寸匕,日三服。若一服愈,余勿服。(《金匮要略》)

少阴病,下利便脓血者,桃花汤主之。(《伤寒论》)

（三）并发症的治疗

1.桂枝汤治疗表寒

《金匮要略》提出下利时外感,攻表宜用桂枝汤。《伤寒论》第一方桂枝汤,治疗轻症感冒和痹痛,调和营卫以解表通络。桂枝汤也可以治疗脾胃病,温中止痛。对下利时的胃痛、肠痛也有效。加饴糖名小建中汤,效果则更好。但桂枝汤并不能治疗痢疾。

攻表宜桂枝汤。(《金匮要略》)

2.四逆汤类方剂

《金匮要略》提出下利,腹胀满,温里宜四逆汤。

《伤寒论》四逆汤治疗下利清谷,四肢厥逆,急性肠炎水泻严重,并发脱水,血压下降,甚至休克,并发四肢厥冷,先治疗厥逆,回阳救逆,以抢救生命为主。宜用四逆汤和通脉四逆汤,附子具有强心、升高血压的作用,与干姜同用可以增效。

身体疼痛者,为有寒气。如果内里有寒气,温里宜用四逆汤。如果外表有风寒之气,治表宜用桂枝汤。实际上,附子、干姜、桂枝、芍药、吴茱萸,表里内外之寒气都能使用。

水泻有并发症,主要是脱水后电解质紊乱,血压下降甚至休克,使用四逆汤,严重水泻,里寒外热,汗出而厥逆者,使用通脉四逆汤。方中君药为附子,明确"附子一枚,生用",身体强壮的可用大附子一枚,生附子煎煮后,有毒成分乌头碱基本上被破坏,毒性大减,其效果则更好。

下利,腹胀满,身体疼痛者,先温其里,乃攻其表。温里宜四逆汤,攻表宜桂枝汤。

呕而脉弱,小便复利,身有微热,见厥者难治。四逆汤主之。

四逆汤:附子一枚,生用,干姜一两半,甘草二两,炙。

上三味,以水三升,煮取一升二合,去滓,分温再服。强人可大附子一枚,干姜三两。

下利清谷,里寒外热,汗出而厥者,通脉四逆汤主之。

通脉四逆汤:附子大者一枚,生用,干姜三两,强人可四两,甘草二两,炙。

上三味,以水三升,煮取一升二合,去滓,分温再服。(《金匮要略》)

伤寒医下之,续得下利清谷不止,身体疼痛者,急当救里,后清便自调。身体痛者,急当救表。救里宜四逆汤,救表宜桂枝汤。(《伤寒论》)

3.栀子豉汤类方剂,治疗心烦

《金匮要略》提出,下利后心烦,心下上腹部按之濡软者,为炎症康复阶段,以清热和胃,使用栀子豉汤。药用山栀、豆豉,先煮栀子,再加豉煮取,分两次服,再温进一服。生栀子十四枚,剂量较大,会引起呕吐反应。《金匮要略》说得吐则停止服用。后世使用焦山栀,没有呕吐反应。可加二陈汤、橘皮竹茹汤,效果会更好。

下利后更烦,按之心下濡者,为虚烦也,栀子豉汤主之。

栀子豉汤方:栀子十四枚,香豉四合,绵裹。

上二味,以水四升,先煮栀子得二升半,内豉,煮取一升半,去滓,分二服,温进一服,得吐则止。(《金匮要略》)

(四)疑非仲景方

《金匮要略》本篇中的最后两方,后人提出"疑非仲景方",两方与本篇全文似乎不相协调。故在此加以讨论。

1.诃梨勒散,治疗气利

气利是以胀气为主的下利。诃梨勒即诃子。诃子主要有固涩功效,也会引起弱的滑肠便稀反应,有两面性。现在一般用于严重水泻,热毒已基本上排泄,并发生脱水,必须立即固涩止泻。诃子既固涩,又有弱的滑肠功效,可以继续排毒。桃花汤的赤石脂也属于固涩药,对水泻便溏、便血都有效果,虽较弱,但不会滑肠便稀。

诃梨勒产于岭南,《神农本草经》中尚未记载,最早见于南北朝《雷公炮炙论》,较张仲景晚了四五百年,汉末北方尚没有这味药,因而后人注解原文时提出"疑非仲景方"。

> 气利,诃梨勒散主之。

> 诃梨勒散:煨诃子十枚,为散,粥饮和,顿服。疑非仲景方。(《金匮要略》)

2.紫参汤清热

下利并有"肺痛"症状者,肺痛可能是胸痛。下利与肺痛(胸痛),临床上两者关系不大,可能是两个不同的疾病同时发生。紫参又名石见穿,为清热解毒药,《神农本草经·紫参》:"治心腹积聚,寒热邪气,通九窍,利大小便。"药力一般,既不治疗下利,也医治不了肺痛(胸痛)。因而原文注解提出"疑非仲景方"。

> 下利肺痛,紫参汤主之。

> 紫参汤:紫参、甘草。疑非仲景方。(《金匮要略》)

(五)附方

《千金翼》小承气汤,治大便不通,哕,数谵语。

《外台》黄芩汤,治干呕下利。黄芩、人参、干姜、桂枝、半夏、大枣。

六、转归和预后

1.自愈可能

《金匮要略》提出,下利病人有自愈的可能。其一,轻症胃炎、肠炎,能自愈,可能是改善症状或缓解,也可能会痊愈。其二,下利并有发热,身汗,脉弦者,说明正气尚充实,发汗后热退而自愈,可能是轻症感染性肠炎。

> 下利,有微热而渴,脉弱者,今自愈。

> 下利,脉反弦,发热身汗者,自愈。(《金匮要略》)

2.不死

《金匮要略》提出脉微弱数,下利可能会自止,虽有发热而不死。

脉微弱数者,为欲自止,虽发热不死。(《金匮要略》)

3.不死或死亡

《金匮要略》提出下利,脉绝,手足厥冷,过一段时间脉还,手足温者生,说明血压上升。脉不还者死。手足厥冷,无脉,灸之不温,脉不还,微喘者死,说明并发了休克。趺阳脉按之出现沉细之脉,说明脉还,此为肾虚,脉为顺,可能不会死亡。

下利后,脉绝,手足厥冷,晬时脉还,手足温者生,脉不还者死。

下利,手足厥冷,无脉者,灸之不温。若脉不还,反微喘者,死。少阴负趺阳者,为顺也。(《金匮要略》)

按:晬(zuì),婴儿百日或周岁曰晬,意为过一段时间。

七、临床体会

(一)《内经》论述肠澼和飧泄

《金匮要略》和《伤寒论》之"下利",包含后世所称的痢疾与泄泻。

痢疾与泄泻《内经》称为飧泄、濡泄。现代称之为肠炎腹泻。因而慢性腹泻并非全部是脾虚、肾虚、湿胜和大肠、小肠的病变也可为泄。

《素问·至真要大论》:"民病注泄赤白,少腹痛,甚则血便。"

《素问·通评虚实论》:"帝曰:肠澼便血何如?岐伯曰:身热则死,寒则生。""帝曰:肠澼,下脓血何如?岐伯曰:脉悬绝则死,滑大则生。"

《素问·藏气法治论》:"脾病者,虚则腹痛肠鸣,飧泄食不化。"

《素问·阴阳应象大论》:"湿胜则濡泄。"

《素问·宣明五气论》:"大肠小肠为泄。"

(二)历代的发展

1.《诸病源候论》论痢病较全面

《诸病源候论》将痢疾与泄泻称为痢病、下痢,并分为水谷痢、赤白痢、血痢、脓血痢、冷痢、热痢、白滞痢、休息痢、肠蛊痢等三十多候。"痢"字较"利"字更为专业。《诸病源候论》提出痢病是由于肠虚,血渗于肠,冷热相交而下痢;并有乍发乍止的休息痢,以及肠内有虫蛊而下脓血的肠蛊痢。说明古人已认识到肠内虫蛊侵蚀而下痢脓血,现代称为阿米巴原虫性痢疾。"毒瓦斯侵食于藏府,如病蛊注之家,痢血杂脓瘀黑,有片如鸡肝,与血杂下是也。"

《诸病源候论·痢病诸候》血痢:"血渗于肠,肠虚则泄,故为血痢也。"脓血痢:"肠胃虚也。"休息痢:"其邪气或动或静,故其痢乍发乍止,谓之休息痢也。"赤白痢:"冷热相交,故赤白相杂。重者,状如脓涕而血杂之;轻者,白脓上有赤脉薄血,状如鱼脂脑。"

《诸病源候论》还提出脓血痢:"诊其脾脉微涩者,为内溃,多下血脓。"肠内有溃疡而下血脓。久赤白痢:"若痢久不瘥,脾胃虚弱……并生疮,下食于肠,则肛门伤烂,而谷道开也。轻者可治,重者致死也。"疮蚀于肠,肛门伤烂而长期下赤白痢,重者致死,这些记载说明古代的痢病并非全部是感染性肠病之细菌性痢疾和阿米巴痢疾,还包含免疫性肠病,如溃疡性结肠炎以及肠癌等。

2.《丹溪心法》痢和泄泻分开

朱丹溪将痢和泄泻作为目录,分开论述。痢有后重的表现,赤属血,白属气。泄泻有湿、火、气虚、痰积、食积。他的观点传承至今。

《丹溪心法·痢》:"痢,赤属血,白属气,有身热,后重,腹痛,下血。"

《丹溪心法·泄泻》:"戴云:凡泻水腹不痛者是湿;饮食入胃不住,或完谷不化者是气虚;腹痛泻水肠鸣,痛一阵泻一阵是火;或泻或不泻,或多或少是痰;腹痛甚而泻,泻后痛减者是食积。"

3.《明医杂著》称为痢疾

王纶第一次提出痢疾的病名,并将痢疾与泄泻作为两个不同的病分开论述。痢疾因"湿热及食积",宜"消化积滞,通因通用"。泄泻因"饮食不节,致伤脾胃而作",宜"补脾消食,利小便"。痢疾和泄泻的概念和治法中医沿用至今。

4.《景岳全书》提出里急后重

张景岳提出痢疾表现为里急后重,并有发热,"后重"较"下重"的表达更符合临床,中医沿用至今。张景岳还提出痢疾就是《内经》所说的肠澼,后世又谓之滞下。

《景岳全书·痢疾》:"痢疾一证,即《内经》之肠澼也。古今方书,因其闭滞不利,故又谓之滞下。其证则里急后重,或垢或血,或见五色,或多红紫,或痛或不痛,或呕或不呕,或为发热,或为恶寒。"

（三）关于胃肠道腹泻病

《金匮要略》本篇论述的"下利",主要包括急性、慢性胃肠炎,急性、慢性痢疾一类的胃肠道感染性疾病所引起的上吐下泻。上吐和下泻同时发生的疾病,多为急性胃肠炎、食物中毒、细菌性痢疾等,《金匮要略》统称为"下利"。夏天急性胃肠道感染性疾病,当笔者年轻时发病率是很高的。现在在食品卫生法监管之下,发病率已经显著下降。但每年还是有少量发病,多为饮食不洁、饮食不当和受凉引起,并有可能会转变为慢性胃肠病。

《金匮要略》提出"下利"并有发热,能自愈,感冒性肠炎也有发热,为病毒感染,能自愈。痢疾有高热,多为急性细菌性痢疾的中毒性症状,难以自愈。每家医院都设有肠道科,急性胃肠炎、急性细菌性痢疾都由肠道科医治。

慢性胃炎、慢性肠炎、慢性溃疡性结肠炎、胃癌肠癌等发病率逐渐上升。这些慢性胃肠病由消化科、内科和肿瘤科医治。至于许多中草药剂量大了可能会有胃肠道不适,恶心、稀便反应,这是中药引起肠黏膜腺体渗出增多,不是炎症性腹泻反应。各科中医应自己处理,很容易解决。笔者的经验,抑制肠壁渗出,减少大便水分,炮姜最好,灶心土、赤石脂同用能增效;减少大便次数,石榴皮最好,芡实、金樱子同用能增效。

（四）《金匮要略》的十类方药

1.《金匮要略》治疗胃肠病的中药有十类

《金匮要略》本篇提出的方药现代基本上还在使用,或者作为参考加减使用。方中使用的中药全部可以用于治疗慢性胃肠道疾病。

《金匮要略》使用的方药主要有十类:一是清热解毒药,有黄连、黄芩、黄柏、山栀、白头翁、秦皮。二是和胃止呕药,有半夏、吴茱萸、橘皮、竹茹、生姜。三是健脾利水药,有猪苓、茯苓、泽泻。四是清热解表祛痰药,有麻黄、石膏、杏仁、豆豉、文蛤。五是理气破气药,有枳实、厚朴,后世则更多,如木香、砂仁等。六是泻下攻下药,有大黄、芒硝。七是温中健脾药,有白术、桂枝、干姜。八是固肠止泻止血药,有赤石脂、煨诃子,后世有石榴皮、芡实、金樱子等。九是清热退热药,有生石膏、柴胡、葛根。十是回阳救逆药,有人参、附子、吴茱萸、干姜。各方中普遍使用的药有生姜、甘草、大枣,温中和胃,调和诸药,中和苦味。

2.基本方有十张

本篇中的一系列方剂,基本方有十张,用以治疗胃肠病的各种临床表现。十方分别为半夏泻心汤、小柴胡汤、橘皮竹茹汤、白头翁汤、吴茱萸汤、四逆汤、猪苓散、文蛤汤、大小承气汤、桃花汤,其他均为加减方。这十方现代仍在普遍使用,这就是中医所谓的辨证论治。后世在此基础上发展创新了许多方剂,如二陈汤、温胆汤、藿香正气散、纯阳正气丸、丁香柿蒂汤、左金丸、香砂枳术丸、四君子汤、参苓白术散、当归龙荟丸等,也成为治疗慢性胃肠道疾病的中医经方。

(五)疾病谱发生了变化,治疗必须创新

1.现代中医必须传承创新

现代疾病的名称、诊断标准必须与国际接轨,落实标准化、规范化要求,不能把古籍上的症状作为病名,否则会与现代社会脱节。

由于疾病谱发生了变化,中医治疗的方药也必须变化、创新。其疗效的评定也必须与国际一致,不能停留在仅仅是改善症状上。

慢性感染如胃十二指肠溃疡、幽门螺杆菌阳性。慢性免疫性肠病如慢性溃疡性结肠炎、克罗恩病、肠型白塞病、肠型红斑狼疮等。这些慢性疾病都非常顽固而且难治,古代大多没有记载。西医西药对于部分病人有效,但远远不够。中医可以使用上述方药,但也远远不够。因而中医必须在传承中华优秀文化的基础上进行创新。

2.关于白头翁汤的临床运用

病人有发热、腹泻、里急后重症状,主要见于急慢性细菌性痢疾、阿米巴痢疾。白头翁汤至今仍在使用,治疗各种痢疾,以及急性肠炎都有显著的效果。实验证实,白头翁汤对于痢疾杆菌、大肠杆菌等杆菌感染具有显著的抑制作用,对于阿米巴原虫也具有显著的抑制作用。笔者还曾用白头翁汤治疗阿米巴肝脓疡、急性胆囊炎、急性尿道感染、支气管肺部杆菌感染并有发热者,都有显著的效果。白头翁、秦皮的剂量宜用30g～60g,而且必须多服几次才能有效,没有不良反应。黄连、黄柏则使用常规剂量,与白头翁同用能增效。

为什么现代中医治不了这些感染性疾病？一是大量中医重调理、轻治疗;二是不敢用猛药,不敢加大剂量,一般都用10g左右,这一点剂量调理是适合的,治病不会有效果。《金匮要略》白头翁汤尚不算是猛药,其剂量白头翁是二两,秦皮是三两,打六折,都在一两以上。

3.笔者治疗急性菌痢的经验

笔者于20世纪80年代曾总结过30例急性细菌性痢疾,就是白头翁汤与小承气汤同用,当天大便次数反而增多,但细菌及其毒素迅速排出体外,当天热退,第二天腹泻、腹痛完全缓解,大便化验红、白细胞全部转为正常值,大便细菌培养,痢疾杆菌转为阴性,中医中药较抗生素效果更快、更好。

4.肠型红斑狼疮水泻的经验方

病人某某,女,28岁,每天腹泻已有两三年,久治不愈,当地肠镜检查提示肠黏膜水肿,无溃疡,无出血,今年年初来上海治疗,西医院诊断为系统性红斑狼疮,使用泼尼松30mg/日。经人介绍来我处治疗。初诊时诉说一天大便15～20次,水样,腹隐痛,消瘦,食欲尚好。查血常规、尿常规、肝肾功能均正常,大便化验水样,没有红细胞、白细胞,抗核抗体ANA1:3200阳性,抗SSA抗体阳性,抗双链DNA(抗dsDNA)抗体520,阳性。笔者诊断为肠型系统性红斑狼疮,非常少见而难治。家属说,有的风湿病专家说是肠型狼疮,有的风湿病专家说不是肠型狼疮。西医除了用激素、抗生素以外,对于水泻没有好的治疗方法。笔者辨证为瘀热化毒为害,损害肾气。《内经》理论提出大肠主津,小肠主液,肾主津液,肾虚不能固涩肠道,因而大便水样,次数频繁。《金匮要略》的下利,属于泄泻,肾虚泄泻,决不可辨证为脾虚和脾肾两虚。治疗一是清热化瘀,控制狼疮,并促使抗dsDNA抗体下降转阴;二是益肾固涩,收涩肠液。

经验方红斑汤合固泻汤加减。由于生地、生石膏滑肠增泻,改用了熟地,减去生石膏,14帖。连续服用三个月左右,大便次数逐渐减少到10次以下时,加用苦参30g,木瓜30g。服用半年后,大便次数每天逐渐减少到5次左右,大便稀薄,不是水样,体重增加了1千克,抗dsDNA下降为156,泼尼松减少一片,服25mg/d。后又减少一片,服20mg/d,减少至三片,为15mg/d时,必须全面复查后再考虑,目前病情比较稳定。我说这是终身性疾病,还需要长期服药3~5年,病情才能稳定,最好一辈子服药。

基本方药:炒熟地18g,黄芩30g,黄连9g,忍冬藤30g,金雀根30g,水牛角30g,莪术30g,秦皮30g,徐长卿30g,郁金12g,白芍12g,炮姜12g,芡实12g,石榴皮12g,赤石脂30g,覆盆子12g,沙苑子30g,吴茱萸3g,桂枝9g,木香9g,香橼12g,香附12g,甘草3g。

第十八节　疮痈肠痈浸淫病脉证并治

论一首　脉证三条　方五首

疮痈、肠痈、浸淫疮现为外科或皮肤科疾病。在汉唐时期,尚未分科。《金匮要略》《肘后备急方》《诸病源候论》及《千金方》等都是各科的综合性著作,虽然有的著作科目分得较细、较齐全,但仍总称为杂病杂证。到了宋朝才有了妇科、小儿科专著。至明朝薛己才有了《内科摘要》和《外科发挥》,明确提出了妇科、小儿科、内科、外科等分科。薛己将肠痈归入外科。

疮　痈

一、概述

痈是皮肤化脓性疾病,在《内经》中已有痈疽的记载,提出疮痈在皮肤上,可化脓腐烂至筋骨。

二、病因病机

《内经》提出痈疽的病因病机为寒邪血气凝涩,化为热,热胜而腐肉为脓,甚至于筋烂伤骨。

《灵枢·痈疽》:"寒邪客于经络之中则血泣,血泣则不通,不通则卫气归之,不得复反,故痈肿。寒气化为热,热胜则腐肉,肉腐则为脓,脓不泻则烂筋,筋烂则伤骨,骨伤则髓消。"

三、临床表现

《金匮要略》提出疮疖肿痛成痈,脉浮数。这已经形成了化脓性脓疡,并且有发热恶寒等全身性症状。

> 诸浮数脉,应当发热,而反洒淅恶寒,若有痛处,当发其痈。(《金匮
> 要略》)

四、类证鉴别

鉴别有脓无脓,《金匮要略》提出以手掩肿处,热者为有脓,不热者为无脓。皮肤上当有红肿,肿处濡软而肿者为有脓,较硬者为脓未熟,肿硬作痛。

> 师曰:诸痈肿,欲知有脓无脓,以手掩肿上,热者为有脓,不热者为
> 无脓。(《金匮要略》)

五、治疗

《金匮要略》提出用排脓散和排脓汤治疗脓疡。

1.排脓散

> 排脓散方:枳实十六枚,芍药六分,桔梗二分。

> 上三味,杵为散,取鸡子黄一枚,以药散与鸡黄相等,揉和令相得,饮和服之,日一服。(《金匮要略》)

2.排脓汤

> 排脓汤方:甘草二两,桔梗三两,生姜一两,大枣十枚。

> 上四味,以水三升,煮取一升,温服五合,日再服。(《金匮要略》)

六、转归和预后

明朝薛己提出臀痈,脓疡排出就好了。

《外科发挥·臀痈》:"一男子臀痈,肿硬作痛……脓溃而愈。"

七、临床体会

1.关于疮痈

病人皮肤的疮疡疖肿化脓,过去夏天很常见,多见于农村小孩。现在人们注重卫生,已经非常少见了。治疗疮痈、疔疮,中医外科使用九一丹、生肌散局部外敷及药线引流,效果很好。

疔疮内陷、疔疮走黄,即并发了毒血症,情况是非常严重的。笔者过去在病房中曾经看到免疫性疾病长期服用较大剂量激素的病人,病情严重,高热不退,

使用大剂量抗生素与中草药虽然控制了感染,体温恢复正常,但红斑狼疮很容易复发。

2.关于桔梗排脓

《金匮要略》用排脓散和排脓汤治疗脓疡,方中只有桔梗有排脓功效,但桔梗排脓也是理论上的,临床未必会有效果。

《金匮要略》肺痈篇有桔梗汤、《外台》桔梗白散治疗肺痈,桔梗没有抗菌作用,其机理是桔梗可以促进痰液呕吐出来,但临床上痰液不一定全部都能吐出来。实际上是桔梗、贝母、巴豆三味药共同的效果。贝母止咳有效,但化痰呕痰未必有效。巴豆有强烈的胃肠道刺激作用,能够将痰液呕吐出体外,或者是严重的水泻,将痰液泻出体外。

《伤寒论》治疗结胸的三物白散与桔梗白散的三味药是相同的。完整的巴豆能破气,笔者年轻时曾使用完整的巴豆三钱,水煎服,治疗肝腹水难以忍受的胀气,消除腹胀有立竿见影之效。巴豆之豆粒有毒,能使人泻下不止,为了安全,现在早已不用巴豆。

3.病例体会(指端血管炎溃疡继发化脓性感染病例)

某女,35岁左右,患系统性红斑狼疮4年余,长期服用泼尼松6片/日。由于弥漫性栓塞性微小血管炎引起手足肢端溃疡,继发指端皮肤化脓性感染,左手指手背局部红肿疼痛,不发热。西医说必须截肢,如果病灶蔓延,后果严重。

她问我能否不截肢而控制病情。我考虑了一下说,小血管炎是多发性的,但感染是局部的,病灶较小,先控制感染,然后治疗血管炎皮肤溃疡。实际上脓肿即将熟了,出脓就好,不需要外敷。在维持泼尼松6片/日原量的基础上,服用清热解毒、凉血化瘀的中草药,生地黄、黄芩、黄连、生石膏、秦皮、丹皮、赤芍、红藤、苦参等,果然至第三日脓液流出来,肿痛好多了。接下来治疗血管炎溃疡、雷诺现象,大约半年以后慢慢好转,三年以后手足肢端溃疡基本上愈合,泼尼松也逐渐减量至3片/日。

肠 痈

一、概述

《金匮要略》提出肠痈在少腹内,在作脓时可能会有疼痛、发热的表现。

二、病因病机

朱丹溪提出肠痈为痰积死血流注于大肠。薛己提出肠痈为荣卫不调,瘀血停滞所致。张景岳提出肠痈结热所成。将三家的观点综合起来,肠痈的病因病机为痰积流注,瘀血停滞,结热化毒所形成。

《丹溪心法·肠痈》:"大肠有痰积死血流注。"

《外科发挥·肠痈》:"皆因荣卫不调,瘀血停滞所致。"

《景岳全书·肠痈》:"脓已成不可下,此以内结热所成也。"

三、临床表现

《金匮要略》提出肠痈在少腹,即下腹部有肿痞,按之即痛,时时发热,恶寒,自汗出,如淋病那样,小便自调。

> 肠痈者,少腹肿痞,按之即痛如淋,小便自调,时时发热,自汗出,复恶寒。(《金匮要略》)

四、类证鉴别

《金匮要略》提出肠痈的表现有腹部皮肤急迫,甲错,按之濡软肿突,为肠内有痈脓,肠痈为急性病,也可能不发热,脉数。积聚为一逐渐形成的慢性病。

> 肠痈之为病,其身甲错,腹皮急,按之濡如肿状,腹无积聚,身无热,脉数,此为肠内有痈脓。(《金匮要略》)

五、治疗

（一）治疗法则

《金匮要略》提出脉沉迟紧者,肠痈脓未成时,可使用下法。脉洪数者,脓已成,不可使用下法。

> 其脉沉迟紧者,脓未成,可下之,当有血;脉洪数者,脓已成,不可下

之。(《金匮要略》)

(二)治疗方药

1.薏仁附子败酱散

《金匮要略》提出肠痈有痈脓,可使用薏仁附子败酱散治疗。薏苡仁、败酱草清热化湿解毒,至今仍用于治疗各种轻症感染性疾病。《金匮要略》用的是研末的散剂,再用水煎,剂量很小。《金匮要略》说小便当下,但肠痈是否"小便当下"就能够解决? 况且这三味中药的主要功效并不是通利大便、小便。

此为腹内有痈脓,薏仁附子败酱散主之。

薏仁附子败酱散方:薏苡仁十分,附子二分,败酱五分。

上三味,杵为末,取方寸匕,以水二升,煎减半,顿服。小便当下。

(《金匮要略》)

2.大黄牡丹汤

《金匮要略》提出脓未成者,可使用大黄牡丹汤治疗。

其脉迟紧者,脓未成,可下之,当有血,大黄牡丹汤主之。

大黄牡丹汤方:大黄四两,牡丹一两,桃仁五十个,瓜子半升,芒硝三合。

上五味,以水六升,煮取一升,去滓,内芒硝,再煎沸,顿服之,有脓当下,如无脓,当下血。(《金匮要略》)

按:瓜子为冬瓜子。

六、转归和预后

薛己认为腐化成脓,最难治疗,失治多为败证。张景岳认为脓从脐出是重症,必然死亡。

《外科发挥·肠痈》:"凡瘀血停滞,宜急治之。缓则腐化成脓,最难治疗。若流注骨节,失治多为败证。"《景岳全书·肠痈》:"脓从脐出……必杀人。"

七、临床体会

1.肠痈的症状和体征

明朝薛己书中记载肠痈有"小腹硬痛""小腹痛而坚硬""按之则痛",说明明朝已经认识到肠痈为小腹痛,腹壁坚硬,并有压痛的体征。

《外科发挥·肠痈》:"小腹硬痛,脉迟紧者,瘀血也,宜下之。小腹痛,脉洪数者,脓成也,宜托之。""一男子小腹痛而坚硬。"

2.肠痈相当于阑尾炎

肠痈相当于化脓性急性阑尾炎,现已能够早期诊断,早期手术切除,不用保守治疗。笔者年轻时,有个别急性阑尾炎病人愿意服用中药和针灸治疗。轻症单纯性阑尾炎是可以治愈的,但可能会复发,难免一刀。笔者治疗的患者,有一例30年后复发,病理没有发生癌变。另有一例手术病人,20年后发生了切口疤痕癌,个别病人不能说明问题。现代绝大多数阑尾炎病人采取手术治疗,只有在非常特殊的情况下才保守治疗。

3.薏仁附子败酱散和大黄牡丹汤

张仲景所处的时代已经出现了华佗刮骨疗毒的记载,这个手术是在手臂上进行的。但中医从未有剖腹手术的记载,开颅手术是小说故事而已。麻沸散、蒙汗药所用的天仙子、曼陀罗、风茄花等中草药,含有东莨菪碱、阿托品等成分,能阻断中枢M-胆碱能系统,具有很强的镇痛作用,可使人处于半昏迷状态。

《金匮要略》使用薏仁附子败酱散和大黄牡丹汤治疗肠痈属于保守疗法,这在当时代表最高的医疗水平。轻症病人有可能治愈,重症病人用这两个方剂治疗,死亡率一定很高。

这两个方剂具有清热解毒、化瘀泻下的功能,薏苡仁、附子、败酱草、大黄、牡丹皮、桃仁、冬瓜子,至今仍用于治疗急性胃肠道感染性疾病。

金 疮

一、概述

《金匮要略》疮痈肠痈浸淫病篇标题上没有金疮,篇中除了论述这三个病外,还论述了金疮,金疮为利器所伤,有伤口,继发感染会成为疮疡。书中内容只有一问一答一方,甚为简略。中医将此病归入外科和伤科,西医归入外科和骨科。

二、病因病机

宋朝陈言《三因方》金疮蛇虫伤属于不内外因,实际上应属于外因。金疮包含刀枪箭弩与各种创伤,统称为金疮。

三、临床表现

《金匮要略》提出人被刀斧所伤,大量出血而血虚,病人寸口脉浮微而涩。

> 问曰:寸口脉浮微而涩,法当亡血,若汗出,设不汗者云何? 答曰:若身有疮,被刀斧所伤,亡血故也。(《金匮要略》)

四、类证鉴别

《金匮要略》提出亡血时血虚而汗出,如果没有汗出,这是刀斧所伤而亡血。

五、治疗

《金匮要略》提出刀斧所伤使用王不留行散治疗。方中中草药只有王不留行和接骨草是活血化瘀药,都是伤科、骨科的常用药。蒴藋细叶又名接骨草,有接骨功效,现代已证实具有促进骨质新生的作用。本方治疗严重的创伤,则显病重药轻,后世有效果更好的方药。

古代非常重视中草药加工,如王不留行散,部分药烧灰存性,部分药各别杵筛,合在一起为散。小疮可敷,大疮宜服,产后亦可服。

> 病金疮,王不留行散主之。
>
> 王不留行散方:王不留行、蒴藋细叶、桑东南根白皮、甘草、川椒、黄芩、干姜、芍药、厚朴。
>
> 上九味,桑根白皮以上三味,烧灰存性,勿令灰过,各别杵筛,合治之为散,服方寸匕,小疮即粉之,大疮但服之。产后亦可服。如风寒,桑东根勿取之。前三物,皆阴干百日。(《金匮要略》)

六、转归和预后

《金匮要略》治疗金疮,即使亡血,血止可愈。

七、临床体会

金疮指刀枪箭弩等金属利器所伤。古代武将、武术家和民间郎中都备有祖传的金疮药。

祖传秘方,有外敷的,有内服的;有末药,有汤药。但绝大多数都没有传下来。《金匮要略》王不留行散及其加工方法,可给人以启发。

《金匮要略》是汉朝末年的著作,有些内容和治疗方法记载得过于简单,现代中医应在传承经典的基础上发展创新。

中药云南白药和三七粉治疗外伤效果最好,仍在普遍使用。三七和云南白药能促进骨质生长,对难以愈合的骨折效果显著。笔者曾在20世纪70年代在伤科轮转时,遇一例左腕部舟状骨骨折病人,拆除石膏后三个月,X片显示骨质没有愈合,左腕肿隐痛。当时三七进入上海时间不长,笔者让病人每天吞服三七粉一钱,左腕一星期后隐痛缓解,半个月腕肿消退,一个月后复查X片,报告左腕舟状骨骨折愈合。笔者后来回到内科,不接触外伤病人了,但常介绍外伤病人服用三七粉或云南白药。

浸淫疮

一、概述

《金匮要略》标题上有浸淫疮的病名,但篇中只有一句,叙述内容较金疮更少,只能用后世的论述来补充。

二、病因病机

《诸病源候论》提出浸淫疮心家有风热,发于肌肤。明朝陈实功提出肾囊风为肝经风湿、湿热为患。肾囊现称为阴囊,阴囊为肝经所络,肾囊风现称为阴囊湿疹。

《诸病源候论·疮病诸候》:"浸淫疮,是心家有风热,发于肌肤。"

《外科正宗·肾囊风》:"肾囊风乃肝经风湿而成。其患作痒,喜浴热汤……破流脂水,蛇床子汤熏洗二次即愈。""治肾囊风湿热为患,疙瘩作痒,搔之作疼宜洗。"

三、临床表现

浸淫疮在病源中有记载,发于肌肤,初生甚小,先痒后痛,有疮汁,范围逐渐扩大,甚至浸淫遍体。

《诸病源候论·疮病诸候》:"初生甚小,先痒后痛而成疮,汁出,侵溃肌肉;浸淫渐阔,乃遍体……以其渐渐增长,因名浸淫也。"

四、类证鉴别

浸淫疮与皮肤溃疡相鉴别,浸淫疮在皮肤上有汁水,很痒,但不化脓。皮肤溃疡也有汁水,并感到痛,但不痒,会化脓。

五、治疗

1.黄连粉

《金匮要略》使用黄连粉治疗浸淫疮,但没有给出方剂和用法。

浸淫疮,黄连粉主之。方未见。(《金匮要略》)

2.蛇床子汤

陈实功《外科正宗·肾囊风》使用蛇床子汤熏洗。

蛇床子汤:蛇床子、当归、威灵仙、苦参。

六、临床体会

1.浸淫的概念

《内经》提出淫和浸淫的概念。浸为水湿污水逐渐漫延的意思。淫为邪恶污秽之意。浸淫在医学上指病灶的渗液逐渐扩大漫延。中医称为浸淫,西医称为浸润。

《素问·玉机真藏论》:"太过则令人身热而肤痛,为浸淫。"

2.浸淫疮与肾囊风

在后世的相关著作中,除《诸病源候论》外,很少有浸淫疮的记载。朱丹溪称为肾囊湿疮、两腿湿疮。陈实功称为肾囊风、旋耳疮等。分析浸淫疮、肾囊湿疮等的临床表现,与现代的湿疹较为符合。肾囊湿疮、肾囊风为阴囊湿疹,两腿湿疮为两腿湿疹,旋耳疮为外耳湿疹等。

《丹溪心法·疝痛》附肾囊湿疮及两腿湿疮,使用吴茱萸、蛇床子、白矾等研末,麻油调搽。

《外科正宗》使用蛇床子汤治疗肾囊风,至今中医皮肤科仍在使用蛇床子治疗湿疹,效果显著。

3.湿疹的用药宜忌

中医湿的概念很广。必须提出:湿疹与脾虚湿滞无关,不可健脾益气,利水化湿,使用参芪术苓是错的。曾看到一些中医方子,黄芪30g,这不符合辨证,会加重瘙痒。有一些中医认为湿疹皮肤痒是风,这是片面性的。《金匮要略》说痛是风血相搏,痒也是湿热风血相搏。明朝王纶《明医杂著》提出:"治风先治血,血行风自灭。"湿疹是湿热血热,应该清热化湿,凉血祛风,而不是以祛风为主。祛风药虽然无错,但药力弱,解决不了渗出和瘙痒问题。因此,祛风只能作为配伍药、引经药。湿疹决不可使用虫类药,虫类药含异性蛋白,会加重过敏,使用虫类药的中医虽然不多,但必须指出来,以防误用。

4.病例和经验方

湿疹属于免疫性皮肤病,非常顽固,但许多病人又不愿意服用激素。笔者曾治疗一例从头到足全身性弥漫性湿疹,多年未愈。西药内服外用都只有短期效果,经常抓得体无完肤,感到疼痛才停手。病人服用笔者经验方白鲜皮汤,大约三个月,病情有所减轻,服用半年左右,湿疹病灶70%～80%吸收而消除。大约服用了一年,消除了90%～95%,他说日子好过多了,可是余下很少量的病灶,很难吸收消除,中草药太苦,真难喝,不想再服用下去而停药。

后来又治疗一例广泛性湿疹,范围较上一例略为少一些,服药一年左右治愈了。后来几年中又治好了10多例湿疹,都是患者介绍来的。

白鲜皮汤方:白鲜皮30g,土茯苓30g,生地30g,秦皮30g,黄芩30g,黄连9g,地肤子30g,莪术30g,赤芍30g,半夏9g,陈皮6g,甘草3g。

5.经验方白鲜皮汤分析

皮肤痒是风血相搏,中医有的以祛风为主,有的以治血为主。湿疹以湿热、血热、风热为患。当以清热化湿、凉血祛风为治,决不可以祛风为主,祛风药只能作为引经药,是可有可无的。

经验方白鲜皮汤,符合中医的治疗法则,而且所选用的中草药必须药量大,具有抗过敏、抑制过敏介质、抑制IgE的作用。将这些没有不良反应的中草药集中起来,加大剂量,可以长期服用。至于苦寒药损伤脾胃问题,这容易解决。

第十九节　趺蹶手指臂肿转筋阴狐疝蛔虫病脉证并治

论一首　脉证一条　方四首

《金匮要略》本篇论述了趺蹶、手指臂肿、转筋、阴狐疝气、蛔虫病五种病，虽较为简略，但都有治疗方法。后世将前三种合为一病三症，后两种是不同的病，因而本篇分三部分阐述。

趺蹶手指臂肿转筋

一、概述

本篇论述了趺蹶、手指臂肿、转筋，后世将这三症合为一个疾病，称为脚气病。

二、病因病机

《诸病源候论·脚气病诸候》："凡脚气病皆由风毒所致。"

三、临床表现

1.趺蹶

《金匮要略》提出其人只能前行，不能退却，称为趺蹶病。脚气病、中风后遗症、帕金森病等都有可能发生这种症状。《金匮要略》提出针刺腿腨治疗，腿腨为小腿肚，有太阳经承山穴。

师曰：病趺蹶，其人但能前，不能却，刺腨入二寸，此太阳经伤也。

（《金匮要略》）

2.手指臂肿

《金匮要略》提出病人经常手指臂肿跳动,身体肌肤眴动。

> 病人常以手指臂肿动,此人身体眴眴者,藜芦甘草汤主之。(《金匮要略》)

3.转筋

《金匮要略》提出转筋之病,其人臂脚直,上为寸口脉,下为趺阳脉,脉微弦。

> 转筋之为病,其人臂脚直,脉上下行,微弦,转筋入腹者,鸡屎白散主之。(《金匮要略》)

四、类证鉴别

张景岳提出膝足冷痛痿弱,与麻痹证相鉴别。

《景岳全书·脚气》:"其病也则自膝至足,或见麻痹,或见冷痛,或见痿弱,或见挛急,或肿或不肿。"

五、治疗

1.藜芦甘草汤方

《金匮要略》提出手指臂肿使用藜芦甘草汤治疗,但有方名而无药物。藜芦甘草汤治疗手指臂肿是张仲景治疗风痰的经验。

2.鸡屎白散

《金匮要略》提出转筋入腹者,使用鸡屎白散治疗。

> 转筋入腹者,鸡屎白散主之。
>
> 鸡屎白散方:鸡屎白。
>
> 上一味,为散,取方寸匕,以水六合,和,温服。(《金匮要略》)

六、转归和预后

《诸病源候论》提出脚气冲心可杀人。

七、临床体会

1.《诸病源候论》和张景岳论述的脚气病

《诸病源候论》将跌蹶、手指臂肿、转筋合为一病编写,称为脚气病。张景岳论述的脚气病,整合了《金匮要略》和《诸病源候论》的观点,与《诸病源候论》的阐述基本上是一致的,而且更加明晰。

《诸病源候论·脚气病诸候》:"凡脚气病……其状自膝至脚有不仁,或若痹……或脚屈弱不能行;或微肿,或酷冷,或痛疼,或缓纵不随,或挛急……或有物如指,发于肠,径上冲心,气上者;或举体转筋……皆病之证也,若治之缓,便上入腹。入腹或肿,或不肿,胸胁满,气上便杀人。"

《景岳全书·脚气》:"及其病也,则自膝至足,或见麻痹,或见冷痛,或见痿弱,或见挛急,或肿,或不肿,或日渐枯细,或蒸蒸恶热,或洒洒恶寒,或如冰冷,或如火热,或到底能食,或不能食,或有物如指,发自踹肠,而气上冲心,是皆脚气之正病也。"

2.关于藜芦和鸡屎白散

《金匮要略》提出藜芦甘草汤治疗手指臂肿。《神农本草经》:治蛊毒、恶疮、虫毒等病,《本草纲目》治疗吐风痰。肌肤瞤动为风痰入络。藜芦后世很少使用。

《神农本草经》:藜芦,"治蛊毒,咳逆,泄利肠澼,头疡疥瘙恶疮,杀诸虫毒,去死肌。"

《本草纲目》:"时珍曰:哕逆用吐药,亦反胃用吐法去痰积之义。吐药不一,常山吐疟痰,瓜丁吐热痰,乌附尖吐湿痰,莱菔子吐气痰,藜芦则吐风痰者也。"

鸡屎白为鸡屎上的白色部分,有下气利水的功效。《金匮要略》提出鸡屎白散治疗转筋入腹。《内经》有单方鸡屎醴,醴为甜酒。鸡屎醴治疗心腹满。鸡屎白现已淘汰。因此《金匮要略》提出的这两方后世都没有传承,脚气病也不用这两方。

3.相当于维生素 B_1(硫胺素)缺乏证

脚气病的临床表现,小腿肚抽筋,不能行走,可能会有肿痛冷或不肿,麻痹不仁,能进食,或不能进食,脚气入腹则病重,脚气冲心则可能会死亡。笔者年轻时听专家介绍过,认为这是维生素 B_1 缺乏证,补充维生素 B_1 可以治愈。

由于时代的发展,疾病谱已经发生了重大变化。历史上存在的,《金匮要略》上虽然记载了,但现代营养丰富,我国已经看不到脚气病了。现代东南亚和非洲国家可能仍有发病,这里只简单地介绍一下。

阴狐疝气

一、概述

《金匮要略》提出，阴狐疝气为阴部如有狐那样时上时下的疝气。

二、病因病机

《内经》提出，狐疝为肝经所生之病，肝气横逆所致。

《灵枢·经脉》："是肝所生病者，胸满呕逆飧泄狐疝。"

三、临床表现

《金匮要略》提出，狐疝阴囊两侧有大小包块，时上时下，有时上至少腹，有时下坠阴囊。

> 阴狐疝气者，偏有小大，时时上下。(《金匮要略》)

四、类证鉴别

《金匮要略》前文提到寒疝，有腹痛，绕脐痛，说明疝气发生在腹部和脐周。本篇阴狐疝气则偏坠一侧阴囊，这些都是疝气，部位不同，应做鉴别。

五、治疗

《金匮要略》提出使用蜘蛛散治疗。

> 阴狐疝气者……蜘蛛散主之。
>
> 蜘蛛散方：蜘蛛十四枚，熬焦，桂枝半两。
>
> 上二味，为散，取八分一匕，饮和服，日再服，蜜丸亦可。(《金匮要略》)

六、转归和预后

《金匮要略》没有提出预后，古代没有手术，服药可能会好转，但不可能治愈。

七、临床体会

《金匮要略》前有寒疝，与腹满在同一篇中。这一篇中又提出阴狐疝气，《内经》七疝中有狐疝的证名。阴狐疝气，指阴囊两侧有大小包块，其中一侧偏坠阴囊而为疝气，妇女则一侧籍少腹肿，皆称为阴狐疝气，简称为狐疝。

《金匮要略》的蜘蛛散古籍很少提及，后世有许多治疗疝气的方药，如三层茴香丸、天台乌药散等。现今都使用外科修补术治疗。

蛔虫病

一、概述

《金匮要略》提出腹中痛,有蛔虫,可以通过脉象判断病情,腹痛之脉当沉,如果弦,反洪大,有蛔虫。

> 问曰:病腹痛有虫,其脉何以别之? 师曰:腹中痛,其脉当沉,若弦,反洪大,故有蚘虫。(《金匮要略》)

二、临床表现

蛔虫寄生在肠道内,如果没有症状,三四年后蛔虫自然死亡,又会有新的感染,因此以前蛔虫病很常见。《金匮要略》提出蛔厥有阵发性腹中痛,甚至蛔上入膈,从胃中、口中吐出,这应当是肠道蛔虫症和胆道蛔虫症。

> 蛔厥者,当吐蛔,令病者静而复时烦,此为脏寒。蛔上入膈,故烦。
> 须臾复止,得食而呕,又烦者,蛔闻食复出,其人常自吐蛔。(《金匮要略》)

三、治疗

1.甘草粉蜜汤

《金匮要略》提出蛔虫病心腹痛,使用甘草粉蜜汤治疗。粉是什么药?《神农本草经》有粉锡,"杀三虫"。《本草纲目》记载,"时珍曰:铅锡一类也,古人名铅为黑锡,故名粉锡。"粉锡又名胡粉、白粉、官粉。"胡者糊也,和脂以糊面也。""粉能杀虫。"因而粉是指粉锡,含铅。古代用作化妆品与杀虫。《金匮要略》提出病差即止,短暂服用。过去中成药有黑锡丹,长期服用会引起慢性铅中毒,现已淘汰。

> 蛔虫之为病,令人吐涎,心痛,发作有时。毒药不止,甘草粉蜜汤主之。
> 甘草粉蜜汤方:甘草二两,粉一两重,蜜四两。
> 上三味,以水三升,先煮甘草,取二升,去滓,内粉蜜,搅令和,煎如薄粥,温服一升,差即止。(《金匮要略》)

2.乌梅丸

《金匮要略》提出蛔厥使用乌梅丸治疗。乌梅丸后又称为乌梅安蛔丸,《伤寒论》的条文和方药与《金匮要略》是相同的。

蛔厥者,乌梅丸主之。

乌梅丸方:乌梅三百个,细辛六两,干姜十两,黄连一斤,当归四两,附子六两,炮,川椒四两,去汗、桂枝六两,人参、黄柏各六两。

上十味,异捣筛,合治之,以苦酒渍乌梅一宿,去核蒸之,五升米下,饭熟,捣成泥,和药令相得,内白中,与蜜杵二千下,丸如梧子大,先食,饮服十丸,三服,稍加至二十丸,禁生冷滑臭等食。(《金匮要略》)

蛔厥者,其人当吐蛔。今病者静,而复时烦者,此为脏寒。蛔上入其膈,故烦,须臾复止;得食而呕,又烦者,蛔闻食臭出,其人常自吐蛔。蛔厥者,乌梅丸主之。又主久利。(《伤寒论》)

四、临床体会

上海市区可能已经没有蛔虫病发病,现在农村也非常少见。肠道蛔虫症、胆道蛔虫症,笔者年轻时都看到过,都治疗过。使用乌梅丸治疗肠道蛔虫症、胆道蛔虫症,蛔虫随大便排出体外时都是活的,这是乌梅丸的药性所起的作用。中医药性理论有辛开苦降酸伏,药性改变了肠道、胆道的内环境,不适宜蛔虫生存,因此退出胆道,从肠道排出。

现在肠道寄生了蛔虫,一般都使用西药治疗。笔者根据中医药性理论,用中药治疗慢性尿道感染,中药的药力虽然远远不及抗生素,但可以改变尿道细菌的生存环境,加速细菌从尿道排出体外。

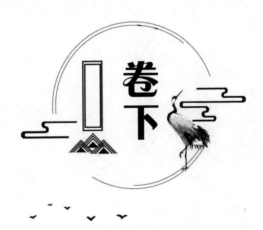

卷下

第二十节　妇人妊娠病脉证并治

证三条　方八首

一、概述

《金匮要略》提出妇人脉平,阴经之脉小弱,口渴不能食,无寒热,为妊娠。《诸病源候论》将有恶心症状的称为妊娠恶阻。

> 妇人得平脉,阴脉小弱,其人渴,不能食,无寒热,名妊娠,桂枝汤主之。(《金匮要略》)

二、病因病机

《诸病源候论》提出妊娠恶阻是由于妇人元气本弱,血气不足,受冷太过,心下有痰水挟之,脏气不宣通,故而气逆而呕吐。

《诸病源候论·妊娠诸候》:"此由妇人元本虚羸,血气不足,肾气又弱,兼当风饮冷太过,心下有痰水挟之,而有娠也。经血既闭,水渍于脏,脏气不宣通,故心烦愦闷,气逆而呕吐也。"

三、临床表现

1. 发生妊娠恶阻

正常的妊娠可能会有妊娠反应,喜食咸酸,这不是病。如果出现不思饮食,恶心,甚至呕吐频频,《诸病源候论》称其为妊娠恶阻。

2. 妊娠之脉

《金匮要略》提出妇人妊娠之脉为脉平,阴经之脉小弱。寸口在手太阴肺经,阴经之脉当为寸口之脉。脉平、脉小弱为妊娠之脉,至于滑脉为妊娠之脉,这是后世的发展。

《难经》记载,沉脉、短脉、涩脉为阴脉。《金匮要略》阴脉小弱显然并非《难经》之阴脉,当为阴经之脉小弱。

《难经·四难》:"浮者阳也,滑者阳也,长者阳也;沉者阴也,短者阴也,涩者阴也。"

四、类证鉴别

《金匮要略》提出,妇人原有症病,断经两月余,不到三月,漏下不止,脐上感到胎动,为症病痼疾所害。症病为症瘕积聚一类病,包含良性的子宫肌瘤,恶性的子宫癌。

> 妇人宿有症病,经断未及三月,而得漏下不止,胎动在脐上者,为症痼害。(《金匮要略》)

五、治疗

1.桂枝汤调味开胃

《金匮要略》提出妇人妊娠,口渴不能食,脉平小弱,使用桂枝汤调和营卫。桂枝汤甘辛微酸,有脾胃病者可治,无脾胃病者可作为调味品,开胃增食。妊娠妇人胃口不开,食物无味,可用桂枝汤调味开胃。

2.桂枝茯苓丸治疗症积

《金匮要略》提出妊娠后,前三个月经水利时,是胎漏。妊娠六个月胎动,后三个月下血者,为瘀血坏血,患有症积,出血不止者,是由于症积不去。当下其症,使用桂枝茯苓丸治疗。

> 妊娠六月动者,前三月经水利时,胎也。下血者,后断三月衃也。所以血不止者,其症不去故也,当下其症,桂枝茯苓丸主之。
>
> 桂枝茯苓丸方:桂枝、茯苓、牡丹、桃仁、芍药各等分。
>
> 上五味,末之,炼蜜和丸,如兔屎大,每日食前服一丸。不知,加至三丸。(《金匮要略》)

按:衃(pēi),凝结的坏血。

3.附子汤温其子藏

《金匮要略》提出妇人妊娠六七月,发热,恶寒,腹痛,少腹如扇之吹,胎腹愈胀,脉弦,为什么如此？子脏如打开而感凉的缘故,当以附子汤温其子脏。子脏为孕育胎儿的器官。

妇人怀妊娠六七月,脉弦发热,其胎愈胀,腹痛恶寒者,少腹如扇,所以然者,子脏开故也,当以附子汤温其脏。方未见。(《金匮要略》)

4.胶艾汤治疗漏下

《金匮要略》提出妇人妊娠有漏下不止者,有小产后继续下血不止者,有妊娠下血者,如果妊娠腹痛,这称为胞阻,使用胶艾汤治疗。胶艾汤又名芎归胶艾汤、胶艾四物汤,四物汤加阿胶、艾叶、甘草而成。

师曰:妇人有漏下者,有半产后因续下血都不绝者,有妊娠下血者。假令妊娠腹中痛,为胞阻,胶艾汤主之。

芎归胶艾汤方:川芎、阿胶、甘草各二两,艾叶、当归各三两,芍药四两,干地黄四两。

上七味,以水五升,清酒三升,合煮,取三升,去滓,内胶,令消尽,温服一升,日三服。不差,更作。(《金匮要略》)

5.当归芍药散治疗腹痛

妇科疾病有腹痛,肠病也有腹痛,妇人怀孕腹痛应与肠病腹痛做鉴别,使用当归芍药散治疗,有安胎解痛的功效。《神农本草经》:当归主治"妇人漏下绝子"。

妇人怀娠,腹中疞痛,当归芍药散主之。

当归芍药散方:当归三两,芍药一斤,茯苓四两,白术四两,泽泻半斤,川芎半斤。

上六味,杵为散,取方寸匕,酒和,日三服。(《金匮要略》)

"疞痛",据《诸病源候论》"疞结而痛"来理解,应为宿邪与新邪相结而腹痛的意思。

《诸病源候论·妊娠腹痛候》:"妊娠之人,或宿挟冷疹,或新触风邪,疞结而痛,其腹痛不已。"

6.干姜人参半夏丸治疗呕吐

妊娠呕吐,使用干姜人参半夏丸治疗,半夏、干姜或生姜是治疗胃病呕吐的主药,也是治疗妊娠呕吐的主药。

妊娠呕吐不止,干姜人参半夏丸主之。

干姜人参半夏丸方:干姜、人参各一两,半夏二两。

上三味,末之,以生姜汁糊为丸,如梧子大,饮服十丸,日三服。(《金匮要略》)

7.当归贝母苦参丸治疗小便难

妊娠小便难,使用当归贝母苦参丸治疗。当归安胎。据《神农本草经》记载,贝母有清化上焦肺气的功效,并治小便淋沥;苦参清化下焦湿热,治尿有余沥。妇人妊娠小便难,可能是胎儿挤压膀胱,也可能是尿路感染,都可以使用本方。

妊娠小便难,饮食如故,当归贝母苦参丸主之。

当归贝母苦参丸方:当归、贝母、苦参各四两。

上三味,末之,炼蜜丸如小豆大,饮服三丸,加至十丸。(《金匮要略》)

《神农本草经》:贝母治"淋沥"。苦参治"溺有余沥,逐水"。

8.葵子茯苓散治疗水肿

《金匮要略》提出,妊娠有水气,身重,小便不利,并且还有恶寒,起床头眩,使用葵子茯苓散治疗。这可能是妊娠高血压,水肿。冬葵子利尿消肿,与茯苓同用可增效。

妊娠有水气,身重,小便不利,洒淅恶寒,起即头眩,葵子茯苓散主之。

葵子茯苓散方:葵子一斤,茯苓三两。

上二味,杵为散,饮服方寸匕,日三服,小便利则愈。

《神农本草经》:冬葵子"治五癃,利小便"。

9.当归散宜常服

《金匮要略》提出妇人妊娠后宜常服当归散,如胎无苦疾,产后百病悉可治疗。妊娠后的妇女,不论产前产后正常或有各种疾病,宜常服当归散以调养。当归散五味中药,当归、芍药、川芎为调经常用药,黄芩、白术为保胎常用药,五味药同用,无胎可调经,有胎可保胎,是妇产科的经典方剂。

> 妇人妊娠,宜常服当归散主之。

> 当归散方:当归、黄芩、芍药、川芎各一斤,白术半斤。

> 上五味,杵为散,酒饮服方寸匕,日再服。妊娠常服即易产,胎无苦疾,产后百病悉主之。(《金匮要略》)

10.白术散保养胎气

《金匮要略》提出,正常妊娠妇人保养胎气,使用白术散养胎。并提出孕妇心烦呕吐,服用醋浆水。《金匮要略》上注明白术散是唐朝《外台》的方子。方中有辛味的川椒和酸味的醋浆水,妊娠妇女绝大多数喜食酸味,也有的喜食辣味。妊娠呕吐,至今有人还在服用酸醋。我国商朝时期已经能够生产醋和酒。汉唐时期辛味药食只有川椒和姜是我国产的,胡椒是西汉时期张骞从西域带回来的。辣椒是明朝时期从南美洲输入的。

> 妊娠养胎,白术散主之。

> 白术散方:见《外台》。白术四分,川芎四分,蜀椒三分,牡蛎二分。

> 上四味,杵为散,酒服一钱匕,日三服,夜一服。但苦痛,加芍药;心下毒痛,倍加川芎;心烦吐痛,不能食饮,加细辛一两,半夏大者二十枚,服之后更以醋浆水服之;若呕,以醋浆水服之复不解者,小麦汁服之;已后渴者,大麦粥服之。病虽愈,服之勿置。(《金匮要略》)

11.针刺治疗以利小便

《金匮要略》提出,怀孕伤胎,腹满不得小便,腰以下重,如有水气状,怀身七月,这是太阴脾脉未养,心气实,刺泻劳宫、关元,小便微利,即愈。

> 妇人伤胎,怀身腹满,不得小便,从腰以下重,如有水气状,怀身七月,太阴当养不养,此心气实,当刺泻劳宫及关元,小便微利即愈。(《金匮要略》)

六、转归和预后

《金匮要略》提出,妊娠六十日当有口渴不能食的症状。如果医治错了,一个月下来,加上吐下的话,会引起妊娠中止,甚至流产。

于法六十日当有此证,设有医治逆者,却一月,加吐下者,则绝之。(《金匮要略》)

七、临床体会

笔者从事中医内科,阐述《金匮要略》妇人病篇,似乎有些隔靴搔痒的味道。笔者年轻时曾跟过上海著名妇科老中医抄方,工作后没有明确分科。后来主要诊治免疫病、风湿病、患者大多数是女性,也诊治了一些兼有妇科病的患者。其中有的是疑难症情绪紧张引起的月经不调;有的是服用大剂量皮质激素引起的月经紊乱;有的是使用雷公藤制剂引起的闭经;有的是活血化瘀药引起的月经提前推后,经量过多过少;有的是使用抗心磷脂抗体引起的死胎流产。有的妇科医生说,这是风湿病的并发症,或者是服用有关免疫药物的不良反应,必须由风湿科医生治疗,因而笔者积累了一些临床经验,现对《金匮要略》的内容加以阐释。

(一)妊娠

1.《诸病源候论》提出妊娠1~3个月的保养

《诸病源候论》提出妊娠一月,名为始形,胎儿初具雏形,肝经养之。妊娠二月,名曰始膏,如膏形一段,胆经养之。妊娠三月始胎,开始有了人的胎形,心经养之。这是在指导保胎,一月、二月以养肝疏胆为主;三月以养心为主。

《诸病源候论·妊娠诸候》:"妊娠一月,名曰始形……足厥阴养之。""妊娠二月,名曰始膏……足少阳养之。""妊娠三月名始胎……手心主养之。"

2.《诸病源候论》提出妊娠恶阻的名称

《金匮要略》提出妇人阴经之脉小弱,口渴不能食为妊娠。这是正常的妊娠反应还是有病?《金匮要略》没有明说。现在轻的可以不治疗,重的可以服药调理。

《诸病源候论》进一步提出,妊娠三个月以上,恶闻食气,喜食咸酸果实,多睡少起,心烦气逆而恶心呕吐,称其为妊娠恶阻。为什么名恶阻?《丹溪心法》解释得更为清晰,妇人有孕,恶心,阻其饮食,因而称为恶阻。

《诸病源候论·妊娠恶阻候》:"恶阻病者,心中愦闷……恶闻食气,欲啖(dàn)咸酸果实,多睡少起,世云恶食……乃至三四月日以上,大剧者,不能自胜举也……故心烦愦闷,气逆而呕吐也。"

《丹溪心法·产前》:"戴云:恶阻者,谓妇人有孕,恶心,阻其饮食者是也。"

3.《金匮要略》胎脉

《金匮要略》提出妇人脉平,阴脉小弱,为妊娠。孙思邈提出尺脉按之不绝;三部脉沉浮正等,按之无绝者,为有妊娠。

《千金方·妊娠恶阻》:"尺中之脉按之不绝,法妊娠也。三部脉沉浮正等,按之无绝者,有娠也。"

4.关于胎脉滑数

古人非常重视早期妊娠,常延请名医把脉。从汉末到明朝,中医不断地探索早期喜脉的征象,经历了一个漫长的过程。

《金匮要略》记载妊娠脉小弱。李时珍的《濒湖脉学》已有滑脉主胎的记载。稍晚一些的张景岳说妇人怀孕,血留气聚于胞宫,脉必滑数。但是中年怀孕、血气虚弱的妇女脉象细小不数,但于微弱之中仍带有滑象。说明在明朝后期,脉滑数为喜脉已被中医公认。

《濒湖脉学》:"滑脉……女脉调时定有胎。"

《景岳全书·胎孕类》:"凡妇人怀孕者,其血留气聚,胞宫内实,故脉必滑数傍常。……然有中年受胎,及血气羸弱之妇,则脉见细小不数者亦有之。但于微弱之中,亦必有隐隐滑动之象,此正阴搏阳别之谓。"

(二)治疗方法

《金匮要略》本篇共有十方,加上针刺,可以解决五六个妊娠问题。

1.妊娠调理

妊娠正常的调理,使用当归散、白术散。后世朱丹溪和王纶明确提出,妊娠调理在于清热养血,白术、黄芩为安胎圣药。这两味药是《金匮要略》当归散的主药,沿用至今。张景岳认为胎气不安必有原因,疾病未治疗,先用白术、黄芩安胎,可能会延误病情。

朱丹溪《丹溪心法·产前》:"肝虚故爱酸物。产前安胎,白术、黄芩为妙药也。黄芩安胎圣药也。"丹溪固胎方为四物汤加白术、黄芩、人参等药,为保胎固胎的基本方药,传承至今,略有加减。

朱丹溪固胎方:地黄、人参、归身、白芍、白术、川芎、陈皮、黄芩、黄连、甘草、黄柏、桑上羊儿藤。

王纶《明医杂著•妇人半产》:"调理妊娠在于清热养血。条实黄芩为安胎圣药,清热故也……白术补脾为安胎君药。"

《景岳全书•胎孕类》:"盖胎气不安,必有所因,或虚或实,或寒或热,皆能为胎气之病,去其所病,便是安胎之法……因其病而药之,乃为至善。若谓白术、黄芩乃安胎之圣药,执而用之,鲜不误矣。"

2.妊娠漏下和怀娠腹痛

《金匮要略》提出妇人妊娠漏下不止者,使用胶艾汤治疗。此方为保胎止血的名方。治疗妇女月经不调,经血过多,至今仍在使用。朱丹溪还提出用胶艾汤治疗"损动胎,去腹痛"。

《金匮要略》提出怀孕腹痛使用当归芍药散治疗,朱丹溪提出妊娠漏下和腹痛常常同时发生,可在胶艾汤中加入砂仁、香附、枳壳、甘草,理气止痛。

3.妊娠恶阻

《金匮要略》提出妇人妊娠呕吐,使用干姜人参半夏丸治疗。妊娠恶阻是怀孕三个月以上妇女常见的临床表现。半夏和姜是最佳的和胃止呕药。朱丹溪提出妊娠恶阻使用二陈汤或《金匮要略》的橘皮竹茹汤,但呕吐时一般不宜使用人参。

人参除有补五脏、益气安神的功效外,还有固胎功效。朱丹溪固胎方中都使用人参,而现代一般不主张孕妇使用人参,大补了胎儿,恐会引起难产。

《丹溪心法•产前》:"戴云:恶阻者……肥者有痰,瘦者有热,须用二陈汤。"

4.妊娠子肿和小便不利

《金匮要略》提出妊娠有水肿,小便不利,使用葵子茯苓散治疗。妊娠小便难,使用当归贝母苦参丸治疗。

冬葵子利尿,当然可以使用,但贝母、苦参是否使用,这要根据医生的临床经验。《金匮要略》提出,治疗妊娠感冒,感染发热,子脏寒,用附子汤温其子脏,但有方无药。虽然没有方药,但说制附子在妊娠六七个月时,只要临床需要,是可以使用的。朱丹溪把妊娠水肿称为子肿,用三因鲤鱼汤治疗,方中有当归、芍药、白术、茯苓,煎取汤,加入鲤鱼汁,喝汤。孙思邈用赤小豆乌鲤鱼汤治疗水肿病。乌鲤鱼是指黑鱼,黑鱼肉是人体容易吸收的优质蛋白。

《丹溪心法·产前》:"戴云:子肿者,谓妇人手足或头面通身浮肿者是也。"

5.症积和胎漏

《金匮要略》提出妊娠后前三个月患症积而胎漏,使用桂枝茯苓丸治疗。此方加减治疗子宫肌瘤至今仍在使用。至于子宫癌,现代当以手术切除为主,术后再用中草药调理。

不是症积的胎漏,朱丹溪提出可服固孕之药,如胶艾四物汤、四君子汤加减。

《丹溪心法·产前》:"戴云:胎漏者,谓妇人有胎而血漏下者。""胎漏,气虚、血虚、血热,可服固孕之药。"

6.针刺治疗

《金匮要略》提出怀身七月,腹满不得小便,刺泻劳宫、关元,可以通利小便。

第二十一节　妇人产后病脉证并治

论一首　证六条　方七首

一、概述

《金匮要略》采用问答的方式提出新产妇人有三病,痉病、郁冒和大便难。痉病指后背受风吹后,颈项背部僵硬板滞的感觉。

问曰:新产妇人有三病,一者病痉,二者病郁冒,三者大便难,何谓也?(《金匮要略》)

二、病因病机

1.痉病

《金匮要略》提出痉病是由于新产血虚,汗出较多,容易受风,因而病痉,颈项背部感到僵硬板滞。

师曰:新产血虚,多汗出,喜中风,故令病痉。(《金匮要略》)

2.郁冒

《金匮要略》提出产后出血多,又出汗,寒多,因而郁冒。

亡血,复汗,寒多,故令郁冒。(《金匮要略》)

3.大便难

《金匮要略》提出大便难是由于亡津液胃燥而引起。

亡津液,胃燥,故大便难。(《金匮要略》)

三、临床表现

《金匮要略》提出产妇,除病痉外,常有郁冒,呕不能食,大便坚,头汗出,这是由于血虚亡阴而厥逆肢冷。下则肢冷而上则冒火,阳气独盛,孤阳上越。《金匮要略》提出产妇汗出后,阴阳乃得以平和而康复,因而出汗并非都是有病的虚汗。汗出是散热降火的生理反应,产妇汗出可以促使阴平阳秘,寒热调和。

> 产妇郁冒,其脉微弱,不能食,大便反坚,但头汗出。所以然者,血虚而厥,厥而必冒,冒家欲解,必大汗出。以血虚下厥,孤阳上出,故头汗出。所以产妇喜汗出者,亡阴血虚,阳气独盛,故当汗出,阴阳乃复。
> (《金匮要略》)

四、治疗

(一)《金匮要略》主方

1.小柴胡汤

《金匮要略》提出产妇大便坚,呕不能食,使用小柴胡汤治疗。

> 大便坚,呕不能食,小柴胡汤主之。(《金匮要略》)

2.大承气汤

《伤寒论》提出阳明病,胃家实,发热,并有多日不大便者,使用大承气汤治疗。《金匮要略》提出产妇发热已解,并能进食,七八日后再一次发热,并有不大便的症状,这也是胃家实,可用大承气汤治疗。《金匮要略》又提出产后七八日,恶露不尽,不大便,烦躁发热,不食,食则谵语,这是热结膀胱的表现,宜使用大承气汤治疗。

膀胱为太阳经,傍有子宫大肠,均属下焦。热结下焦,当有小便短赤或没有小便,不大便,恶露不尽;全身症状则有发热,烦躁,不能饮食,说胡话,但没有昏迷,说明产后发热持续时间较长,引起了伤津脱液。由于影响了小便,《金匮要略》称为热结膀胱。这是发热所致的失水,可引起电解质紊乱。

> 病解能食,七八日更发热者,此为胃实,大承气汤主之。
>
> 产后七八日,无太阳证,少腹坚痛,此恶露不尽,不大便,烦躁发热,切脉微实,再倍发热,日晡时烦躁者,不食,食则谵语,至夜即愈,宜大承气汤主之。热在里,结在膀胱也。(《金匮要略》)

3.当归生姜羊肉汤

《金匮要略》提出产后腹痛,使用当归生姜羊肉汤治疗。本方喝汤还是吃羊肉? 笔者认为是喝汤治病,并非吃羊肉温补。产后食欲良好,吃羊肉可以增加营养,但还需要放入调味品加工,否则难以下咽。有的中医认为这是食疗,该方中的羊肉取出来不进行调味烹煮,能吃得进去吗? 何况当归汤色深味苦,药气浓烈,色香味俱差,只能当作药治病。

产后腹中疗痛,当归生姜羊肉汤主之。(《金匮要略》)

4.枳实芍药散

枳实芍药散理气宽中,是治疗气滞作痛、腹痛腹满的常用药,调节胃肠功能紊乱,产后也可以使用。腹痛腹满缓解了,腹痛引起的不得卧会随之而好转。枳实、芍药两味药基本上不苦,散剂服方寸匕,剂量是很小的。散剂用麦粥一起吞服,可作为食疗药膳的方子。

产后腹痛,烦满不得卧,枳实芍药散主之。

枳实芍药散方:枳实烧令黑,勿太过,芍药等分。

上二味,杵为散,服方寸匕,日三服。并主痈脓,以麦粥下之。(《金匮要略》)

5.下瘀血汤

产妇腹痛,枳实芍药散无效,说明这并非胃肠功能紊乱的气滞作痛,而是腹中有瘀血的瘀滞作痛,宜使用下瘀血汤治疗。

师曰:产妇腹痛,法当以枳实芍药散,假令不愈者,此为腹中有干血着脐下,宜下瘀血汤主之。

下瘀血汤方:大黄二两,桃仁二十枚,䗪虫二十枚,熬,去足。

上三味,末之,炼蜜合为四丸,以酒一升,煎一丸,取八合,顿服之。新血下如豚肝。(《金匮要略》)

6.阳旦汤

《金匮要略》提出妇人产后风,数十日未缓解,头微痛,恶寒,有时发热,心下闷,干呕汗出,称其为阳旦证,实际上就是产后感冒继之感染,发热一两个月不解,使用阳旦汤治疗。《金匮要略》原文下面注:阳旦汤就是桂枝汤。

产后风,续之数十日不解,头微痛,恶寒,时时有热,心下闷,干呕汗出。虽久,阳旦证续在耳,可与阳旦汤,即桂枝汤。(《金匮要略》)

7. 竹叶汤

《金匮要略》提出妇人产后风,发热,面赤,喘而头痛,使用竹叶汤治疗。大剂量的淡竹叶有清热功效,与葛根、防风同用,有可能会退热。热退后头痛气急会随之而缓解。

产后中风发热,面正赤,喘而头痛,竹叶汤主之。

竹叶汤方:竹叶一把,葛根三两,防风一两,桔梗、桂枝、人参、甘草各一两,附子一枚炮,大枣十五枚,生姜五两。

上十味,以水一斗,煮取二升半,分温三服,温覆使汗出。颈项强,用大附子一枚,破之如豆大,煎药汤去沫。呕者,加半夏半升,洗。(《金匮要略》)

8. 竹皮大丸

妇人哺乳期虚弱,烦乱,呕逆,使用竹皮大丸治疗。本方剂量很小,并以丸方吞服,缓缓调理,因为产后身体虚弱。方中石膏与桂枝同用,本是清退发热,但本方主要是治疗胃热,并非用以退热,加白薇清热以增效,白薇清热、退热之力很弱。竹茹清热和胃,除烦止呕。本方与竹叶汤不同,竹叶汤用大剂量退热。本方如果大剂量煎汤使用,其清退发热之力当强于竹叶汤。

妇人乳中虚,烦乱呕逆,安中益气,竹皮大丸主之。

竹皮大丸方:生竹茹二分,石膏二分,桂枝一分,甘草七分,白薇一分。

上五味,末之,枣肉和丸,弹子大,以饮服一丸,日三夜二服。有热者,倍白薇;烦喘者,加柏实一分。(《金匮要略》)

9. 白头翁加甘草阿胶汤

白头翁汤是治疗下利的名方。治疗产后下利,身体非常虚弱的妇人,还需要加用甘草、阿胶,和中补血。

产后下利虚极,白头翁加甘草阿胶汤主之。

白头翁加甘草阿胶汤方：白头翁二两,甘草二两,阿胶二两,秦皮、黄连、柏皮各三两。

上六味,以水七升,煮取二升半,内胶,令消尽,分温三服。(《金匮要略》)

(二)附方

1.千金三物黄芩汤

《千金方》提出草蓐热,头痛者,使用小柴胡汤,头不痛,心烦者,使用三物黄芩汤治疗。过去农村产妇床上都铺有稻草以保暖。产后感染发热,就称为产后草蓐热。

千金三物黄芩汤,治妇人在草蓐,自发露得风,四肢苦烦热,头痛者,与小柴胡汤。头不痛,但烦者,此汤主之。

千金三物黄芩汤：黄芩一两,苦参二两,干地黄四两。

上三味,以水八升,煮取二升,温服一升,多吐下虫。(《金匮要略》)

2.当归建中汤

产后虚羸妇人,腹中刺痛不止,或苦于少腹中急,触痛引及腰背,不能食饮,呼吸少气,使用当归建中汤温中养血,每日服药四五剂,以促使产妇早日强壮。

千金内补当归建中汤,治妇人产后虚羸不足,腹中刺痛不止,吸吸少气,或苦少腹中急摩痛,引腰背,不能食饮,产后一月,日得服四五剂为善。令人强壮,宜。

当归建中汤：当归四两,桂枝三两,芍药六两,生姜三两,甘草二两,大枣十二枚。

上六味,以水一斗,煮取三升,分温三服,一日令尽。若大虚,加饴糖六两,汤成内之,于火上暖令饴消,若去血过多,崩伤内衄不止,加地黄六两,阿胶二两,合八味,汤成内阿胶。若无当归,以川芎代之;若无生姜,以干姜代之。(《金匮要略》)

五、转归和预后

《金匮要略》提出产妇郁冒,喜汗出者,阴阳乃复,说明产妇感冒出汗后,能够康复,预后较好。但产后风之关节疼痛者,必须进一步检查,以排除免疫性风湿病。产后发生关节痛,常常会促使潜在的免疫病发作。

产妇郁冒……所以产妇喜汗出者……阴阳乃复。(《金匮要略》)

六、临床体会

1.关于痉病和郁冒

痉病在《金匮要略》第一篇痉湿暍病中已经阐释,为颈项背部感到僵硬板滞。这是由于新产血虚,汗出较多,容易受风,因而病痉。

《内经》有五脏之郁:心郁、肝郁、脾郁、肺郁、肾郁。朱丹溪提出六郁:气郁、湿郁、痰郁、热郁、血郁、食郁。五郁、六郁总称为怫郁郁结郁证。冒为冒火、冒犯、上冒。郁冒是因郁结而上火的意思。郁冒与感冒不同,中医古籍中只有中风、伤风的名称,没有感冒的病名。中医病名使用"冒"字的古代有郁冒,感冒可能是由古代的郁冒衍变而来。

《金匮要略·妇人产后病》:"亡血复汗,寒多,故令郁冒。"

《丹溪心法·郁》:"郁者,结聚而不得发越也。当升者不得升,当降者不得降,当变化者不得变化也。此为传化失常,六郁之病见矣。"

2.关于小柴胡汤

《伤寒论》小柴胡汤治疗少阳病,主要有寒热往来,心烦喜呕等症状。《金匮要略》呕吐篇,小柴胡汤治疗呕而发热,说明小柴胡汤主要治疗两个症状,一是发热,一是呕吐。如果不发热只有呕吐,也可以使用小柴胡汤,但人参是不用的,《金匮要略》橘皮竹茹汤和后世的二陈汤更为适宜。

3.关于张仲景的化瘀方剂

《内经》没有"瘀"字。《神农本草经》最先提出瘀血的概念和化瘀中药,张仲景最先提出治疗瘀血的方剂。以化瘀中药为君臣药才是化瘀方剂,方中仅有一两味活血药作为佐使药、辅助药,不宜称为化瘀方剂。

《伤寒论》《金匮要略》共有化瘀方八方。其中有三方使用虫类药,为大黄䗪虫丸、下瘀血汤、抵当汤抵当丸;五方中没有虫类药,为桃核承气汤、大黄牡丹汤、桂枝茯苓丸、王不留行散、红蓝花酒。所使用的非虫类药尚有桃仁、红花、当归、川芎、芍药、丹皮、王不留行、大黄。

芍药自唐朝起才分为白芍药和赤芍药,汉朝时应为白芍。白芍有疏肝和胃养血的功效,赤芍有活血凉血的功效。唐朝名方犀角地黄汤,方中有丹皮、芍药,当时用的可能是有白芍,后世才改为赤芍,用以凉血活血。

4.关于虫类药

张仲景善用虫类药,虫类药有化瘀和止痛的功效。至今有许多中医以善用虫类药为其特长,但他们常重视其疗效的一面,而忽略了其不良反应的一面。

虫类药含异性蛋白,会引起过敏反应,有的有毒性,有的会导致患者中毒而死亡。虫类药有一定的局限性,虽然可以使用,但必须仔细观察,防止其不良反应的发生。

5.关于产后风

《金匮要略》最先提出产后风的病名,论述的是产后中了风寒而发热,属于产后感冒感染一类病。

病人还可能会有关节痛症状。产后发生关节痛,不发热。其中部分为自身免疫性疾病,如系统性红斑狼疮、类风湿关节炎等;少数病人 HLA-B27 阳性与脊柱风湿病有关,这些都属于风湿病的范畴。

临床上有部分病人产后发生多发性关节痛,不发热。各种检验检查都是正常的,包括 ANA、抗 ENA、抗 dsDNA、ANCA、抗 M2AMA、抗 AcL、抗 CCP、HLA-B27、RF、CRP、ASO、铁蛋白、血常规、尿常规、血沉,以及肺部 CT、骶髂关节 MRI 等都正常,或者 CRP、血沉偏高一些,排除了免疫性风湿病,这种关节痛病人属于中医产后风范围。西医风湿病书上没有这个疾病,但这是客观存在的,笔者将此称为产后关节炎,并作为一个独立的疾病,写入《风湿病免疫病学术思想与临床》一书中,安排在最后一节,第 100 个疾病,该书已于 2018 年由上海辞书出版社出版。

6.关于阳旦汤和阳旦

《金匮要略》提出阳旦汤的方剂,有人问阳旦是什么意思?为什么名阳旦汤?《金匮要略》上说阳旦汤就是桂枝汤,没有解释。

《内经》有三阴三阳理论,上午至中午,太阳之阳气最盛大;中午至下午,阳明为两阳合明,最光明;下午至傍晚为少阳,阳气渐少。且为早晨,阳气渐多渐盛,故曰阳旦。桂枝汤振奋阳气,就像上午的阳光,渐多渐盛,故又名阳旦汤。这与古人善用比喻、喜用文字有关。

王冰注:"阳气盛大,故曰太阳。""两阳合明,故曰阳明。""阳气未大,故曰少阳。"

第二十二条　妇人杂病脉证并治

论一首　脉证十四条　方十三首

一、概述

《金匮要略》本篇记载的妇人杂病,包含月经病、带下病、妊娠病及产后病,其中的治疗方法及其一系列方剂,为中医妇女病的辨证论治奠定了基础。本篇还记载了妇人所患的一些内科病,目的是与妇科病做鉴别。

二、病因病机

《金匮要略》记载的妇人杂病,主要论述了妇人三十六病,既有妇人病,如经候不匀,痛在关元,掣痛至阴部;有的经水断绝,带下;这是由于阴虚积冷气结,血寒积结胞门所致。妇人也患有内科病,如呕吐涎唾,久成肺痈,绕脐寒疝,膝胫疼痛,忽然眩冒,状如厥逆癫痫,久则羸瘦,脉虚多寒。心情常忧郁悲伤,妇人杂病,千变万端,必须按脉以审察阴阳虚实,针药治疗,才能转危为安。

　　妇人之病,因虚、积冷、结气,为诸经水断绝,至有历年,血寒积结胞门,寒伤经络。凝坚在上,呕吐涎唾,久成肺痈,形体损分;在中盘结,绕脐寒疝,或两胁疼痛,与脏相连;或结热中,痛在关元。脉数无疮,肌若鱼鳞,时着男子,非止女身。在下未多,经候不匀。令阴掣痛,少腹恶寒,或引腰脊,下根气街,气冲急痛,膝胫疼烦,奄忽眩冒,状如厥癫,或有忧惨,悲伤多嗔,此皆带下,非有鬼神,久则羸瘦,脉虚多寒。三十六病,千变万端;审脉阴阳,虚实紧弦;行其针药,治危得安。其虽同病,脉各异源。子当辩记,勿谓不然。(《金匮要略》)

三、临床表现

(一)热入血室

1.热入血室是什么病?

《金匮要略》提出热入血室有三方面表现,其一,妇人中风寒七八日,经水适来而中断。其二,有发热恶寒,或续来寒热症状,或热除身凉。其三,有胸胁满,如结胸状,并有谵语表现,这与《伤寒论》太阳病143条、144条、145条,以及阳明病216条的内容是一致的。

> 妇人中风,七八日续来寒热,发作有时,经水适断,此为热入血室。其血必结,故使如疟状,发作有时,小柴胡汤主之。

> 妇人中风,发热恶寒,经水适来,得七八日,热除脉迟,身凉和,胸胁满,如结胸状,谵语者,此为热入血室也。当刺期门,随其实而取之。

> 妇人伤寒发热,经水适来,昼日明了,暮则谵语,如见鬼状者,此为热入血室。治之无犯胃气及上二焦,必自愈。

> 阳明病,下血谵语者,此为热入血室,但头汗出,当刺期门,随其实而泻之,濈然汗出者愈。(《金匮要略》)

2.水结血室

《金匮要略》提出水与血二者结在血室,血室和膀胱都在少腹,妇人少腹满实,稍微有些尿难,说明热由血室而入膀胱,并非热结膀胱而无尿,也并非血结膀胱而尿血,不渴说明其热不重。

血液和津液都以水液为基质,血室存有血液,膀胱存有津液,血室之血热影响到膀胱,膀胱之水热影响到血室,为水热与血热俱结在血室。

发热病人,小便短赤比较普遍,妇人月经适来而中断,就可以称为水血结于血室。

> 妇人少腹满如敦状,小便微难而不渴,生后者,此为水与血并结在血室也。(《金匮要略》)

(二)妇人脏躁

《金匮要略》提出脏躁证,临床表现为喜怒无常,打哈欠,伸懒腰,如巫婆神灵所作。近代有人提出脏躁相当于妇女更年期综合征。发作时似精神病那样，一家人不得安宁，因而必须治疗。脏躁证似乎较更年期综合征更重一些，为忧郁症、早期轻症精神病。

> 妇人脏躁，喜悲伤，欲哭，象如神灵所作，数欠伸。(《金匮要略》)

（三）月经病和带下病

月经病和带下病是妇女常见病，是两个不同的疾病，只有部分病人两个病同时发生。《金匮要略》将它们放在同一条文中，说明同时患病。月经病的部位在卵巢和子宫，带下病的部位在宫颈和阴道，古代卫生条件差一些，因而阴道急性、慢性感染，带下病就会多一些。

1.经水不利

《金匮要略》提出妇人经水不利下，指经血来得不利索、不顺畅，并非不来。

> 妇人经水不利下，抵当汤主之。(《金匮要略》)

2.癖块并经闭

《金匮要略》提出妇人经闭，脏腑有坚硬的肿块。癖块为腹部两侧的肿块，这是腹中瘀痰所凝成的肿块。条文中的下白物，是肠道下的白色黏冻，还是阴道下的白带？经闭并下白物，这应为妇人之白带，坚癖为妇科肿瘤。

> 妇人经水闭不利，脏坚癖不止，中有干血，下白物。(《金匮要略》)

3.带下并月经不调

这一段文字复杂，包含多个病，一是下利并有发热，二是带下，三是唇口干燥，四是少腹瘀血，五是经闭，可能发生在同一个妇人身上。在论述临床表现时，笔者将其分成了三个病。

这一段的上文为妇人患急性痢疾并有发热，在下利的同时，发生了带下，此妇人五十岁，已到绝经期而闭经。过去曾经小产，当时少腹瘀血没有去尽。

至于唇口干燥，应与下利失水有关，并非与曾经小产有关。小产已经过去多年，长期唇口干燥的可能性不大。唇口干燥是否与少腹瘀血有关，这种可能性是有的。

> 师曰：此病属带下，何以故？曾经半产，瘀血在少腹不去，何以知

之？其证唇口干燥，故知之。(《金匮要略》)

4.带下并有经水不利

带下并有经水不利，少腹满痛，说明为妇科慢性感染性疾病。经水不利是不利索，不顺畅，但还是来的。并且月经一个月"再见者"，说明经期是正常的，并非过期不来。说明感染在子宫、宫颈和阴道，而不是卵巢。

带下，经水不利，少腹满痛，经一月再见者。(《金匮要略》)

(四)胎产病

1.半产流下

《金匮要略》提出，妇人半产流下，脉弦而大是由于寒虚相搏所引起。

寸口脉弦而大，弦则为减，大则为芤。减则为寒，芤则为虚。寒虚相搏，此名曰革。妇人则半产漏下。(《金匮要略》)

2.陷经漏下

《金匮要略》这一条文，接在"半产漏下"之后，提出胎儿陷落而流产，经血暗黑不能缓解。

妇人陷经，漏下，黑不解。(《金匮要略》)

(五)女阴病

1.阴中生疮

妇女阴中生疮，并发溃烂，这可能是较严重的溃疡性阴道炎、感染性阴道炎并发溃疡、免疫性阴道溃疡，甚至是恶性肿瘤而溃烂。

少阴脉滑而数者，阴中即生疮。阴中蚀疮烂者。(《金匮要略》)

2.阴吹

阴吹证为阴道内有风吹声响，可能是阴道炎，平滑肌痉挛而嘭嘭作响，老年妇女阴道缺少分泌液，轻轻摩擦而作响。阴吹这种情况发生的可能性是极小的。

胃气下泄，阴吹而正喧，此谷气之实也。(《金匮要略》)

(六)妇人内科病

1.痞证和吐涎沫

《金匮要略》提出妇人吐涎沫，医反下之，成为心下痞证。痞为痞闷、痞塞，为慢性胃炎的表现。《伤寒论》有痞证,使用加减泻心汤治疗。涎沫是口中多余的津液、水液。《金匮要略》痰饮病"吐涎沫而癫眩,此水也"。

> 妇人吐涎沫,医反下之,心下即痞,当先治其吐涎沫,小青龙汤主之。涎沫止,乃治痞。(《金匮要略》)

2.下利

《金匮要略》提出妇人年五十左右,病下利数十日不止,暮即发热,少腹里急,腹满,这是肠道感染性疾病,并且为急性痢疾。唇口干燥,这是失水的表现。

> 问曰:妇人年五十所,病下利,数十日不止,暮即发热,少腹里急,腹满,手掌烦热,唇口干燥,何也?(《金匮要略》)

3.腹痛

妇人腹痛是常见病,是胃肠病腹痛,还是妇女病腹痛?使用小建中汤治疗,当为中焦脾胃虚寒之腹痛。

> 妇人腹中痛,小建中汤主之。(《金匮要略》)

4.转胞影响排尿

胞,《内经》中有两种解释:一为膀胱,一为子宫。《金匮要略》提出妇人转胞之病,是接在妇人腹中痛之下的,应为内科病。

《金匮要略》提出妇人不得小便,是由于膀胱系带扭转了。膀胱在体内,张仲景怎么会知道膀胱系带扭转?应是推理而来的。膀胱部位是固定的,不可能会扭转,膀胱上方左右两条输尿管有可能会扭转,张仲景将输尿管称为膀胱系带。系带可以受到胎儿压迫而扭转,输尿不畅可发生肾盂积水。膀胱可以受到胎儿压迫而影响排尿,出现尿频尿急。但妇人发热体内水液减少,小便会随之而减少,这与系带和膀胱的关系不大。

> 问曰:妇人病,饮食如故,烦热不得卧,而反倚息者,何也?师曰:此名转胞,不得溺也。以胞系了戾,故致此病。但利小便则愈,宜肾气丸主之。(《金匮要略》)

按:系为系带。戾,通捩,扭转之意。

5.咽喉病

妇人咽喉中如有炙脔,脔为小块肉。意思是妇人咽中如有烧炙过的肉丁,实际上不是真的有块小肉,不是咽喉有息肉。《千金方》作胸满,心下坚,咽中帖帖,如有炙肉,吐之不出,吞之不下,是气痰相结,后世称为梅核气。慢性咽喉炎、慢性食道贲门炎、慢性甲状腺肿大等,都可能会有梅核气的表现。治疗当以化痰理气,半夏厚朴汤主之。

妇人咽中如有炙脔,半夏厚朴汤主之。(《金匮要略》)

6.妇人六十二种风

《金匮要略》提出,妇人有六十二种风,这是个约数,说明妇人风病很多。

妇人六十二种风,及腹中血气刺痛。(《金匮要略》)

四、治疗

(一)治疗法则

1.无犯胃气

无犯胃气是《内经》最先提出来的。《金匮要略》提出治疗妇人热入血室,不可损伤胃气及上、中二焦。中焦为脾胃所在,上焦为心肺所在,都不可以损伤。

此为热入血室,治之无犯胃气,及上二焦。(《金匮要略》)

2.泻实

《金匮要略》提出治疗妇人热入血室,应泻其实,不但头汗出,全身汗出者愈。

此为热入血室,但头汗出,当刺期门,随其实而泻之。濈然汗出者愈。(《金匮要略》)

按:濈(jī),濈然如水流出。

(二)针刺

《金匮要略》提出治疗妇人热入血室,当针刺期门,以泻实热。

此为热入血室,当刺期门,随其实而取之。(《金匮要略》)

(三)治疗方药

1.小柴胡汤

《金匮要略》提出伤风寒而恶寒发热,热入血室,使用小柴胡汤治疗,这是用以退热,并非用以治疗热入血室,发热退了,血室之热也随之而解。小柴胡汤是《伤寒论》治疗恶寒发热的名方。

　　妇人中风,七八日续来寒热,发作有时,经水适断,此为热入血室,
　　其血必结,故使如疟状,发作有时,小柴胡汤主之。(《金匮要略》)

2.半夏厚朴汤

妇人咽喉病,《金匮要略》提出使用半夏厚朴汤治疗,该方以理气燥湿为主,治疗梅核气较为适宜。

　　妇人咽中如有炙脔,半夏厚朴汤主之。

　　半夏厚朴汤方:半夏一升,厚朴三两,茯苓四两,生姜五两,干苏叶
　　二两。

　　上五味,以水七升,煮取四升,分温四服,日三夜一服。(《金匮要略》)

3.甘麦大枣汤

对于症状较轻的脏躁证患者,《金匮要略》提出使用甘麦大枣汤治疗。小麦、大枣是食物,甘草是调和药,三味药味甘,调和脾胃。其所含的多糖成分,对于脑功能有益,可用于治疗更年期综合征之轻症,50岁左右的正常妇女也可以作为药膳,有预防作用。

　　妇人脏躁,喜悲伤,欲哭,象如神灵所作,数欠伸,甘麦大枣汤主之。
　　甘麦大枣汤方:甘草三两,小麦一升,大枣十枚。
　　上三味,以水六升,煮取三升,温分三服。亦补脾气。(《金匮要略》)

4.小青龙汤与泻心汤

《伤寒论》用小青龙汤治疗心下有水气,咳嗽气喘。《金匮要略》用小青龙汤治疗痰饮病。本篇用小青龙汤治疗吐涎沫。吐涎沫与水气多有关。

泻心汤名为泻心,泻心火、泻心下痞,既治心,又治胃,在《伤寒论》中为治疗痞证的名方。在《金匮要略》中,黄连、黄芩、大黄三药,是没有加减的标准方。在惊悸吐衄篇中用它治疗"心气不足,吐血衄血"。本篇用它治疗痞证,说明泻心汤可用来治心之惊悸,治胃之痞证,治胃肺的吐血衄血。

　　妇人吐涎沫,医反下之,心下即痞,当先治其吐涎沫,小青龙汤主

之。涎沫止,乃治痞,泻心汤主之。小青龙汤方,见肺痈篇;泻心汤,见惊悸篇。(《金匮要略》)

5.温经汤

温经汤主治什么病?《金匮要略》明确提出治疗月经不调,月水过多,或至期不来。至于少腹瘀血,可以使用温经汤,但去瘀之力不足,《金匮要略》另有抵当汤。温经汤并不治疗下利,也不治疗带下,也不治疗唇口干燥。《金匮要略》把它们放在同一段中,是这个妇人同时出现了这些症状。张仲景用温经汤治疗月经不调,从而温经汤成为后世常用的调经方。

> 问曰:妇人年五十所,病下利,数十日不止,暮即发热,少腹里急,腹满,手掌烦热,唇口干燥,何也? 师曰:此病属带下,何以故? 曾经半产,瘀血在少腹不去。何以知之? 其证唇口干燥,故知之。当以温经汤主之。

> 温经汤方:吴茱萸三两,当归、川芎、芍药各二两,人参、桂枝、阿胶、牡丹皮,去心,生姜、甘草各二两,半夏半升,麦门冬一升,去心。

> 上十二味,以水一斗,煮取三升,分温三服。亦主妇人少腹寒,久不受胎,兼取崩中去血,或月水来过多,及至期不来。(《金匮要略》)

6.土瓜根散,阴颓肿亦主之

《金匮要略》提出带下,并有经水不利,少腹满痛,使用土瓜根散治疗。根据《本草纲目》记载,土瓜根是王瓜根、栝蒌根,不是现代的瓜蒌根、天花粉。现代用的瓜蒌根,药房配的是天花粉。药房没有土瓜根,也没有栝蒌根。

《本草纲目》:王瓜,"时珍曰:土瓜其根作土气,其实如瓜也。或云根味如瓜,故名土瓜"。土瓜根即是王瓜根。王瓜根主治"消渴内痹,瘀血月闭"。本方为散剂,剂量很小,各三分,和酒吞服,日三次。

《金匮要略》另有栝蒌薤白白酒汤。《本草纲目》记载:栝蒌"亦作苦蒌,后人转为瓜蒌"。古代之栝蒌,即现代之瓜蒌。现代之瓜蒌根又名天花粉。因此,土瓜根与天花粉是两味不同的药。

> 带下,经水不利,少腹满痛,经一月再见者,土瓜根散主之。

土瓜根散方：土瓜根、芍药、桂枝、䗪虫，各三分。

上四味，杵为散，酒服方寸匕，日三服。（《金匮要略》）

7.旋覆花汤

妇人半产流下，胎儿已经流下，使用旋覆花汤疏肝活血以调理康复，现代为常用药。新绛为猩猩之血，此药早已淘汰，用降香代替。本方汤药《金匮要略》提出只服一次。现妇人半产流下都是刮宫手术，旋覆花汤可用于手术后调理。

寸口脉弦而大，弦则为减，大则为芤。减则为寒，芤则为虚，寒虚相搏，此名曰革，妇人则半产流下，旋覆花汤主之。

旋覆花汤方：旋覆花三两，葱十四茎，新绛少许。

上三味，以水三升，煮取一升，顿服之。（《金匮要略》）

8.胶姜汤和胶艾汤

流产后，血黑不能缓解，《金匮要略》使用胶姜汤治疗，有方名而无药物，宋朝负责校对的官员林亿认为是胶艾汤之误抄。产后胶艾汤调理止血，至今仍在使用。

妇人陷经，漏下，黑不解，胶姜汤主之。（《金匮要略》）

9.大黄甘遂汤

《金匮要略》提出，水血结在血室的少腹满实证，使用大黄甘遂汤治疗，泻下之力强劲，水泻强于利尿，并有腹痛反应，现已很少使用。《金匮要略》说服药后"其血当下"。本方中加用阿胶以止血，并可减轻大黄、甘遂下血太多，损伤正气的不良反应。本方汤药《金匮要略》提出只服一次。

妇人少腹满如敦状，小便微难而不渴，生后者，此为水与血并结在血室也，大黄甘遂汤主之。

大黄甘遂汤方：大黄四两，甘遂二两，阿胶二两。

上三味，以水三升，煮取一升，顿服之，其血当下。（《金匮要略》）

10.抵当汤

经水不能顺利下来的妇人，使用抵当汤治疗。本方祛瘀血之力较强，水蛭、虻虫、大黄三药煎汤后药力大减，研末吞服抵当丸其药力更强。《伤寒论》抵当汤、抵当丸治疗太阳病瘀血证,现代一般用于治疗有形之瘀血,调治月经和闭经。

妇人经水不利下,抵当汤主之。

抵当汤方:水蛭三十个,熬,虻虫三十枚,熬,大黄三两,酒浸,桃仁二十个,去皮尖。

上四味,为末,以水五升,煮取三升,去滓,温服一升。(《金匮要略》)

11.矾石丸

《金匮要略》提出,妇人经水不利和闭经,并有坚癖,使用矾石丸治疗。《本草纲目》记载:矾石,"治痈疽疔肿恶疮,通大小便,口齿眼目诸病"。临床上早已不用矾石。过去农村将河水倒入水缸中,使用明矾沉淀河水中的杂质,清洁缸水。

妇人经水闭不利,脏坚癖不止,中有干血,下白物,矾石丸主之。

矾石丸方:矾石二分,烧,杏仁一分。

上二味,末之,炼蜜和丸,枣核大,内脏中,剧者再内之。(《金匮要略》)

12.红蓝花酒

红蓝花就是红花,红花由张骞从西域带回,活血化瘀,是通调月经的有效中药。《金匮要略》用它治疗腹中血气刺痛,以及六十二种风,并且是浸酒服用。但月经正常无瘀之妇人,不宜使用。

妇人六十二种风,及腹中血气刺痛,红蓝花酒主之。

红蓝花酒方:红蓝花一两。

上一味,以酒一大升,煎减半,顿服一半。未止再服。(《金匮要略》)

13.当归芍药散

本方有当归、芍药、川芎、茯苓、白术、泽泻六味药,治疗妇人腹痛诸疾,无论妇科病、内科病,都可以调治。

妇人腹中诸疾痛,当归芍药散主之。(《金匮要略》)

14.小建中汤

妇人腹痛,使用小建中汤治疗,为桂枝汤加饴糖。这是《伤寒论》治疗中焦脾胃虚寒证的名方。

妇人腹中痛,小建中汤主之。(《金匮要略》)

15.肾气丸

《金匮要略》提出,妇人病转胞,使用肾气丸治疗,用以利小便。干地黄为晒干的地黄,即生地黄,为君药,用量最大,为臣药山茱萸、薯蓣的一倍,为桂枝、附子的八倍。现代中成药肾气丸的剂量,是药厂定的。临床上饮片的剂量,君药、臣药都用12克,不符合《金匮要略》记载的剂量。

问曰:妇人病,饮食如故,烦热不得卧而反倚息者,何也?师曰:此名转胞,不得溺也,此胞系了戾,故致此病。但利小便则愈,宜肾气丸主之。

肾气丸方:干地黄八两,薯蓣四两,山茱萸四两,泽泻三两,茯苓三两,牡丹皮三两,桂枝、附子炮,各一两。

上八味,末之,炼蜜和丸梧子大,酒下十五丸,加至二十五丸,日再服。(《金匮要略》)

16.蛇床子散方

《金匮要略》提出妇人阴中之病,可用坐药。外用坐药的治疗方法至今仍在使用。蛇床子熏洗,治疗阴道滴虫是有效的方法。在《金匮要略》蛔虫病篇中有甘草粉蜜汤,白粉就是铅粉,能杀虫。现代去掉了铅粉,单用蛇床子也有效。

蛇床子仁。

上一味,末之,以白粉少许,和令相得,如枣大,绵裹内之,自然温。

(《金匮要略》)

17.狼牙汤

《神农本草经》:狼牙,"一名牙子,味苦寒,生山谷。治邪气热气,疗疮恶疡疮痔,去白虫"。《外台》狼牙与蛇床子同用,煎水热洗,治妇人阴痒。阴痒可能为阴道滴虫症。

狼牙草,《本草纲目》有记载,但《中药大辞典》无记载。现今中药房无狼牙草。《金匮要略》狐惑病,使用苦参汤洗之,较为适合。

少阴脉滑而数者,阴中即生疮。阴中蚀疮烂者,狼牙汤洗之。

狼牙汤方:狼牙三两。

上一味,以水四升,煮取半斤,以绵缠箸如茧,浸汤沥阴中,日四遍。

(《金匮要略》)

18.膏发煎

妇人阴吹使用膏发煎治疗,乱发煎汤和入猪油膏中,猪油膏为润滑剂,经高温煎熬消毒,导之的意思是塞入阴道中以引导,润滑阴道,声响能停。《伤寒论》中用蜜煎导方润滑通导大便。

胃气下泄,阴吹而正喧,此谷气之实也,膏发煎导之。(《金匮要略》)

19.小儿疳虫蚀齿方

小儿疳虫病,与本篇的妇女病不相协调,古人提出疑非仲景方,有药而没有方名,可能是后人添加进去的。

雄黄、葶苈。

上二味,末之,取腊月猪脂,以槐枝绵裹头四五枚,点药烙之。(《金匮要略》)

五、转归和预后

《金匮要略》提出,热入血室,汗出能够自愈,发热者汗出后也能治愈。

溅然汗出者愈。

妇人伤寒发热,经水适来,昼日明了,暮则谵语,如见鬼状者,此为热入血室,治之无犯胃气及上二焦,必自愈。(《金匮要略》)

六、临床体会

(一)关于热入血室

1.《内经》提出月事由冲任调节

《内经》载有"女子胞",为奇恒之府。孙思邈称为"胎胞",朱丹溪称为"子宫",子宫的名称沿用至今。《内经》没有出卵巢的记载,也没有"血室"的记载。

《内经》中与血有关的器官有心和肝,但心、肝二脏与月经并不直接相关。冲任二脉与月经有关,但冲任二脉不是主血、藏血的部位。

《素问·五藏生成篇》:"诸血者皆属于心。"

《难经·二十二难》:"心主血。"

《灵枢·本神》:"肝藏血。""人卧血归于肝。"

《素问·上古天真论》:"二七而天癸至,任脉通,太冲脉盛,月事以时下。"

2.血室是什么器官

血室是张仲景提出来的概念。《伤寒论》143条、144条、145条、216条中都提及热入血室。张仲景没有进行解剖,他是从临床病变的角度推理而论述的,提出血室这一名称,为妇女所特有,是女性存血之处,调节月经。这应为与月经相关的生殖系统——卵巢和子宫。只有生育年龄段的女性才有月经。如果是女孩子和老妇人,卵巢和子宫也是存在的,但没有月经,就不能称为血室。因而,血室并不是女性正常的解剖器官。张景岳认为血室是子宫,这不正确。

3.热入血室

热入血室的临床表现:一是发热;二是月经适来;三是月经中断;四是因发热而热入血室。热入血室实际上就是妇人发热后,月经适来而中断,这是由于发热影响到了血室,因而这是一个综合征,可以称为热入血室综合征。

热入血室是在发热状态下,影响到月经,生殖系统所发生的生理、病理变化。这时与月经有关的器官才称为血室。如果妇人非行经期,或者是没有月经的女孩子和老妇人,即使是高热也不可能会发生热入血室。如果生育年龄的女性,没有发热,其卵巢和子宫也不称为血室。

4.外感发热、内伤发热都可以热入血室

至于发热的原因,以外感为多,张仲景提出感受风邪、寒邪、热邪,如中风发热、伤寒发热、热病发热,都可以引起热入血室,在《温疫论》与《温病条辨》中也提到热入血室。吴又可并提出这是血分之热进入血室。说明温病发热也可以并发热入血室。除外感外,内伤发热疾病也可以发生热入血室,如免疫病发热、血液病发热、肿瘤发热等,临床上也会发生月经推迟和中断的情况,这也可以称为热入血室。说明感染发热可发生热入血室,非感染发热也可以发生热入血室。

5.热入血室不是邪入血室

高热妇人月经适来受到影响而中断,这种情况临床上是有的,月经推迟的人更多,这可以称为热入血室,但这不是邪入血室。

如果热邪进入血室,就会发生女性生殖系统的感染性疾病,这不是热入血室,而是邪入血室。但中医传统上不这么说。

6.伤寒和温病之热入血室

《伤寒论》三阳证都可以发生热入血室。发热,胸胁满,如结胸状,为类似热结胸胁之状,并有谵语。感染的部位可能为胸腔胸膜、肝胆胰腺。如为妇人月经适来受到影响而中断,张仲景就称为热入血室。

当温病感染已经控制,病情已经明显好转,但病人发热尚未退清,正巧遇到月经来临而中断,吴鞠通就称为热入血室。《温病条辨》没有提到热入血室有胸胁满、谵语的症状,说明发热胸胁满、谵语和热入血室,都是病变所引起。

《温病条辨·下焦篇》:"热入血室,医与两清气血,邪去其半,脉数,余邪不解者,护阳和阴汤主之。"

7.其他症状不是热入血室

《金匮要略》和《伤寒论》在同一条文中提到的一些其他表现,如胸胁满、谵语,说明这是原发疾病及其并发症,并非热入血室的表现。没有这些症状或者别的发热病,也可能会发生热入血室。有些书上的诠释,将这些病混在了一起。

胸胁满为胸腔胸膜、肝胆胰腺的感染性疾病的症状。谵语为说胡话,高热神志不清可能说胡话,这是中枢中毒性症状;发热失水、电解质紊乱也可能说胡话。这两种说胡话的情况,都属于三阳证的并发症,并非热入血室。

8.热入血室的治疗

小柴胡汤用以治疗外感风寒而发热,并非用以治疗热入血室。如果高热,小柴胡汤消退不了,说明治疗风寒尚不足以退热,因为这是热邪进入血室,并非风寒之邪进入血室。这种情况就需要使用白虎汤以清热。只要全身发热退了,血室之热也随之而缓解。

(二)脏躁证

脏躁证相当于妇女更年期综合征,近代一度将甘麦大枣汤作为主方。脏躁证是功能性病变,过了更年期能够自愈。更年期综合征更像忧郁症、早期精神障碍轻症。

　　症状较轻的脏躁证患者,可以使用甘麦大枣汤,起到安慰剂的作用。症状较重的忧郁症患者,是需要治疗的,当以疏肝解郁、宁心安神为主。逍遥散合酸枣仁汤加减,并加重剂量,会有一些效果,长期服用甘麦大枣汤对改善症状会有一些帮助,但是单独用甘麦大枣汤不可能有明显的效果。现代精神障碍症病人都由精神科医治,需要服用西药镇静剂。

　　(三)妇人六十二种风和三十六病

　　1.关于七十二种风

　　《内经》提出风为百病之长,百病之始。《金匮要略》提出六十二种风,虽是个约数,但说明风病非常多。

　　《诸病源候论·风病诸候》有五十九候,加上分散在各病候中的风病,共有七十多候,这是个实数。因而中医长期以来认为风病最多,并有内风病和外风病之分,后世笼统称为七十二种风。涉及各科病,风湿病如风痹、历节风、漏肩风、鹤膝风、腿股风、龟背风;皮肤病如鹅掌风、白癜风、风疹;内科如伤风、风寒咳嗽、五脏风病;神经科如羊癫风、中风、头风病;温病如风温;妇女病如子痫风、产后风等。

　　2.妇人六十二种风

　　《金匮要略》提出妇人六十二种风,包括各种风病、风湿病,虽然男女都有。但许多风湿病,尤其是免疫性风湿病,如系统性红斑狼疮、干燥综合征、皮肌炎等,确实以女性为多,较重且为疑难杂证。许多过敏性疾病,如过敏性皮炎、荨麻疹等,为风血相搏,中医名风疹,也以女性为多。因而《金匮要略》统称为妇人六十二种风。

　　3.妇人三十六病

　　《金匮要略》本篇提出妇人三十六病,千变万化,虽是个约数,但说明妇女病之多。妇女除了患有与男性相同的常见病外,还患有妇女病。

　　4.阴阳虚实

　　阴、阳、表、里、寒、热、虚、实,是中医的八纲辨证。在《灵枢》中,这八个字是分散提出来的。

《金匮要略》传承了《内经》理论,在本篇提出"审脉阴阳,虚实紧弦""寒伤经络""热结于内",虽没有明确提出八纲辨证的概念,但包含八纲辨证的内容。

(四)关于肾气丸

1.肾气丸的使用

肾气丸是《金匮要略》提出的经典名方。一是用于治疗痰饮病,以补益肾气,并为治本之方。二是用于治疗妇人病转胞,用以利小便。三是中风历节病篇用于治疗脚气上入。后世使用肾气丸治疗水气病、虚劳病、消渴病、淋病等,临床使用广泛。

2.地黄的发展

肾气丸的君药为地黄,用的是干地黄,晒干的地黄就是生地黄。唐朝千金犀角地黄汤用的也是干地黄。在五代之前还没有熟地黄。北宋钱仲阳将六味地黄丸改用熟地黄,是使用熟地黄的第一人。元明清时期熟地黄已普遍使用。朱丹溪、王纶、张景岳、汪昂、叶天士、吴鞠通等名医,对于生地黄、熟地黄和六味地黄丸都非常重视。

清朝初年叶天士、吴鞠通创制了清营汤,地黄成为治疗温病热入营血的主要药。而且生地黄使用的剂量都很大,在肾气丸中生地黄的用量是其他药的2~8倍。

3.肾气丸的创新

北宋钱仲阳将肾气丸去掉附、桂二药,取名六味地黄丸,使用更加广泛。元朝朱丹溪提出"阴常不足,阳常有余"的理论,并提出使用知柏地黄丸、大补阴丸。明朝王纶传承了朱丹溪的理论,进一步提出人之八九是阴虚,从小到老要补阴的观点,提倡使用六味地黄丸,反对使用知母、黄柏,提出知、柏会损伤肾气。

明朝后期张景岳提倡使用熟地黄,补益肾气、填补精血,创制了左归丸、右归丸。清初汪昂的《医方集解》将六味地黄丸作为第一方剂。清朝后期的《成方切用》仍然将六味地黄丸作为第一方。

4.笔者的应用

笔者治疗风湿免疫病,在《内经》和传统理论的指导下,生地黄、熟地黄成为调节免疫、抗风湿的主药,如经验方红斑汤、紫斑汤、清肾汤、生血汤、羌活地黄汤、生芦润燥汤等,地黄都是主药,并且用量大,是笔者治疗风湿免疫病的第一药。至于生地黄、熟地黄的胃肠道不适反应,并非不良反应,很容易克服。

（五）关于无犯胃气

无犯胃气是《内经》最先提出来的理论。胃气的概念有二:一是胃主受纳,为消化器官;二是胃土为后天之本。在治疗用药上,不可侵犯胃气。用药一不能伤胃,发生胃肠道反应,使人食欲减退,恶心胃痛;二不能损伤胃气,影响人体健康长寿。中草药中有一些药会影响食欲。西药的化疗药物,免疫抑制剂,剂量大、疗程长,就会抑制免疫功能、抑制骨髓功能等,长期使用对人体有毒有害,会引起免疫功能低下,容易感冒、感染,促使造血功能减退,血液细胞减少。可能还有不知道的损害,在无形之中缩短人的寿命。

第二十三节　杂疗方

论一首　证一条　方二十二首

《金匮要略》本篇的四时杂疗方,疑非仲景方,古人认为柴胡饮子、诃梨勒丸、三物备急丸、紫石寒食散都是后世的方子。既然《金匮要略》上已载,现抄录并简略分析如下。

一、四时杂疗方

1.柴胡饮子

《金匮要略》提出冬春夏秋四时有五脏虚热的病人,使用柴胡饮子,下面只有加减,没有原方,柴胡是单方还是复方? 没有说清,因而下面注有疑非仲景方。加减都是一些理气药,并非清退五脏虚热药。

　　退五脏虚热,四时加减柴胡饮子方。冬三月加柴胡八分,白术八分,大腹槟榔四枚,并皮、子用陈皮五分,生姜五分,桔梗七分。春三月加枳实,减白术,共六味。夏三月加生姜三分,枳实五分,甘草三分,共八味。秋三月加陈皮三分,共六味。

　　上各㕮咀,分为三帖,一帖以水三升,煮取二升,分温三服。如人行四五里,进一服。如四体壅,添甘草少许,每帖分作三小帖,每小帖以水一升,煮取七合,温服。再合滓为一服,重煮,都成四服。疑非仲景方。(《金匮要略》)

2.诃梨勒丸

诃子为固涩药,在下利病篇附方中有诃梨勒散,书中两处都注有疑非仲景方。

　　诃梨勒丸:诃梨勒、陈皮、厚朴各三两。

　　上三味,末之,炼蜜丸如梧子大,酒饮服二十丸,加至三十丸。(《金匮要略》)

3.三物备急丸

方中三药,两味为泻药,巴豆去皮心,煎熬后,毒性仍然很大,可能会泻下不止。书中说抢救猝死者,即时吐下,便效。现在不可能这样使用。

　　三物备急丸方见《千金方》,司空裴秀为散用。亦可先和成汁,乃倾口中,令从齿间得入,至良验。

　　大黄一两,干姜一两,巴豆一两,去皮心,熬,外研如脂。

　　上药各须精新,先捣大黄、干姜为末,研巴豆内中,合治一千杵,用为散,蜜和丸亦佳,密器中贮之,莫令歇。主心腹诸卒暴百病,若中恶客忤,心腹胀满,卒痛如锥刺,气急口噤,停尸卒死者,以暖水若酒,服大豆许三四丸,或不下,捧头起,灌令下咽,须臾当差。如未差,更当三丸,当腹中鸣,即吐下,便差。若口噤,亦须折齿灌之。(《金匮要略》)

4.紫石寒食散

这是《千金》的方子,治疗伤寒愈而不复,说明这是康复方。

　　治伤寒,令愈不复,紫石寒食散方见《千金翼》。

　　紫石英、白石英、赤石脂、钟乳、栝蒌根、防风、桔梗、文蛤、鬼臼各十分,太乙余粮十分,烧,干姜、附子炮去皮,桂枝去皮,各四分。

　　上十三味,杵为散,酒服方寸匕。(《金匮要略》)

二、抢救猝死

这一段论述了十一种猝死,十多个抢救方法。书中说自缢、溺水、中暍三者的抢救方法出自张仲景之手,至今仍在使用。说明书中的其他方法都是后人的,其中有一些早就淘汰,一些使用牛马狗粪屎的方法也已不用,一些方法很难说有效,只能说明古人想了许多方法,就地取材,可能救人成功了,就记载了下来。

1.救猝死方

薤汁灌鼻,雄鸡冠血吹鼻中,猪脂苦酒煮沸灌喉中,鸡肝及血涂面上,大豆鸡子白酒吞之,这些抢救猝死的方法是否有效,很难说。

> 薤捣汁,灌鼻中。又方:雄鸡冠割取血,管吹内鼻中。猪脂如鸡子大,苦酒一升,煮沸,灌喉中。鸡肝及血涂面上,以灰围四旁,立起。大豆二七粒,以鸡子白并酒和,尽以吞之。(《金匮要略》)

2.救猝死而壮热者方

《金匮要略》提出矾石水煮,浸渍脚令没踝。

> 矾石半斤,以水一斗半,煮消,以渍脚,令没踝。(《金匮要略》)

3.救猝死而目闭者方

> 骑牛临面,捣薤汁灌耳中,吹皂荚末鼻中,立效,救卒死而张口反折者方,灸手足两爪后十四壮了,饮以五毒诸膏散。有巴豆者。(《金匮要略》)

4.救猝死而四肢不收失便者方

用艾灸脐上脐下,各一百壮,治疗失便有可能有效。使用牛马屎粪,温酒灌口中的方法,这在古代农村有可能,现已不用。

> 马屎一升,水三斗,煮取二斗以洗之。又取牛洞(稀粪也),一升,温酒灌口中,灸心下一寸、脐上三寸、脐下四寸,各一百壮,差。(《金匮要略》)

5.救小儿猝死而吐利不知是何病方

使用狗屎丸抢救,早就淘汰。

> 狗屎一丸,绞取汁以灌之。无湿者,水煮干者,取汁。(《金匮要略》)

6.尸蹶脉动而无气,气闭不通,故静而死也。治方脉证见上卷。

使用菖蒲屑纳入两鼻孔中,可能会打喷嚏,以桂屑着舌下,促使昏厥病人苏醒,是有可能的。剔取左角头发,在拔取过程中强刺激,有助于促醒。

> 菖蒲屑,内鼻两孔中吹之。令人以桂屑着舌下。
>
> 又方:剔取左角发方寸,烧末,酒和,灌令入喉,立起。(《金匮要略》)

7.救猝死、客忤死,还魂汤主之

《金匮要略》的还魂汤方为麻黄、杏仁、甘草,即三拗汤,治疗咳嗽有效,升高血压有效。另一方为韭根、乌梅、吴茱萸,升高血压有效。古人用于治疗"诸奄忽气绝,已无脉",这是低血压休克的表现,两方可能有效。

　　《千金方》云:主卒忤鬼击飞尸,诸奄忽气绝无复觉,或已无脉,口噤拗不开,去齿下汤。汤下口不下者,分病人发左右,捉肩引之。药下,复增取一升,须臾立苏。

　　麻黄三两,去节,杏仁去皮尖,七十个,甘草一两,炙。

　　上三味,以水八升,煮取三升,去滓,分令咽之。通治诸感忤。

　　又方:韭根一把,乌梅二七个,吴茱萸半升,炒。

　　上三味,以水一斗,煮之。以病人栉内中,三沸,栉浮者生,沉者死。煮取三升,去滓,分饮之。(《金匮要略》)

8.救自缢死方

抢救自缢,《金匮要略》的这些方法至今仍有现实意义。

　　救自缢死,旦至暮,虽已冷,必可治;暮至旦,小难也。恐此当言阴气盛故也。然夏时夜短于昼,又热,犹应可治。又云:心下若微温者,一日以上,犹可治之。方:徐徐抱解,不得截绳,上下安被卧之。一人以脚踏其两肩,手少挽其发,常弦弦勿纵之;一人以手按据胸上,数动之;一人摩捋臂胫,屈伸之。若已僵,但渐渐强屈之,并按其腹。如此一炊倾,气从口出,呼吸眼开,而犹引按莫置,亦勿苦劳之。须臾,可少桂汤及粥清含与之,令濡喉,渐渐能咽,及稍止。若向令两人以管吹其两耳,罙(shēn,同"深")好。此法最善,无不活者。(《金匮要略》)

9.抢救中暑

《金匮要略》提出抢救中暑,不可使得冷,得冷便死。使用热泥土、并令尿其人,这种抢救方法,有可能有效。现在会立即送医院抢救。屈草带是什么药,没有查阅到。

　　疗中暍死,不可使得冷,得冷便死。

　　屈草带,绕暍人脐,使三两人溺其中,令温。亦可用热泥和屈草,亦可扣瓦碗底按及车缸以着暍人,取令溺,须得流去。此谓道路穷卒无汤,当令溺其中,欲使多人溺,取令温。若有汤便可与之,不可泥及车

缸,恐此物冷。暍既在夏月,得热泥土、暖车缸,亦可用也。(《金匮要略》)

10.救溺死方

将溺死之人倒过来,促使腹中之水从口鼻中吐出,至今仍在使用。

取灶中灰两石余以埋人,从头至足,水出七孔,即活。

上疗自缢、溺、暍之法,并出自张仲景为之。其意殊绝,殆非常情所及,本草所能关,实救人之大术矣。伤寒家素有暍病,非此遇热之暍。见《外台》《肘后》目。(《金匮要略》)

11.治马坠及一切筋骨损方

见《肘后》方。马坠等一切筋骨损伤,现代骨伤科有许多治疗方法,书中的方药,可供参考。

大黄一两,一切,浸,汤成下,绯帛如手大,烧灰,乱发如鸡子大,烧灰用,久用炊单布一尺,烧灰,败蒲一握三寸,桃仁四十九个,去皮尖,熬,甘草如中指节,炙,挫。

上七味,以童子小便量多少,煎汤成,内酒一大盏,次下大黄,去滓,分温三服。先挫败蒲席半领,煎汤浴,衣被盖覆,斯须通利数行,痛楚立差。利及浴水赤,勿怪,即瘀血也。(《金匮要略》)

第二十四节　禽兽鱼虫禁忌并治

论辨二首合九十法　方二十一首

《金匮要略》提出一系列的食忌,主要是肉类食物。肉变质不可食,疫死的不可食,对肉过敏的人不可食,外形畸变的不可食;生的不可食,食之易患寄生虫病;受到黄蜂、苍蝇、蚂蚁污染的食物不可食等。这些都是正确的,说明中医在两千年前就开始重视饮食卫生了。

《金匮要略》使用人乳汁、大豆浓汁、甘草煮汁等解毒。这些食物都含有类似于激素的成分,因而具有解毒作用。对于轻症之肉类食物中毒有一定的治疗效果。

一、食有宜忌

1.有忌口的观点

《金匮要略》提出所食之味,有与病相宜,也有与身为害,因而有忌口的观点。《金匮要略》提出解毒不可热饮,诸毒病得热更甚,宜冷饮之。这个观点基本上是正确的。

> 凡饮食滋味,以养于生,食之有妨,反能为害。自非服药炼液,焉能不饮食乎? 切见时人,不闲调摄,疾疢竞起;若不因食而生,苟全其生,须知切忌者矣。所食之味,有与病相宜,有与身为害,若得宜则益体,害则成疾,以此致危,例皆难疗。凡煮药饮汁以解毒者,虽云救急,不可热饮,诸毒病得热更甚,宜冷饮之。(《金匮要略》)

2.五味有宜忌的观点

《金匮要略》提出五脏疾病五味有禁忌,动物内脏作为食物四季有禁忌。现代由于各地生活习惯不同,口味不同,只能作为参考。中医提出吃得清淡一些,忌食酸辣,不宜太咸太甜。并且提出"春季宜时鲜,不宜发物;夏季宜清淡,不宜厚味;秋季宜润滑,不宜太燥;冬季宜滋补,不宜冷食"。这些都是正确的。

> 肝病禁辛,心病禁咸,脾病禁酸,肺病禁苦,肾病禁甘。春不食肝,夏不食心,秋不食肺,冬不食肾,四季不食脾。辩曰:春不食肝者,为肝气王,脾气败,若食肝,则又补肝,脾气败尤甚,不可救。又肝王之时,不可以死气入肝,恐伤魂也。若非王时,即虚,以肝补之佳。余脏准此。

(《金匮要略》)

3.生肉和变质食物不可食

《金匮要略》提出许多动物肉不可轻食,尤其是心脏、肝脏,至今许多市民不食内脏,但解释不同了。肝脏含毒素较多,心脏含胆固醇较高,脾、肺、肾基本上也是不食的。《金匮要略》提出生肉会生白虫,死肉和臭鱼不可食,食之会伤人杀人,秽饭也不可食。《金匮要略》写得非常具体,其内容基本上是正确的。

《金匮要略》提出不可食死人肉,这可能是在三国战乱年代,民间饥不择食时所发生的情况,因而张仲景记载下来,并提出不可食。

> 凡肝脏自不可轻啖,自死者弥甚。凡心皆为神识所舍,勿食之,使人来生复其报对矣。凡肉及肝,落地不着尘土者,不可食之。猪肉落水浮者,不可食。诸肉及鱼,若狗不食,鸟不啄者,不可食。诸肉不干,火炙不动,见水自动者,不可食之。肉中有如米点者,不可食之。六畜肉,热血不断者,不可食之。父母及身本命肉,食之令人神魂不安。食肥肉及热羹,不得饮冷水。诸五脏及鱼,投地尘土不污者,不可食之。秽饭馁肉臭鱼,食之皆伤人。自死肉,口闭者,不可食之。六畜自死,皆疫死,则有毒,不可食之。兽自死,北首及伏地者,食之杀人。食生肉,饱饮乳,变成白虫,一作血蛊。疫死牛肉,食之令病洞下,亦致坚积,宜利药下之。脯藏米瓮中,有毒,及经夏食之,发肾病。(《金匮要略》)

4.马肉之食忌

《金匮要略》提出马变形马肉变质不可食之。古代有的北方人喜食马肉,发生了一些疾病。因而张仲景提出了食忌。现代有过敏性疾病的人,不可食马肉。临床发现红斑狼疮病人,在北方有人吃了一次马肉,有人吃了一次驴肉,狼疮复发,病情加重。

> 马脚无夜眼者,不可食之。食酸马肉,不饮酒,则杀人。马肉不可热食,伤人心。马鞍下肉,食之杀人。白马黑头者,不可食之。白马青蹄者,不可食之。马肉豚肉共食,饱醉卧,大忌。驴马肉合猪肉食之,成霍乱。马肝及毛,不可妄食,中毒害人。(《金匮要略》)

5.牛、羊、猪肉忌食疫死的、生的

《金匮要略》提出疫死牛食之大忌。牛肉、猪肉食之,患寄生的寸白虫病,这可能与没有蒸熟有关。牛肠、牛肺也有食忌,如果有虫寄生,必须割去勿食。牛、羊、猪肉蒸炙食容易腹内生虫。被蛇咬过的牛肉食之会死人。寸白虫现名绦虫。

> 疫死牛,或目赤,或黄,食之大忌。牛肉共猪肉食之,必作寸白虫。青牛肠,不可合犬肉食之。牛肺,从三月至五月,其中有虫如马尾,割去勿食,食则损人。牛羊猪肉,皆不得以楮木桑木蒸炙。食之,令人腹内生虫。啖蛇牛肉杀人。何以知之? 啖蛇者,毛发向后顺者是也。(《金匮要略》)

6.羊肉之食忌

《金匮要略》提出隔宿有热者,不可食之,它可能已经变质。羊肉不可共生鱼、酪食之,这可能与生鱼生酪有关。上海人是不吃羊悬筋、羊脑的,不清楚现代北方是否有人进食。生椒是生的川椒,羊肝与生川椒同食会上火。辣椒是明朝从南美洲传进我国的。

> 羊肉,其有宿热者,不可食之。羊肉不可共生鱼、酪食之,害人。羊蹄甲中有珠子白者,名羊悬筋,食之令人癫。白羊黑头,食其脑,作肠痈。羊肝共生椒食之,破人五脏。(《金匮要略》)

7.猪肉之食忌

《金匮要略》提出猪肉不可与羊肝共食,猪肉不可与生胡荽共食,猪脂不可与梅子共食,猪肉与葵共食,少气。这些只供参考。胡荽又名香菜,作调味品。葵

菜现代有人当野菜偶尔尝鲜。

> 猪肉共羊肝和食之,令人心闷。猪肉以生胡荽同食,烂人脐。猪脂
> 不可合梅子食之。猪肉和葵食之,少气。(《金匮要略》)

8.鹿、麋、麞、熊之食忌等

《金匮要略》提出,鹿肉不可和蒲白作羹,食之发恶疮。鹿肉性热,食之内火大,容易发疮。麞即獐。现代麋、麞、熊,都是野生保护动物,古代有人食之,发生了一些不良反应,《金匮要略》提出食忌,可作参考。以前熊掌为名菜,上海有人到外地出差,吃了一次熊掌,腹泻10多次,有人发了一身痒疮,可能是过敏。说明食物宜忌是从实践中获得的。

> 鹿肉不可和蒲白作羹,食之发恶疮。麋脂及梅李子,若妊娠食之,
> 令子青盲,男子伤精。獐肉不可合虾及生菜、梅李果食之,皆病人。痼
> 疾人,不可食熊肉,令终身不愈。(《金匮要略》)

9.狗肉之食忌

现今西南地区人爱吃狗肉,上海人不吃狗肉。临床有红斑狼疮的上海人去贵阳吃了一次狗肉,回来后全身红斑,从此以后严格忌口。各地民间的食物是从小开始吃的,已经适应了。从未吃过的食物,长大后贸然食之,有可能引起过敏和发病。

> 白犬自死,不出舌者,食之害人。食狗鼠余,令人发瘘疮。(《金匮要略》)

10.兔肉和禽肉之食忌

《金匮要略》提出妇人妊娠不可食兔肉。诸禽肉肝青,食之杀人,肝脏是解毒器官,禽吃虫子,包括毒虫,其毒性成分都聚集在肝脏内,因而许多上海人至今不吃肝脏,甚至不吃内脏。何况青色的肝脏已经变质了。

> 妇人妊娠,不可食兔肉、山羊肉及鳖、鸡、鸭,令子无声者。兔肉不
> 可合白鸡肉食之,令人面发黄。兔肉着干姜食之,成霍乱。凡鸟自死,
> 口不闭,翅不合者,不可食之。诸禽肉,肝青者,食之杀人。(《金匮要略》)

11.鸡雀等的食忌

鸡是民间普及率很高的动物食品,并且是优质蛋白。《金匮要略》提出外形畸

变的鸡不能吃;鸭蛋不可与鳖肉一起吃,可能因为都是寒性的,会积食不消化。山鸡、雉鸡是野味,农村和山区可能有人喜欢吃。

> 鸡有六翮四距者,不可食之。乌鸡白首者,不可食之。鸡不可共葫蒜食之,滞气。一云鸡子。山鸡不可合鸟兽肉食之。雉肉久食之,令人瘦。鸭卵不可合鳖肉食之。妇人妊娠食雀肉,令子淫乱无耻。雀肉不可合李子食之。燕肉勿食,入水为蛟龙所唉。(《金匮要略》)

12.鱼之食忌

《金匮要略》提出鱼有许多食忌,死鱼和畸形鱼不可食之。古代缺少食物时,民间乱吃充饥发生中毒,张仲景记载了下来,现代只能作为参考,其中许多内容已经淘汰了。

> 鱼头正白如连珠,至脊上,食之杀人。鱼头中无腮者,不可食之,杀人。鱼无肠胆者,不可食之,三年阴不起,女子绝生。鱼头似有角者,不可食之。鱼目合者,不可食之。六甲日,勿食鳞甲之物。鱼不可合鸡肉食之。鱼不得合鸬鹚肉食之。鲤鱼鲊不可合小豆藿食之,其子不可合猪肝食之,害人。鲤鱼不可合犬肉食之。鲫鱼不可合猴雉肉食之。一云:不可合猪肝食。鳀鱼合鹿肉生食,令人筋甲缩。青鱼鲊不可合生胡荽及生葵,并麦中食之。鲕鳝不可合白犬血食之。(《金匮要略》)

13.龟鳖之食忌

《金匮要略》提出龟鳖肉之食忌,尤其是死亡的、变形的鳖肉,不可食之。龟鳖肉不可合苋菜食之,以前听说过。其依据可能来源于《金匮要略》的记载。龟鳖现代是家养的,鳖肉性寒,不容易消化,鳖肉并非优质蛋白,病人还是少吃、不吃为宜。世上乌龟很长寿,能够活很多年,而且深居简出,食之会让人心中不安。

> 龟肉不可合酒、果子食之。鳖目凹陷者及厌下有王字形者,不可食之。其肉不得合鸡鸭子食之。龟鳖肉不可合苋菜食之。(《金匮要略》)

14.虾蟹之食忌

虾是优质蛋白,死虾和变形的虾不宜食用。至于食肉、饮乳酪生虫,生吃可能会发生。现代讲究卫生,早已不可能发生。

死的湖蟹、河蟹是不能吃的,刚死的海蟹,蟹肉颜色没有变化,上海人煮透了吃。现代也常常吃活的海蟹,包括白蟹、青蟹。

　　虾无须及腹下通黑,煮之反白者,不可食之。食脍,饮乳酪,令人腹中生虫,为瘕。

　　蟹目相向,足斑目赤者,不可食之。

　　凡蟹未遇霜,多毒。其熟者,乃可食之。(《金匮要略》)

15.蜂、蝇、蚁之污染食忌

《金匮要略》提出,凡蜂、蝇、虫、蚁等多集中在食物上,受到这些带毒昆虫污染的食物,食之有害,这是正确的。苍蝇至今仍然是传播疾病的害虫。苍蝇会致病,但是否会致瘘,只能作为参考。

　　蜘蛛落食中,有毒,勿食之。凡蜂蝇虫蚁等,多集食上,食之致瘘。

(《金匮要略》)

二、中毒的治疗方法

《金匮要略》提出中毒的治疗方法。有的是纠正食物的寒热温凉的偏性,有的是解决轻症不良反应,其中有的内容传承至今还在使用,如甘草汁、大豆汁、人乳汁等,都有一定的解毒功效;陈皮汤、芦根汤用以解鱼腥气;紫苏生姜纠正螃蟹的寒性。

中毒有轻重缓急。书中也有使用清热解毒药、泻下药治疗肉类胃肠道中毒的记载,但大多数并非严重的食物中毒,这反映了汉朝末年的医学水平。

1.黄柏屑

《金匮要略》提出,黄柏屑捣服,治疗六畜肉中毒。黄柏清热解毒,具有抗菌作用,治疗轻症胃肠炎有效。

　　治自死六畜肉中毒方:黄柏屑,捣服方寸匕。(《金匮要略》)

2.烧犬屎、人乳汁、生韭汁

《金匮要略》使用烧犬屎治疗进食郁肉漏脯中毒。郁肉、漏脯,书上有解释。烧犬屎早已淘汰,人乳汁、生韭汁可以试用。

　　治食郁肉漏脯中毒方:郁肉,密器盖之隔宿者是也。漏脯,茅屋漏

下沾着者是也。烧犬屎,酒服方寸匕,每服人乳汁亦良。饮生韭汁三升,亦得。(《金匮要略》)

3. 大豆浓汁

《金匮要略》提出,饮大豆浓煮汁数升,可以解黍米变质而中毒。狸肉现代早已不食。《金匮要略》在1800年前早已提出狸肉有毒,不可食之。一是狸肉本身有毒,二是狸身上带有使人致病的细菌和病毒,因而不可随意进食野生动物。

> 治黍米中藏干脯食之中毒方:大豆浓煮汁,饮数升即解。亦治狸肉漏脯等毒。(《金匮要略》)

4. 深土汁

《金匮要略》提出,地下泥土多次煮沸,澄清汁,饮一升,治疗食生肉中毒,即愈。生肉中毒可能会发生滑肠腹泻,泥土可以收涩。深三尺之地下泥土不受污染,煮沸后已经灭菌,不会发生细菌感染。

> 治食生肉中毒方:掘地深三尺,取其下土三升,以水五升,煮数沸,澄清汁,饮一升,即愈。(《金匮要略》)

5. 豆豉汁

《金匮要略》提出,豆豉,绞取汁,治疗进食六畜鸟兽肝中毒。豆豉有解毒功效。

> 治六畜鸟兽肝中毒方:水浸豆豉,绞取汁,服数升愈。(《金匮要略》)

6. 雄鼠屎末

雄鼠屎又名二头尖,有活血功效,《金匮要略》用雄鼠屎治疗进食马肝中毒。现已无人吃马肝。二头尖,笔者年轻时中药房还有,现雄鼠屎和人垢也早已淘汰。

> 治马肝毒中人未死方:雄鼠屎二七粒,末之,水和服,日再服。屎尖者是。又方:人垢,取方寸匕,服之佳。(《金匮要略》)

7. 豉杏散和芦根饮

《金匮要略》提出,进食马肉中毒欲死,使用香豉、杏仁,二味蒸熟,杵散服之,可以解毒救人。芦根煮汁也良。

> 治食马肉中毒欲死方:香豉二两,杏仁三两。

上二味,蒸一食顷,熟,杵之服,日再服。

又方:煮芦根汁,饮之良。(《金匮要略》)

8.人乳汁、米泔水、牛肚丝汁

《金匮要略》提出,食用被蛇咬过的牛肉中毒,饮人乳汁一升,立愈。米泔洗头水,饮一升愈。米泔水煮沸可饮,但米泔水洗头后,污了就不可以饮了。牛肚煮熟切成细丝,现代名牛百叶,饮汁可解毒。

饮人乳汁一升,立愈。又方:以泔洗头,饮一升愈。

牛肚细切,以水一斗,煮取一升,暖饮之,大汗出者愈。(《金匮要略》)

9.甘草煮汁

《金匮要略》提出,进食疫死的牛肉中毒,使用甘草煮汁,饮之即解。

治食牛肉中毒方:甘草煮汁饮之,即解。(《金匮要略》)

10.杏仁汁

《金匮要略》提出,进食犬肉不能消化,腹胀,或洞下,使用杏仁大量,研,并以沸汤和取汁,拉出肉片,即愈。大黄效果可能会更好。

治食犬肉不消,心下坚或腹胀,口干大渴,心急发热,妄语如狂,或洞下方:杏仁一升,合皮,熟研用。

以沸汤三升和,取汁分三服,利下肉片,大验。(《金匮要略》)

11.大豆汁及盐汁

《金匮要略》提出,进食中毒箭死的鸟兽,其肉有毒,使用大豆煮汁及盐汁,服之可解。古代毒箭以乌头为主,其轻症用大豆可解毒。

鸟兽有中毒箭死者,其肉有毒,解之方:大豆煮汁及盐汁服之解。

(《金匮要略》)

12.朴硝汤

《金匮要略》提出,食鲙鱼不能消化,可使用泻下方法。朴硝又名皮硝,为芒硝的粗制品,外用为多。

鲙食之,在心胸间不化,吐复不出,速下除之,久成症病,治之方:橘皮一两,大黄二两,朴硝二两。

上三味,以水一大升,煮至小升,顿服即消。(《金匮要略》)

13.马鞭草汁

《金匮要略》提出,进食鲙鱼多不消化,结为症瘕,使用马鞭草治疗。马鞭草有活血利水功效,大剂量可消积食,肿瘤医生虽然也可以使用,但消除不了瘤块。

食鲙多不消,结为症病。治之方:马鞭草。

上一味,捣汁饮之。或以姜叶汁,饮之一升,亦消。又可服吐药吐之。(《金匮要略》)

14.橘皮汤

《金匮要略》提出,进食鱼后食毒,面肿烦乱,使用橘皮汤治疗。鱼无毒,有的鱼胆有毒,河豚有大毒,但橘皮汤解不了它的毒。食用了变质的鱼,橘皮汤可改善轻症。正常的鱼放入橘皮同烧,可以解腥气。

食鱼后食毒,面肿烦乱,治之方:橘皮浓煎汁服之,即解。(《金匮要略》)

15.芦根汁

《金匮要略》提出,进食鯸鮧鱼中毒,使用芦根汁治疗。

食鯸鮧鱼中毒方:芦根煮汁服之,即解。(《金匮要略》)

16.紫苏汁、冬瓜汁

《金匮要略》提出,食蟹中毒,柴苏煮汁饮之。紫苏子捣汁饮之,亦良。饮冬瓜汁、食冬瓜即可。至今江南食蟹使用紫苏、生姜和胃解其寒性。

食蟹中毒治之方:紫苏煮汁饮之三升。紫苏子捣汁饮之,亦良。又方:冬瓜汁,饮二升,食冬瓜即可。(《金匮要略》)

第二十五节　果实菜谷禁忌并治

一、果子食忌

《金匮要略》提出许多果子的食忌,包括水果、坚果。

1.忌食不干净的果子

《金匮要略》提出果子落地经宿,虫蚁食过的,这些受到环境影响的果子,人应忌食。

> 果子生食,生疮。果子落地经宿,虫蚁食之者,人大忌食之。(《金匮要略》)

2.多食桃子内热

《金匮要略》提出,多食桃子令人内热。桃子是夏天的水果,热了会出汗,要洗澡,并且用冷水洗澡,古代农村条件较差,可能是水不干净,发生小便淋沥,病发寒热,这是急性尿路感染的表现,并非多食桃子。即使吃烂的桃子,会引起腹泻,也不会引起尿路感染。

> 桃子多食,令人热,仍不得入水浴,令人病淋沥寒热病。(《金匮要略》)

3.多食果子伤人

《金匮要略》提出,不能多食桃子、杏酪、梅子、李子、林檎(即花红)、橘柚、生梨、樱桃、杏子、石榴、胡桃、生枣。多食,有的会上火内热,有的会寒胃伤食,有的会吃坏肚子,有的会胀气腹泻,有的会伤筋骨乏力,有的会生痰生疮等。至今民间仍有这种说法,老人多吃果子不容易消化;尤其孩子,不能贪嘴多吃。

> 杏酪不熟,伤人。梅多食,坏人齿。李不可多食,令人肺胀。林檎不可多食,令人百脉弱。橘柚多食,令人口爽,不知五味。梨不可多食,令人寒中。金疮产妇,亦不宜食。樱桃、杏多食,伤筋骨。安石榴不可多食,损人肺。胡桃不可多食,令人动痰饮。生枣多食,令人热渴气胀。

寒热羸瘦者,弥不可食,伤人。(《金匮要略》)

4.不能吃生米

《金匮要略》提出,生米放的时间长了有破损处,食之伤人。破损可能指生米被虫鼠吃过了。我国民间早就将米煮熟才吃,也不吃夹生饭。可能张仲景所处的战乱时代,在饥不择食时发生了吃生米的情况,甚至吃发霉的生米。米煮熟了吃,无关生米是否破损,只有霉变的米才不宜吃。

> 生米停留多日有损处,食之伤人。(《金匮要略》)

5.菌耳类赤色者不可食

《金匮要略》提出木耳赤色及仰生者,勿食;菌类赤色及仰卷者,不可食。菌耳类颜色鲜红的,有毒,不可食。笔者小时候听说有人食菌菇中毒。现在市场上出售的菌菇一般都是安全的。

> 木耳赤色及仰生者,勿食。菌仰卷及赤色者,不可食。(《金匮要略》)

二、每月食忌

1.每月食忌的食物

《金匮要略》提出,每个月都有食忌,葱、小蒜、香菜、姜、川椒、薤,这些都是调料,每次食用量不是很多,现民间一年四季都食。食性温热,多吃了会使人目眵、生痤痘、疮疖等。蜀椒原产地在我国四川,又名川椒。《金匮要略》之椒当为川椒。胡椒是张骞从西域带进来的,辣椒是明朝从海外传进来的。我国原产小蒜。大蒜又名葫、胡蒜,胡荽又名芫荽、香菜。大蒜和芫荽都是从西域带进来的。

韭芽韭菜容易上火,南方人冬春时吃,夏秋时不吃。北方人包饺子吃的时间要长一些。蓼有多种,入药有辣蓼、水红花子,作为食物早已淘汰。

吴茱萸、山茱萸都入药。吴茱萸产吴地,果实可作为调味品,我国有一些地区可能还在使用,江南人已不用。吴茱萸六月、七月为开花期,夏季进食果实辛温耗气,因而不宜食之。山茱萸果实味酸,入药。

生菜为未煮熟的菜,不宜进食生菜,这是正确的。《本草纲目》上没有记载取名生菜的食物、药物。因而生菜不是指某种菜名、药名。

> 正月勿食生葱,令人面生游风。二月勿食蓼,伤人肾。三月勿食小

蒜,伤人志性。四月、八月勿食胡荽,伤人神。五月勿食韭,令人乏气
力。五月五日勿食一切生菜,发百病。六月、七月勿食茱萸,伤神气。
八月、九月勿食姜,伤人神。十月勿食椒,损人心,伤心脉。十一月、十
二月勿食薤,令人多涕唾。(《金匮要略》)

2.关于生葵之忌

《金匮要略》提出生葵食药都不可用。葵又名滑菜,《本草纲目》记载:"古者
为五菜之主,今不复食之。"说明生葵早已淘汰,不作为食物,也不作为药物。其
子为冬葵子,可入药。现葵菜作为野菜,有一些农家乐饭店有供应。

> 四季勿食生葵,令人饮食不化,发百病。非但食中,药中皆不可用,深
> 宜慎之。(《金匮要略》)

3.关于生菜之忌

《金匮要略》反复提出勿食生菜,必须煮熟。我国自古以来没有进食生菜的
习俗。《金匮要略》指出,身体不健康、有病的人不宜进食生菜,但欧美人是生吃蔬
菜的,现代国人吃干净、无污染的生菜也没有发生不适,习俗和卫生条件不同而已。

> 时病差未健,食生菜,手足必肿。夜食生菜,不识人。十月勿食被
> 霜生菜,令人面无光,目涩,心痛,腰疼,或发心疟。疟发时,手足十指爪
> 皆青,困萎。(《金匮要略》)

4.关于葱蒜之忌

《金匮要略》提出葱蒜韭不可生食,葱蒜不可与某些食物同食。现代葱蒜作
为调料,北方人爱吃,生吃是安全的。上海人在烧菜快好时,放入葱蒜一类,再煮
一下,保留其香气。但量不是很大,没有什么不良反应,量大吃多了会上火目眵。
至于《金匮要略》所记载的不良反应,仅供参考。

> 葱韭初生芽者,食之伤人心气。饮白酒,食生韭,令人病增。生葱
> 不可共蜜食之,杀人。独颗蒜弥忌。枣合生葱食之,令人病。生葱和雄
> 鸡、雉、白犬肉食之,令人七窍经年流血。食糖、蜜后四日内,食生葱、
> 韭,令人心痛。夜食诸姜、蒜、葱等,伤人心。(《金匮要略》)

5.关于五荤

《本草纲目》记载有五荤,都是辛温的,并有浓烈的气味,多食令人昏糊。练功家、道家、佛家各有说法,其中蒜是相同的;韭菜、胡荽、芸苔,练、道两家相同。胡荽现名香菜,芸苔为油菜。阿魏是树脂,出在印度,僧人带来,很臭,中国人不食,入药外用。

《本草纲目》记载的葱有四种:慈葱又名冬葱,经冬不死,现为食用的青葱。茖葱又名山葱,为野葱。汉葱又名木葱,其茎粗硬,故名。胡葱又名蒜葱,来自胡地。此外尚有洋葱,近代由俄罗斯传入。蒜有小蒜、大蒜。小蒜原产中国,由野生移栽,又名蒜、山蒜。大蒜是张骞从西域带来的,又名葫、胡蒜。薤:叶似韭,根似蒜,原产中国。

《本草纲目·蒜》:"五荤好五辛,谓其辛臭昏神伐性也。佛家以葱、蒜、韭、薤、兴渠为五荤。兴渠即阿魏也。"

6.各种食物之忌

《金匮要略》提出芜菁根、薤、韭、莼菜、野苣、白苣、黄瓜、葵心、葵叶、胡荽、黄花菜、芋头、姜、蓼、小蒜、芥菜等不可多食,或不可与其他食物共食,多食、共食可能会发生一些病。

事物都有其两面性,任何食物都不可多食,有的食物不可共食,这应是正确的。但在具体操作时,我国民间就有各种不同的说法,家家户户有各自的经验。《金匮要略》有的内容已经淘汰,有的只供参考。

芜菁又名蔓菁,上海人现名大头菜。西南地区煮着吃,江南只做酱菜。莼菜,江南人春天煮汤作为美味佳肴,与鲈鱼齐名。莴苣,上海人叫香莴笋,春天的美味,并作酱菜,一次性多食了会目眩,停食后可逆。野生苣荬菜早已淘汰不吃。黄瓜是从西域传进来的,民间生吃、熟吃、做酱菜,没有不良反应。芥菜新叶偶尔用来炒菜,其块茎加工后以四川榨菜最为有名,生吃、熟吃都很鲜美。小包装榨菜现已作为旅游的零食,外国人也爱吃。除了少数人上火,没有其他不良反应。

黄花菜为茱萸,《金匮要略》在前面提出六月、七月勿食茱萸。吴茱萸六至八月开花,黄白色,黄花菜应为吴茱萸。吴茱萸为芸香科植物,果实辛温,可作为调料,也可入药,能解痉止痛,名方有左金丸。山茱萸九月份开花,黄色。山茱萸果实入药,味酸,不作为调料,名方有六味地黄丸。

葵、胡荽、芋头、姜、蓼、小蒜,上面已经讲过,《金匮要略》所记载的不良反应可作参考。

> 芜菁根多食,令人气胀。薤不可共牛肉作羹食之,成瘕病。韭亦然。蕹多食,动痔疾。野苣不可同蜜食之,作内痔。白苣不可共酪同食,作蛪虫。黄瓜食之,发热病。葵心不可食,伤人;叶尤冷,黄背赤茎者,勿食之。胡荽久食之,令人多忘。病人不可食胡荽及黄花菜。芋不可多食,动病。妊妇食姜,令子余指。蓼多食,发心痛。蓼和生鱼食之,令人夺气,阴核疼痛。芥菜不可共兔肉食之,成恶邪病。小蒜多食,伤人心力。(《金匮要略》)

7.豆类中毒

《金匮要略》提出发寒热患者不可食扁豆,因扁豆不容易消化。现代研究扁豆含毒扁豆碱,有毒性,必须久煮,毒性才会被破坏。赤小豆不可久食,因利尿而皮肤干燥,显得消瘦。食大豆屑忌吃猪肉。但大豆烧猪肉煮熟后食用,民间很常见。

> 扁豆,寒热者不可食之。久食小豆,令人枯燥。食大豆屑,忌啖猪肉。

(《金匮要略》)

8.一些粮食的不良反应

《金匮要略》提出久食大麦,大便次多稀薄。白黍米不可同饴蜜食,黍米饴糖蜜糖煮粥,糖尿病患者不可食,正常人可以吃。多食荞麦面,令人落头发。苍耳子有肾毒性,苍耳煮粥,容易发生走疰。疰、注同音通假,走疰为走注,游走之意,指关节炎,疮疖一类病。走疰与痛风性关节炎最为符合。苍耳粥早已淘汰。

《金匮要略》提出甜咸糖盐共食,即吐,这是有可能的。犀角筋搅拌饮食,有泡沫出现,可能会有毒。饮食浇在地上隆起者,有毒,这些都是古代官府和民间试毒的方法,现已淘汰。坟起为隆起之意。

> 大麦久食,令人作疥(大便多之意)。白黍米不可同饴、蜜食,亦不

可合葵食之。荞麦面多食,令人发落。

食白米粥,勿食生苍耳,成走疰。食甜粥已,食盐即吐。犀角筋搅饮食,沫出及浇地坟起者,食之杀人。(《金匮要略》)

9.盐、酒、醋

这些都是调味品。人们生活必须食盐,这在《内经》里已有论述,盐入肾,多食盐,过量则伤肾而肿,伤肺而咳,因而水肿之人、咳嗽之人则忌盐而少盐淡食。

野生苍耳草,古人可能喜吃,因而发生了一些病。苍耳酒早已淘汰。《金匮要略》提出饮酒的一些禁忌,可作参考。现代人饮酒,会发生一些病,伤胃、伤肝、伤血管、伤神志等,此处不展开讲。

醋作为调味品,南有镇江醋,北有山西醋,都是粮食制成的。糖醋排骨、糖醋鳜鱼都是名菜。上海人喜欢吃的大闸蟹,必须有醋作为调味品,没有发现米醋有不良反应,除了胃酸过多的人可能会引起胃痛。假酒假醋,则另当别论。

盐多食,伤人肺。

饮酒食生苍耳,令人心痛。夏月大醉汗流,不得冷水洗着身,及使扇,即成病。饮酒,大忌灸腹背,令人肠结。醉后勿饱食,发寒热。饮酒食猪肉,卧秫稻穰中,则发黄。食饴,多饮酒大忌。凡水及酒,照见人影动者,不可饮之。醋合酪食之,令人血瘕。(《金匮要略》)

10.吃热食开水

《金匮要略》提出食物宜热,勿饮冷水。食冷物,冰人齿。这些都是正确的。至今除了夏天吃凉的,都是吃热的,并且都是喝煮沸的开水,不饮生水、冷水。

食冷物,冰人齿。食热物,勿饮冷水。(《金匮要略》)

11.商陆、葶苈子中毒

《金匮要略》提出商陆有毒,以水生服,能引起吐泻不止而中毒杀人,上海过去农村宅子前有种植,名土人参。夏天乘凉以驱除蚊子;小剂量煎服当作补药,能强壮增力,大剂量使用有毒,煎汤久煮毒性大减。北葶苈子为独行菜种子,含芥子苷,外敷治头疮,可能会引起过敏反应,但不至于入脑杀人。南葶苈子为十字花科的播娘蒿种子,含少量强心苷,外敷无毒。苦楝有毒,无子苦楝服之会中毒死人。苦楝子能够杀虫,现在知道苦楝碱有肝毒性。有一些中医认为川楝子疏肝,用来治疗肝病,这一认识是错误的。

　　　　商陆以水服,杀人。葶苈子傅头疮,药成入脑,杀人。苦楝无子者,

杀人。(《金匮要略》)

　12.一些金石类中毒

　《金匮要略》提出矾石生入腹,破人心肝,亦禁水。矾石入水,能化解、沉淀水中垃圾以清洁用水。《金匮要略》有硝石汤,治脚气冲心。硝石矾石散,二药研末吞服,治疗女劳疸。矾石丸:矾石三分,杏仁一分,研末,蜜丸,吞服,治疗妇人闭经坚癖。两方的剂量都很小。

　水银有剧毒,入人耳及六畜,皆死。耳边佩戴金银首饰,遇水银则吐。民间水银不作装饰品。

　　　　矾石,生入腹,破人心肝。亦禁水。水银入人耳及六畜等,皆死。

以金银着耳边,水银则吐。(《金匮要略》)

　三、治疗中毒方

　1.猪骨末方,治疗诸果中毒

　《金匮要略》提出,猪骨末烧过,水服,治疗诸果中毒,亦治马肝、漏脯等中毒。

　　　　食诸果中毒治之方:猪骨烧过。

　　　　上一味,末之,水服方寸匕。亦治马肝、漏脯等毒。(《金匮要略》)

　2.大豆浓煮汁,治疗食诸菌中毒

　《金匮要略》提出进食诸菌菇中毒,以及食枫柱菌中毒,使用人粪汁、泥土浆、大豆浓煮汁,以及吐泻药可解。现代当然不可能用人粪汁、泥土浆。但还在使用促使吐泻出来的方法。现代使用洗胃灌肠,大豆浓煮汁饮服有助于解毒。菌菇类中毒现代比较少见。

　　　　食诸菌中毒,闷乱欲死,治之方:人粪汁,饮一升,土浆,饮一二升。

大豆浓煮汁,饮之,服诸吐利药,并解。食枫柱菌而哭不止,治之以前

方。(《金匮要略》)

3.大豆浓煮汁,治疗野芋中毒

《金匮要略》提出食野芋能使人中毒欲死。《本草纲目》记载:"恭曰:芋有六种,野芋大毒,不可啖之。"西南地区的魔芋属于野芋一类,有毒,当地人加工后制成魔芋豆腐,不会中毒,入药名蛇六谷。芋艿,无毒,我国民间喜食。番薯又名山芋,明朝从海外传入我国。

> 误食野芋,烦毒欲死,治之以前方。其野芋根,山东人名魁芋。人
> 种芋三年不收,亦成野芋,并杀人。(《金匮要略》)

4.肉桂煎汁,治疗蜀椒中毒反应

《金匮要略》提出误食闭口蜀椒,会有中毒反应。使用肉桂煎汁饮之,多饮冷水一两升,或浓煮豉汁饮之,并解。

现今四川人的菜肴,都放辣椒和川椒,又辣又麻,戟人口腔咽喉,使人冒汗,但尚不至于中毒。《金匮要略》的己椒苈黄丸,用以治疗痰饮病,属于温药和之,能够化去白沫痰。蜀椒成熟后裂开口子,闭口者尚未成熟。

> 蜀椒闭口者,有毒。误食之,戟人咽喉,气病欲绝,或吐下白沫,身
> 体痹冷,急治之方:肉桂煎汁饮之,多饮冷水一二升,或食蒜,或饮地浆,
> 或浓煮豉汁饮之,并解。(《金匮要略》)

5.豉汁饮

《金匮要略》提出食后烦躁,煎煮豆豉汁饮之。豆豉清热,《伤寒论》有栀子豉汤治疗发热后烦躁烦闷,心中懊憹。现代将豆豉作为早餐食品。

> 食躁或躁方:豉,浓煮汁饮之。(《金匮要略》)

6.荠苨汤

《金匮要略》提出钩吻与芹菜相似,误食之杀人。钩吻性大毒,早已淘汰不用。使用荠苨煮汤解毒。荠苨甘寒清热,《别录》:"解百药毒。"

> 钩吻与芹菜相似,误食之杀人,解之方:《肘后》云:与茱萸、食芹相
> 似。荠苨八两。
> 上一味,水六升,煮取二升,分温二服。钩吻生地傍无他草,其茎有
> 毛,以此别之。(《金匮要略》)

7.甘草汁

《金匮要略》提出莨菪有毒,误食之,令人狂乱,使用甘草汁解毒。莨菪含东莨菪碱,为西药。中草药莨菪早已淘汰不用。

> 菜中有水莨菪,叶圆而光,有毒。误食之,令人狂乱,状如中风,或吐血,治之方:甘草,煮汁服之,即解。(《金匮要略》)

8.硬糖

《金匮要略》提出春秋二时,芹菜中混入某种昆虫,人偶食之为病,腹痛,使用硬糖治疗,促使其吐出,如蜥蜴三五枚,痊愈。说明古时卫生条件较差,有时不煮生食,吃进了某些虫子,患上寄生虫病。现代城市中已不可能会发生,农村基本上也不会发生。汉朝时期只有饴糖、蜜糖,硬糖为干结成块状的饴糖。"差"与"瘥"为通假字,病愈意。

> 春秋二时,龙带精入芹菜中,人偶食之为病。发时手青腹满,痛不可忍,各蛟龙病。治之方:硬糖二三升。

> 上一味,日两度服之,吐出如蜥蜴三五枚,差。(《金匮要略》)

9.黎穰煮汁

《金匮要略》提出进食苦瓠中毒,使用黎穰煮汁,可解。苦瓠即苦壶卢,瓠音壶。苦瓠多食,吐泻不止。

《本草纲目》记载:"服苦瓠过分,吐泻不止者,以黍穰灰汁解之,盖取乎此。"穰(ráng),禾黍之茎秆。黎:众多。

> 食苦瓠中毒治之方:黎穰,煮汁,数服之,解。(《金匮要略》)

10.苦参苦酒汤

《金匮要略》提出饮食中毒,烦满,使用苦参苦酒汤可解。《本草纲目》记载,苦酒是醋,主要杀鱼、肉、菜及诸虫毒气,以及治疮肿积块等。《金匮要略》提出犀角汤亦佳。但犀角现代已经不用。

《本草纲目·醋》:"以有苦味,俗呼苦酒。""大抵醋治诸疮肿积块,心腹疼痛,痰水血病。杀鱼、肉、菜及诸虫毒气。"

> 饮食中毒,烦满,治之方:苦参三两,苦酒一升半。

上二味,煮三沸,三上三下,服之,吐食出即差。或以水煮亦得。又

方:犀角汤亦佳。(《金匮要略》)

11.盐开水汤

《金匮要略》提出贪食,食多不消,心腹坚满痛,使用盐开水,促使食物吐出,便好。

贪食,食多不消,心腹坚满痛,治之方:盐一升,水三升。

上二味,煮令盐消,分三服,当吐出食,便差。(《金匮要略》)

12.甘草荠苨汁

《金匮要略》提出有人投毒,不知是什么毒药,宜煮甘草荠苨汁饮之,可以通除诸毒药。甘草至今仍然为解毒之药,荠苨也是解毒之药,首载于《名医别录》:"解百药毒。"新鲜的甘草荠苨能榨汁,浓度较高,为古代常用的解毒药,有一定的效果。这在一千多年前是先进的方法。

凡诸毒,多是假毒以投,无知时,宜煮甘草荠苨汁饮之,通除诸毒药。

(《金匮要略》)